Das Anatomie-Buch der Fitness

50 der besten Übungen für den gesamten Körper

Chefberater
Professor Ken Ashwell

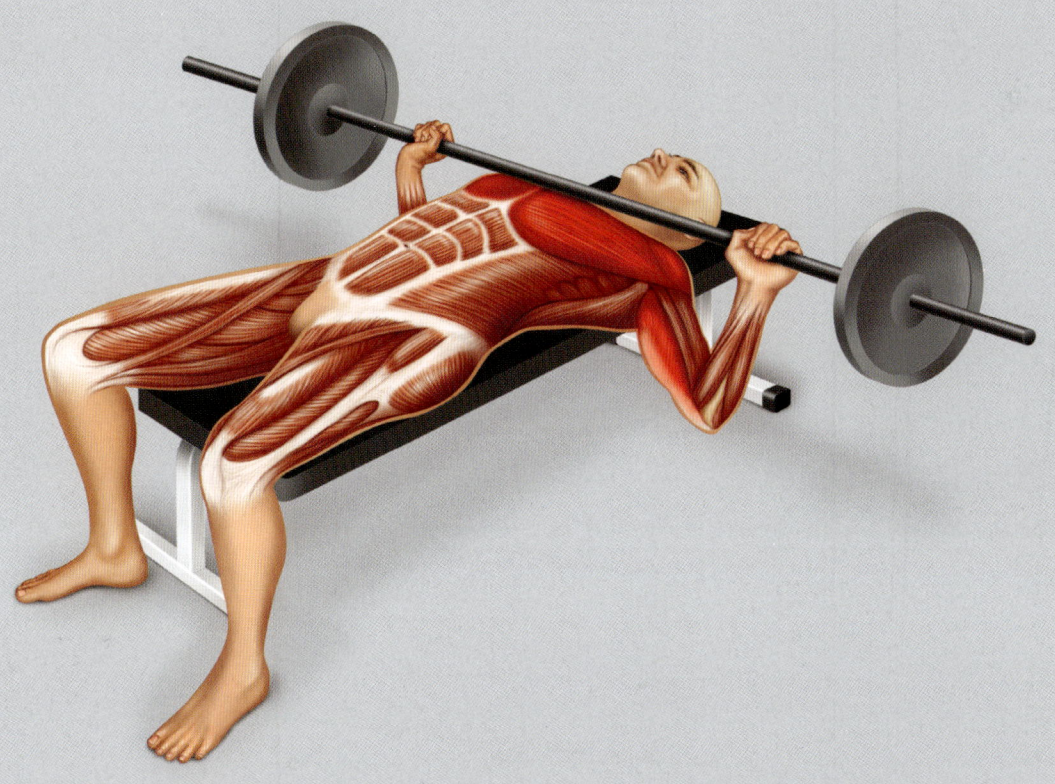

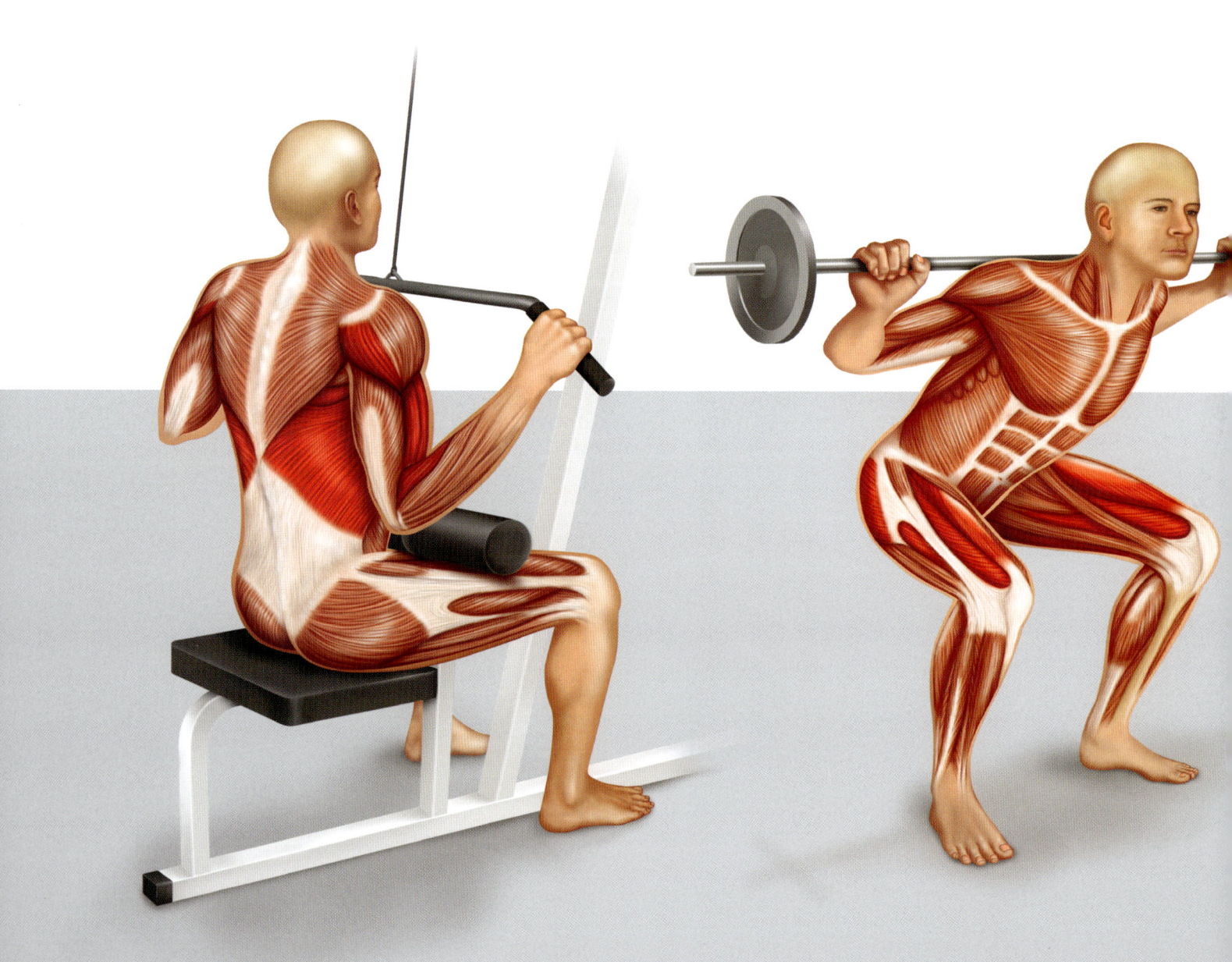

Das Anatomie-Buch der Fitness

50 der besten Übungen für den gesamten Körper

Chefberater
Professor Ken Ashwell

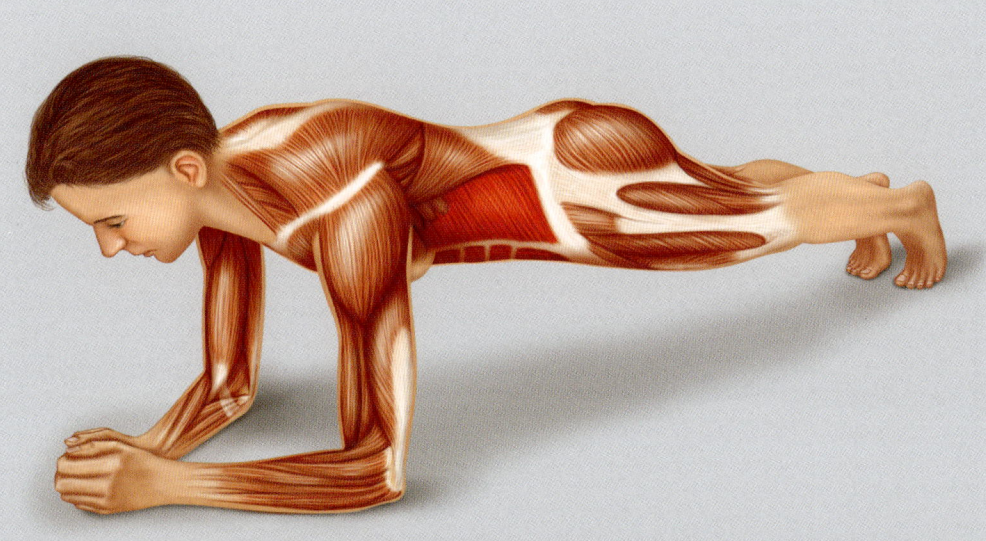

Librero

Die englische Originalausgabe erschien 2012 unter dem Titel:
Anatomy of Exercise Manual

Copyright © 2025 für die deutschsprachige Ausgabe: Librero IBP
www.librero-ibp.com

© 2012 Global Book Publishing Pty Ltd
Text © 2012 Global Book Publishing Pty Ltd
Abbildungen © 2012 Global Book Publishing Pty Ltd

Herausgeber: James Mills-Hicks
Projektleitung: Selena Quintrell
Redaktion: Jennifer Taylor
Autoren: Ken Ashwell, Michael Baker, Tim Foulcher, Michael Newton
Design: Maria Harding, Stan Lamond
Abbildungen (Übungen): Kristen W. Marzejon
Leitung Herstellung: Karen Young
Weitere Abbildungen: David Carroll, Peter Child, Deborah Clarke,
Geoff Cook, Marcus Cremonese, Beth Croce, Hans De Haas,
Wendy de Paauw, Levant Efe, Mike Golding, Mike Gorman, Jeff Lang,
Alex Lavroff, Ulrich Lehmann, Ruth Lindsay, Richard McKenna,
Annabel Milne, Tony Pyrzakowski, Oliver Rennert, Caroline Rodrigues,
Otto Schmidinger, Bob Seal, Vicky Short, Graeme Tavendale,
Thomson Digital, Jonathan Tidball, Paul Tresnan, Valentin Varetsa,
Glen Vause, Spike Wademan, Trevor Weekes, Paul Williams, David Wood

Übersetzung aus dem Englischen: Birgit Heller für Print Company, Wien
Satz der deutschsprachigen Ausgabe: Conin, Köln

Printed in China

ISBN: 978-90-8998-362-6

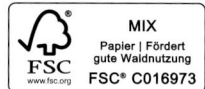

MIX
Papier | Fördert
gute Waldnutzung
FSC® C016973
FSC www.fsc.org

Abbildung Umschlagvorderseite (rechts außen): © 123RF/Sebastian Kaulitzki

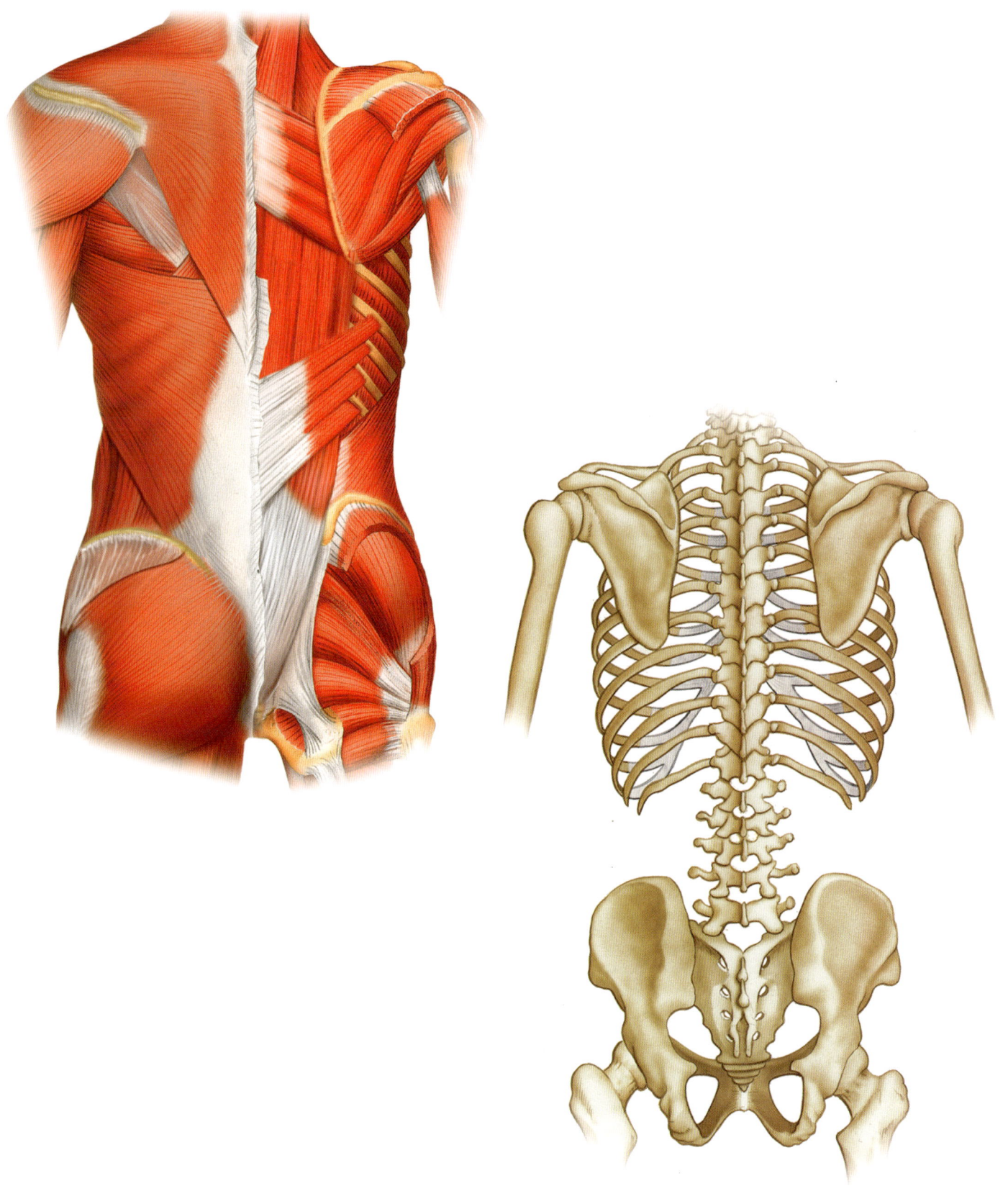

6

Inhaltsverzeichnis

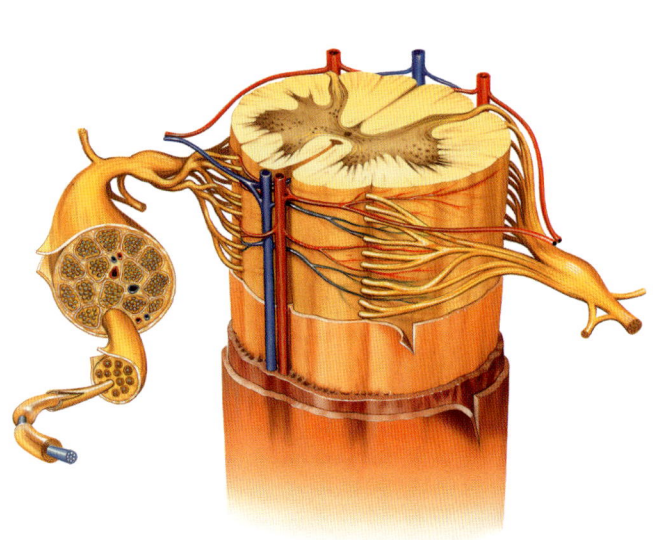

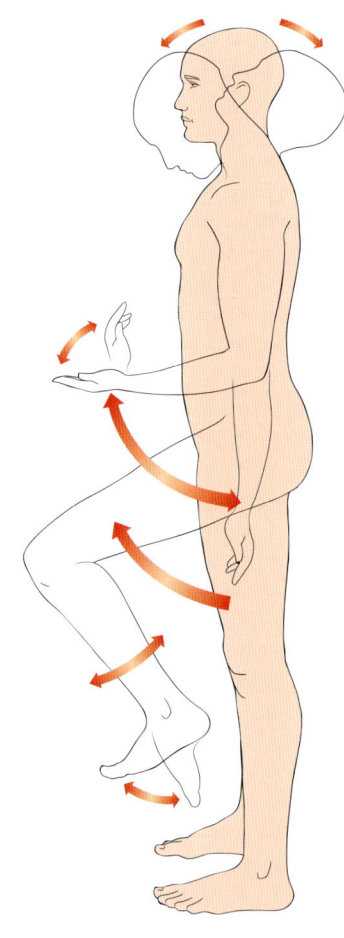

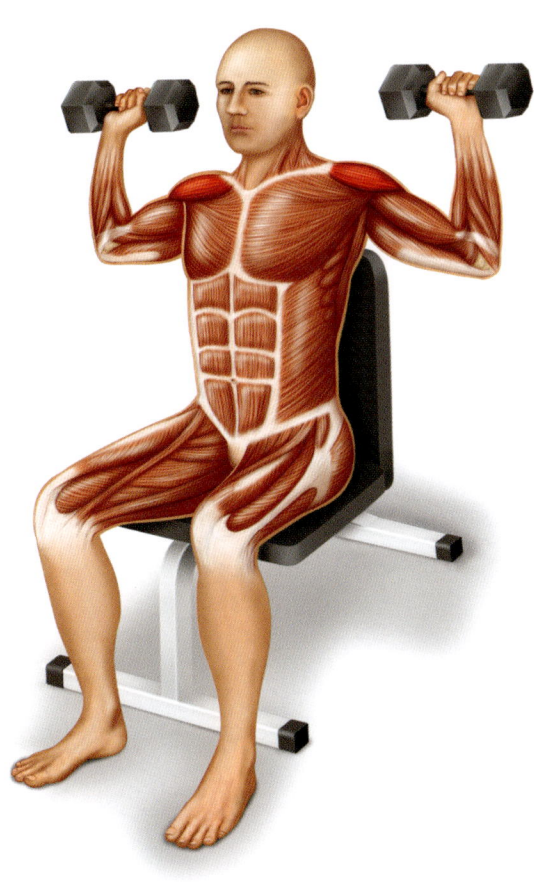

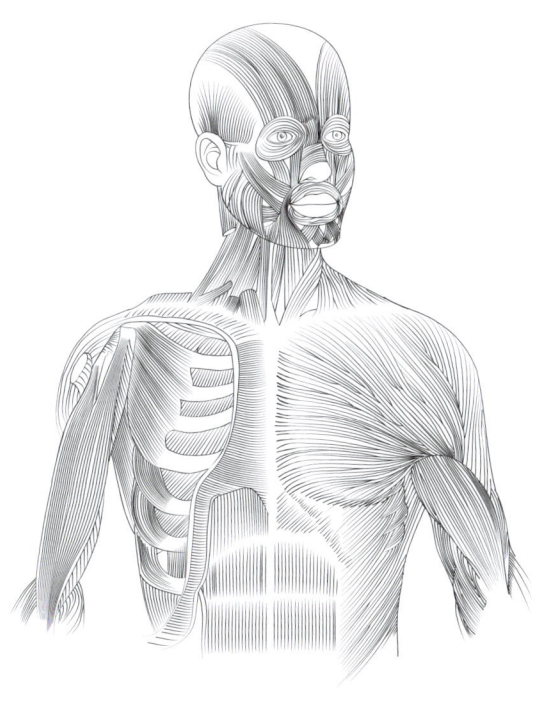

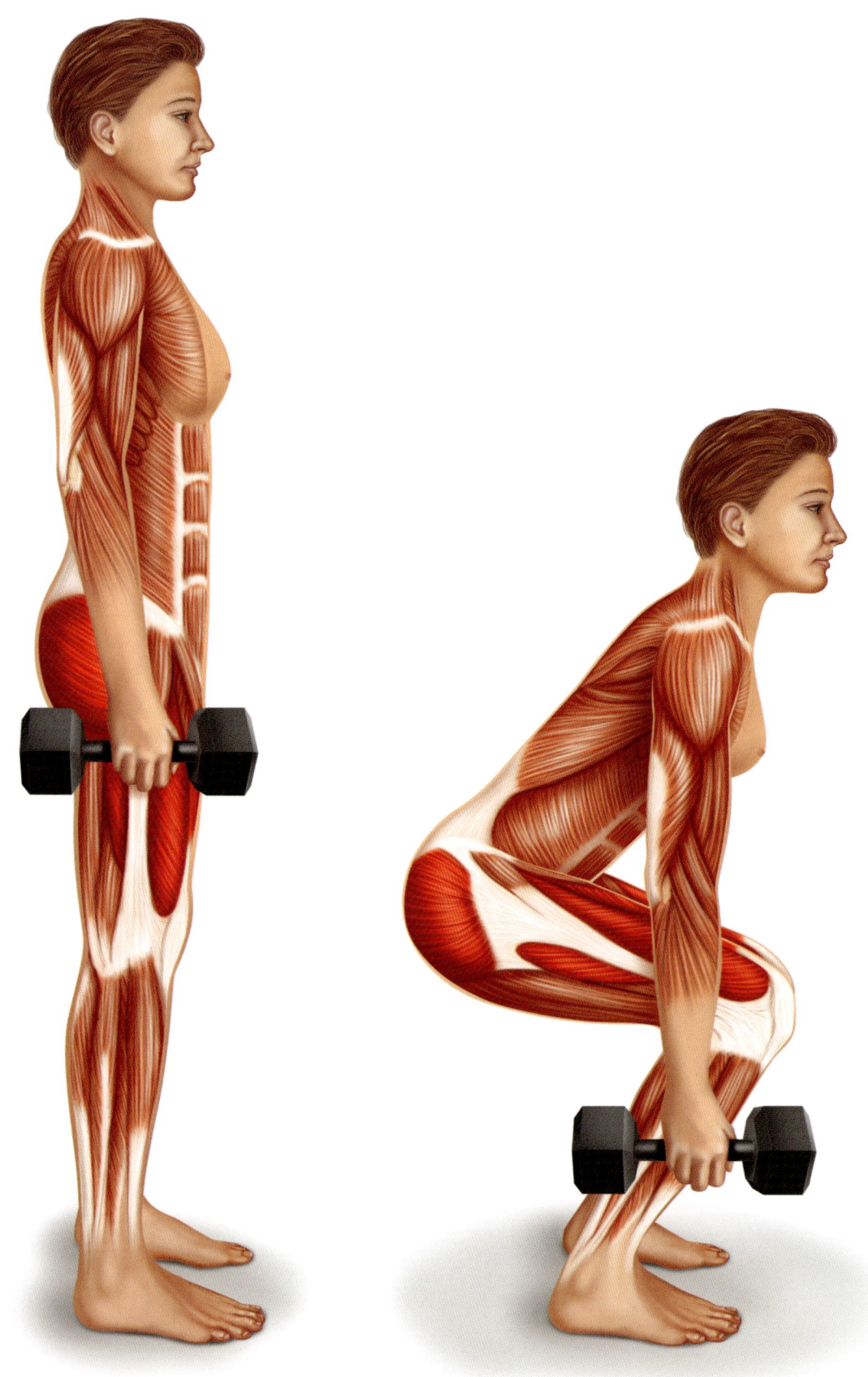

Vorwort

Wenn es um Sport geht, findet zurzeit ein Umdenken statt. Sich sportlich zu betätigen ist nicht mehr nur Profisportlern oder Bodybuildern vorbehalten. In der Gesundheitsbranche weiß man, dass körperliche Betätigung ein zentraler Baustein ist, um die Gesundheit und Körperkoordination von der Kindheit bis ins hohe Alter zu erhalten. Bewegung ist kein Publikumssport und es reicht nicht, nur im Fitnesscenter Mitglied zu sein, um den Körper optimal in Form zu halten. Erwachsene sollten altersgerechtes Training ausüben, das Rücksicht auf die jeweilige medizinische Vorgeschichte und den Körpertyp nimmt.

Für Studenten der Anatomie oder der Sportphysiologie – die Athleten von morgen trainieren und uns Normalbürger in Form halten – sowie für Sportler, Bodybuilder, oder einfach jeden, der die eigene Fitness verbessern will, verbindet dieses Buch praktische Anweisungen für die wichtigsten Trainings-übungen und detaillierte anatomische Beschreibungen, die zeigen, was jede der Übungen für den Körper tut. Sie erfahren, wie spezielle Übungen verschiedene Muskelgruppen trainieren, um die besten Ergebnisse für sich oder Ihre Kunden zu erzielen, sei es für sportliche Ziele oder der generellen Fitness zuliebe. Am Anfang dieses Buches finden Sie einen Überblick über die Anatomie und Funktionen der wichtigsten Muskeln; am Ende bietet ein Arbeitsheft nochmals Gelegenheit, das Gelernte zu festigen.

Beachten Sie bei jeder Übung die Anweisungen und Warnungen. Vor dem Beginn eines Traingsprogrammes sollte immer eine Absprache mit einem Arzt stattfinden, besonders, wenn Sie über 40 Jahre alt sind oder in der Vergangen-heit Probleme mit Herzkrankheiten oder Bluthochdruck hatten. Um heraus-zufinden, welche Kombination von Übungen optimal für Ihre Bedürfnisse ist, wird Ihnen ein Experte in einem Fitnesscenter in Ihrer Region sicher gerne weiterhelfen. Manche Übungen machen Gebrauch von schweren Gewichten und beanspruchten Muskeln, die im Alltag nur geringer Belastung ausgesetzt sind. Es „richtig machen" heißt, sich für jede Übung gut vorzubereiten, nur angemessene Ausstattung zu verwenden, sich von Experten beraten zu lassen und die Sicherheit der Menschen in Ihrer Umgebung zu berücksichtigen. Sicherheit, sowohl für Sie als auch für andere, sollte immer die höchste Priorität haben.

Professor Ken Ashwell
Abteilung für Anatomie,
Medizinwissenschaftliches Institut, Fakultät für Medizin,
Universität von New South Wales, Sydney, Australien

Aufbau des Buches

Dieses Buch ist in drei grundlegende Teile gegliedert: einen anatomischen Überblick, einen illustrierten Übungs-Leitfaden, der den Hauptteil des Buches ausmacht, und ein Arbeitsheft zum Kolorieren, in dem Sie Ihr anatomisches Wissen überprüfen können.

Im anatomischen Überblick finden Sie detaillierte, anatomisch korrekte Illustrationen mit den genauen Bezeichnungen der verschiedenen Körpersysteme und Körperbereiche. Durch die Visualisierung der einzelnen Körperteile und ihrer Verbindungen zueinander werden Sie besser verstehen, wie Ihr Körper sich während der Übungen bewegt.

Jedes der fünf Kapitel im Übungs-Leitfaden konzentriert sich auf spezielle Muskelbereiche – Arme und Schultern, Brust, Rücken, Rumpf sowie Beine und Gesäß. Jede Übung ist mit zwei anatomisch korrekten Posen illustriert. Alle wichtigen Muskeln, darunter auch aktive und stabilisierende Muskeln, sind durch ihre Bezeichnungen gekennzeichnet, um eine klare Vorstellung davon zu geben, welche Muskeln bei den Übungen aktiviert werden. So bekommen Sie nicht nur ein besseres Verständnis der Anatomie, sondern steigern auch die Effektivität Ihres Trainings.

Das Arbeitsheft soll als Lernhilfe dienen, um Ihr Verständnis der wichtigsten Körpersysteme – Muskelsystem, Skelettsystem, Nervensystem – zu verbessern. Malen Sie die Illustrationen aus, um sich die Position der Muskeln, Knochen und Nerven in diesen Systemen in Erinnerung zu rufen. Setzen Sie die Namen der Körperteile in die freien Stellen ein, um Ihr Wissen zu testen – die Lösungen finden Sie am Ende jeder Seite.

ANATOMISCHER ÜBERBLICK

Dieser Teil enthält farbige, doppelseitige Übersichten, in denen die wichtigsten Teile eines bestimmten Körpersystems erklärt werden.

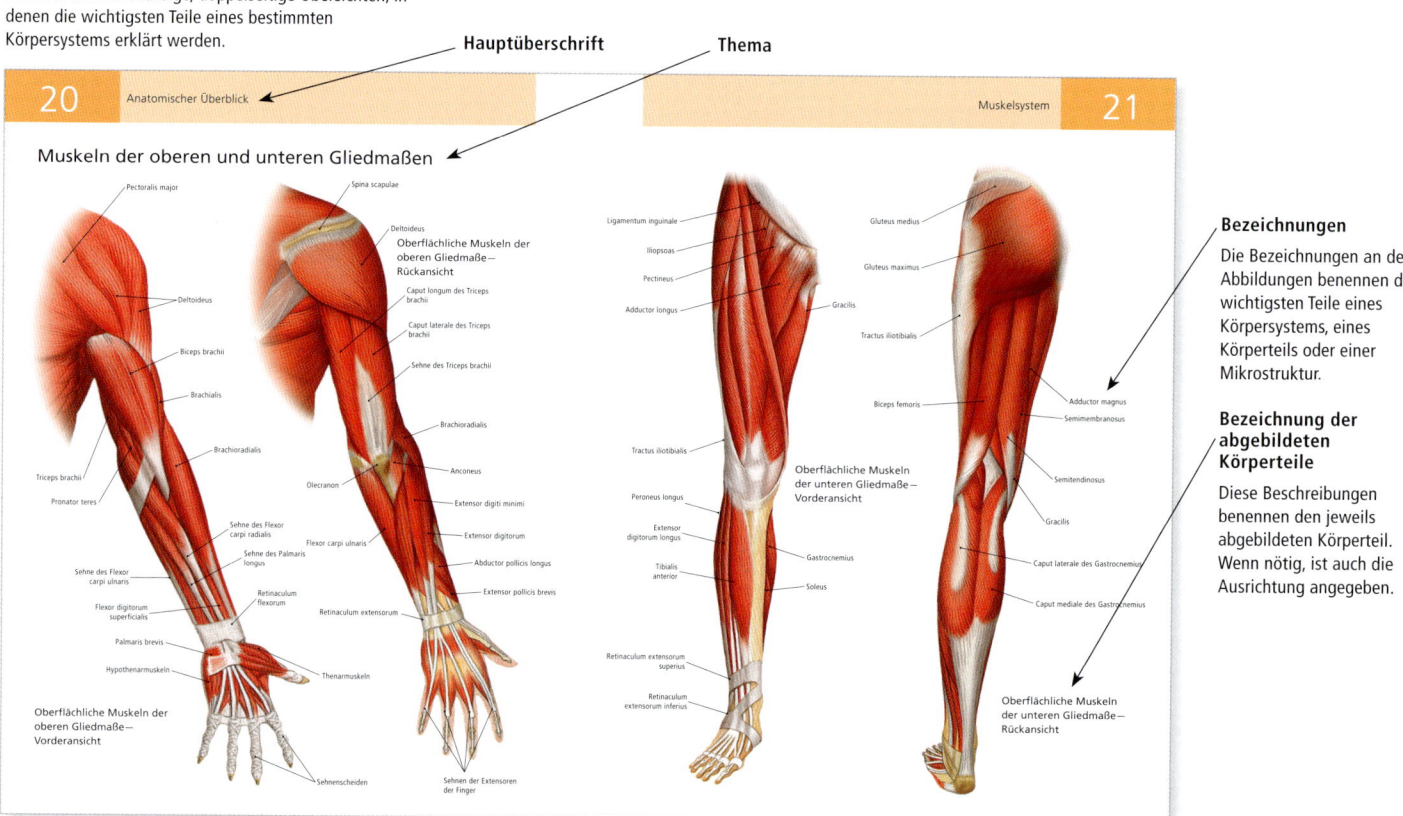

ÜBUNGEN

Jedes Kapitel in diesem Teil befasst sich mit einem bestimmten Muskelbereich. Zwei anatomisch korrekte Abbildungen bestimmen aktive und stabilisierende Muskeln.

Kapitel

Name der Übung

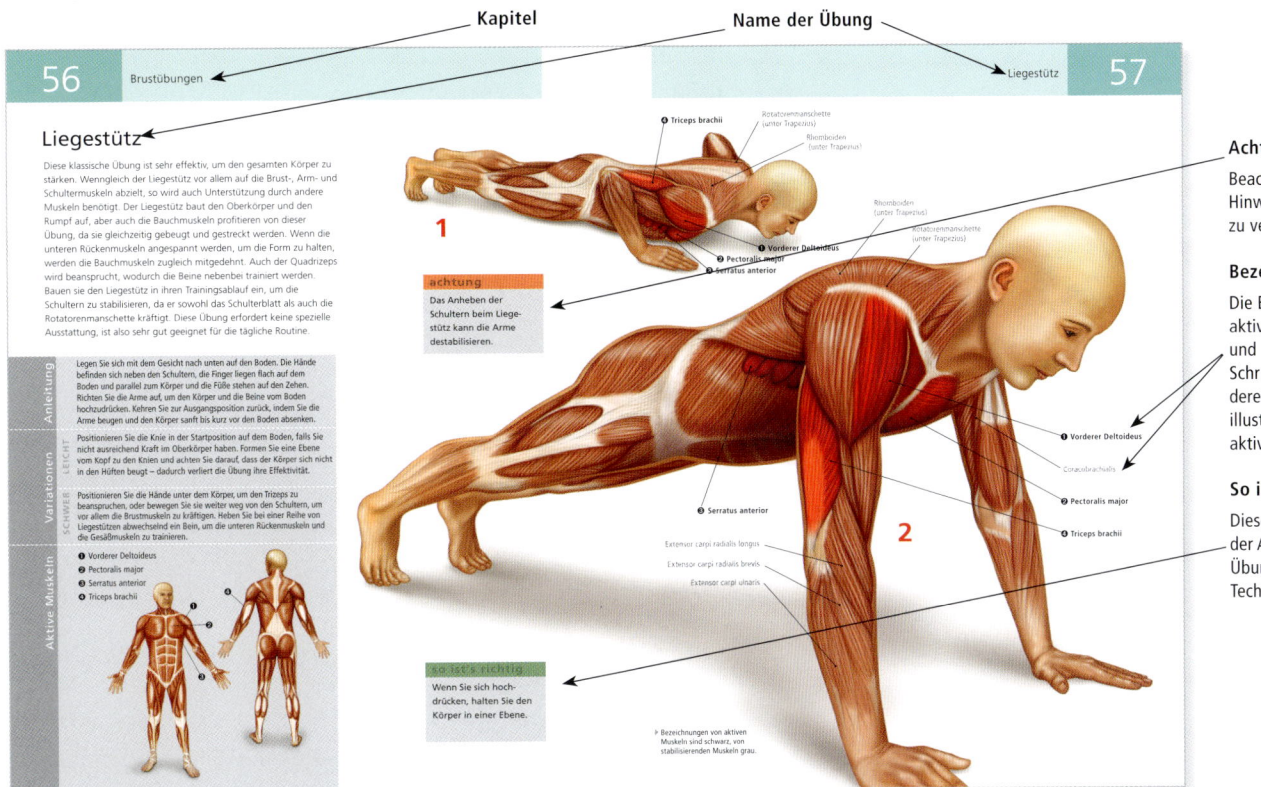

56   Brustübungen

Liegestütz   57

Liegestütz

Diese klassische Übung ist sehr effektiv, um den gesamten Körper zu stärken. Wenngleich der Liegestütz vor allem auf die Brust-, Arm- und Schultermuskeln abzielt, so wird auch Unterstützung durch andere Muskeln benötigt. Der Liegestütz baut den Oberkörper und den Rumpf auf, aber auch die Bauchmuskeln profitieren von dieser Übung, da sie gleichzeitig gebeugt und gestreckt werden. Wenn die unteren Rückenmuskeln angespannt werden, um die Form zu halten, werden die Bauchmuskeln zugleich mitgedehnt. Auch der Quadrizeps wird beansprucht, wodurch die Beine nebenbei trainiert werden. Bauen sie den Liegestütz in ihren Trainingsablauf ein, um die Schultern zu stabilisieren, da er sowohl das Schulterblatt als auch die Rotatorenmanschette kräftigt. Diese Übung erfordert keine spezielle Ausstattung, ist also sehr gut geeignet für die tägliche Routine.

Anleitung — Legen Sie sich mit dem Gesicht nach unten auf den Boden. Die Hände befinden sich neben den Schultern, die Finger liegen flach auf dem Boden und parallel zum Körper und die Füße stehen auf den Zehen. Richten Sie die Arme auf, um den Körper und die Beine vom Boden hochzudrücken. Kehren Sie zur Ausgangsposition zurück, indem Sie die Arme beugen und den Körper sanft bis kurz vor den Boden absenken.

Variationen — Positionieren Sie die Knie in der Startposition auf dem Boden, falls Sie nicht ausreichend Kraft im Oberkörper haben. Formen Sie eine Ebene vom Kopf zu den Knien und achten Sie darauf, dass sich der Körper nicht in den Hüften beugt – dadurch verliert die Übung ihre Effektivität.

LEICHT — Positionieren Sie Hände unter dem Körper, um den Trizeps zu beanspruchen, oder bewegen Sie sie weiter weg von den Schultern, um vor allem die Brustmuskeln zu kräftigen. Heben Sie bei einer Reihe von Liegestützen abwechselnd ein Bein, um die unteren Rückenmuskeln und die Gesäßmuskeln zu trainieren. **SCHWER**

Aktive Muskeln
❶ Vorderer Deltoideus
❷ Pectoralis major
❸ Serratus anterior
❹ Triceps brachii

1

❹ Triceps brachii

Rotatorenmanschette (unter Trapezius)

Rhomboiden (unter Trapezius)

Rhomboiden (unter Trapezius)

Rotatorenmanschette (unter Trapezius)

❶ Vorderer Deltoideus

❷ Pectoralis major

❸ Serratus anterior

achtung
Das Anheben der Schultern beim Liegestütz kann die Arme destabilisieren.

2

❶ Vorderer Deltoideus

Coracobrachialis

❷ Pectoralis major

❹ Triceps brachii

Extensor carpi radialis longus

Extensor carpi radialis brevis

Extensor carpi ulnaris

❸ Serratus anterior

so ist's richtig
Wenn Sie sich hochdrücken, halten Sie den Körper in einer Ebene.

▷ Bezeichnungen von aktiven Muskeln sind schwarz, von stabilisierenden Muskeln grau.

Achtung

Beachten Sie diese Hinweise, um Verletzungen zu vermeiden.

Bezeichnungen

Die Bezeichnungen aller aktiven (schwarze Schrift) und stabilisierenden (graue Schrift) Muskeln zeigen deren Zusammenspiel und illustrieren, welche Muskeln aktiviert werden.

So ist's richtig

Diese Tipps helfen Ihnen, bei der Ausführung der Übungen die richtige Technik zu verwenden.

ARBEITSHEFT

Der letzte Teil enthält Schwarz-Weiß-Zeichnungen des Muskel-, Skelett- und Nervensystems. Die einzelnen Körperteile können als Gedächtnisstütze ausgemalt werden.

Hauptüberschrift

Thema

164   Arbeitsheft

Muskelsystem   165

Muskeln der oberen Gliedmaßen

Tiefe Muskeln der oberen Gliedmaße—Vorderansicht

Oberflächliche Muskeln der oberen Gliedmaße—Vorderansicht

Tiefe Muskeln der oberen Gliedmaße—Rückansicht

Oberflächliche Muskeln der oberen Gliedmaße—Rückansicht

Lösungen

Lösungen

Abbildungen

Das Ausmalen der Schwarz-Weiß-Zeichnungen hilft Ihnen, sich die Position und Form der einzelnen Körperteile besser zu merken.

Fehlende Beschriftung

Testen Sie Ihr anatomisches Wissen und setzen Sie die Namen der jeweiligen Körperteile an der richtigen Stelle ein.

Lösungen

Die Lösungen befinden sich auf jeder Seite ganz unten.

Anatomischer Überblick

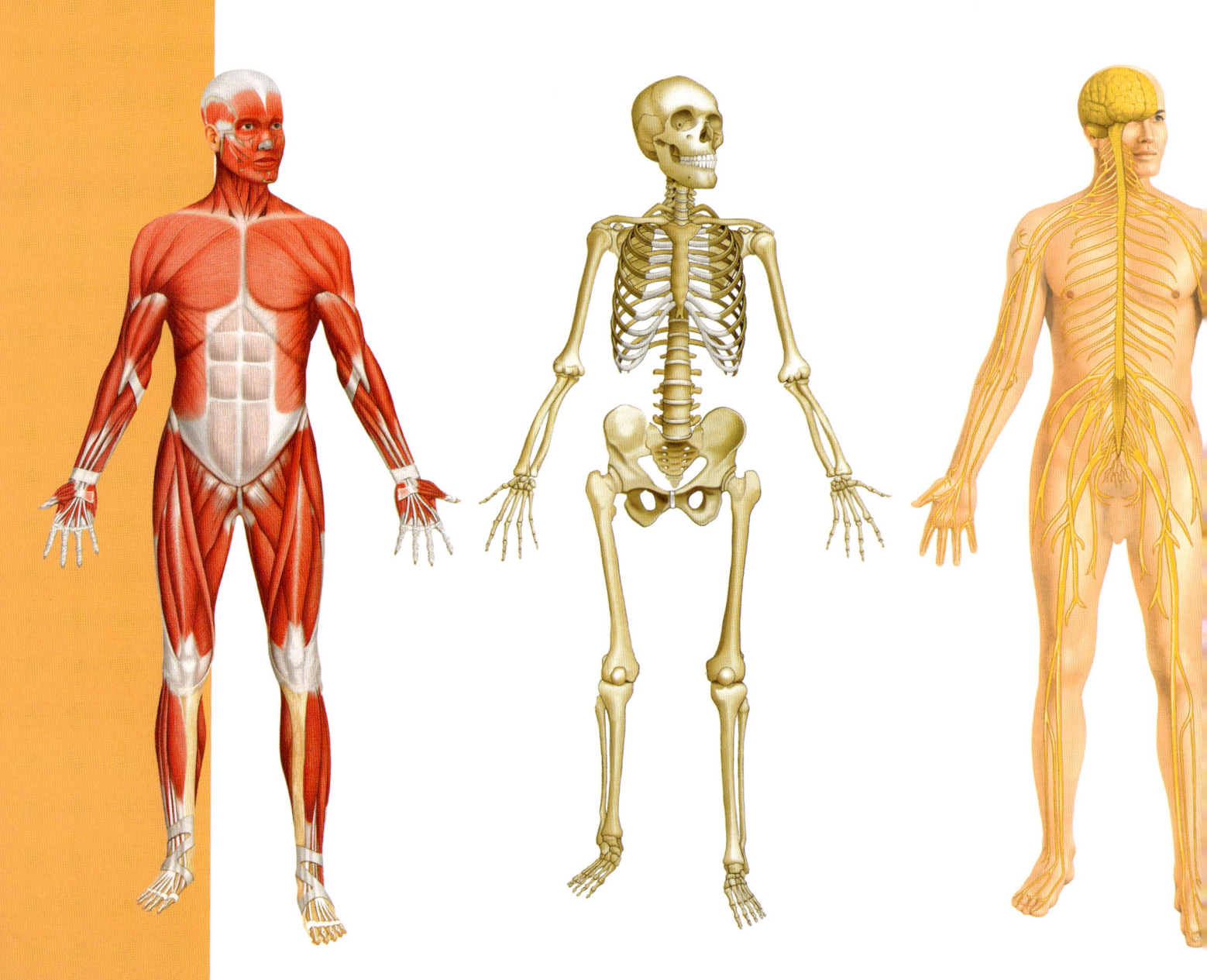

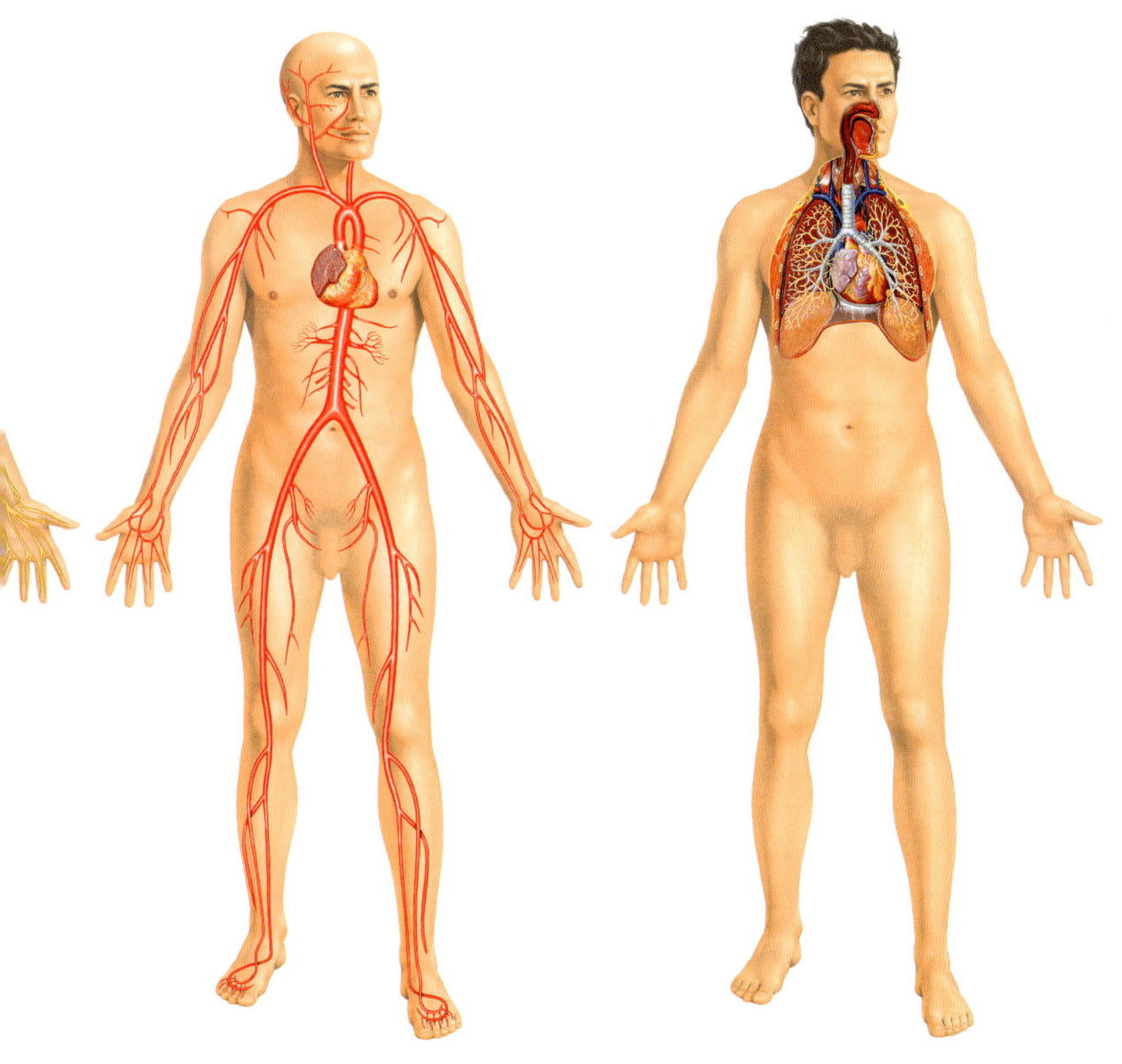

Körperbereiche

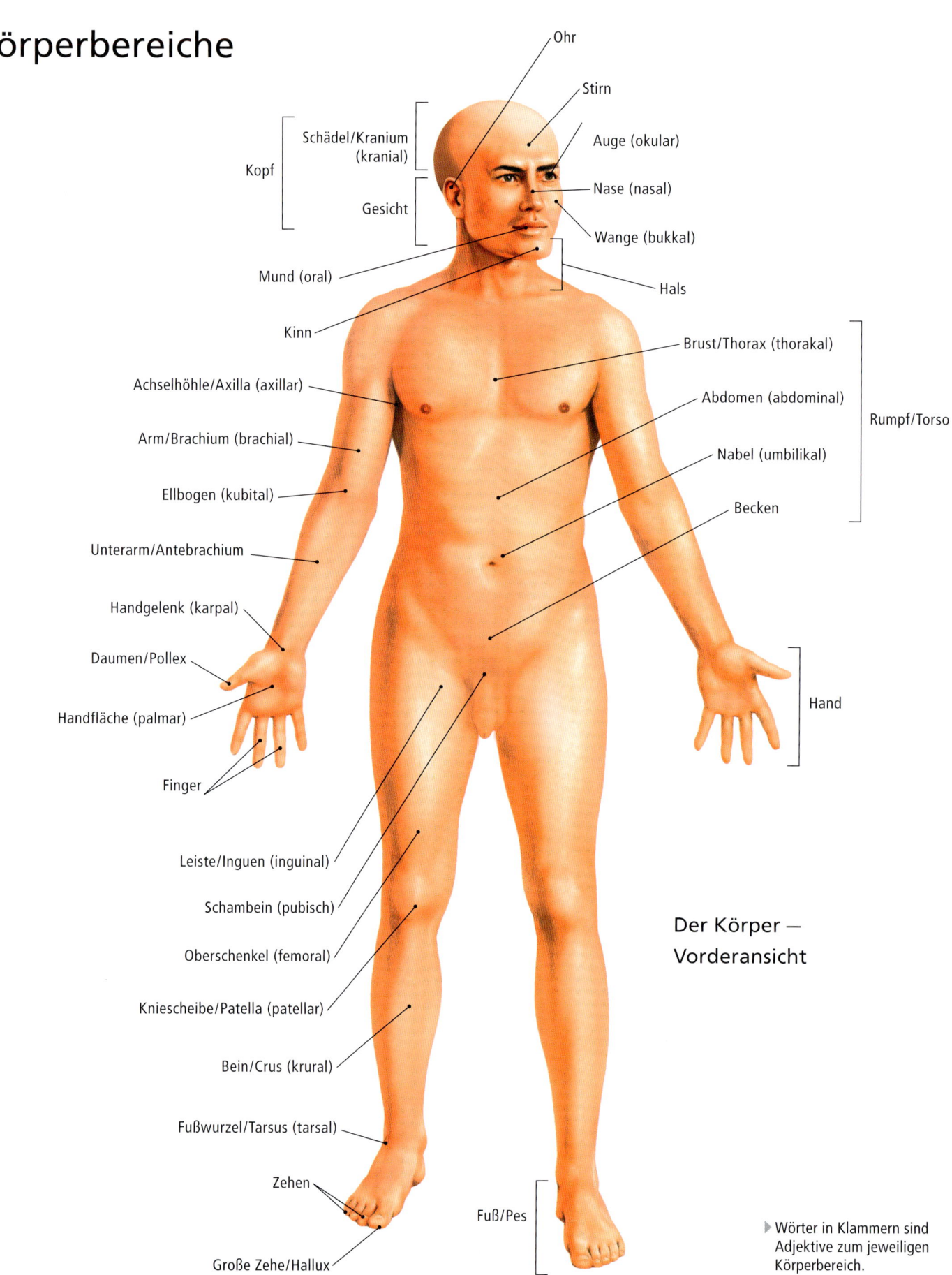

Ohr

Stirn

Auge (okular)

Nase (nasal)

Wange (bukkal)

Hals

Kopf

Schädel/Kranium (kranial)

Gesicht

Mund (oral)

Kinn

Brust/Thorax (thorakal)

Achselhöhle/Axilla (axillar)

Abdomen (abdominal)

Arm/Brachium (brachial)

Nabel (umbilikal)

Rumpf/Torso

Ellbogen (kubital)

Becken

Unterarm/Antebrachium

Handgelenk (karpal)

Daumen/Pollex

Hand

Handfläche (palmar)

Finger

Leiste/Inguen (inguinal)

Schambein (pubisch)

Der Körper —
Vorderansicht

Oberschenkel (femoral)

Kniescheibe/Patella (patellar)

Bein/Crus (krural)

Fußwurzel/Tarsus (tarsal)

Zehen

Fuß/Pes

Große Zehe/Hallux

▶ Wörter in Klammern sind
Adjektive zum jeweiligen
Körperbereich.

Der Körper—
Rückansicht

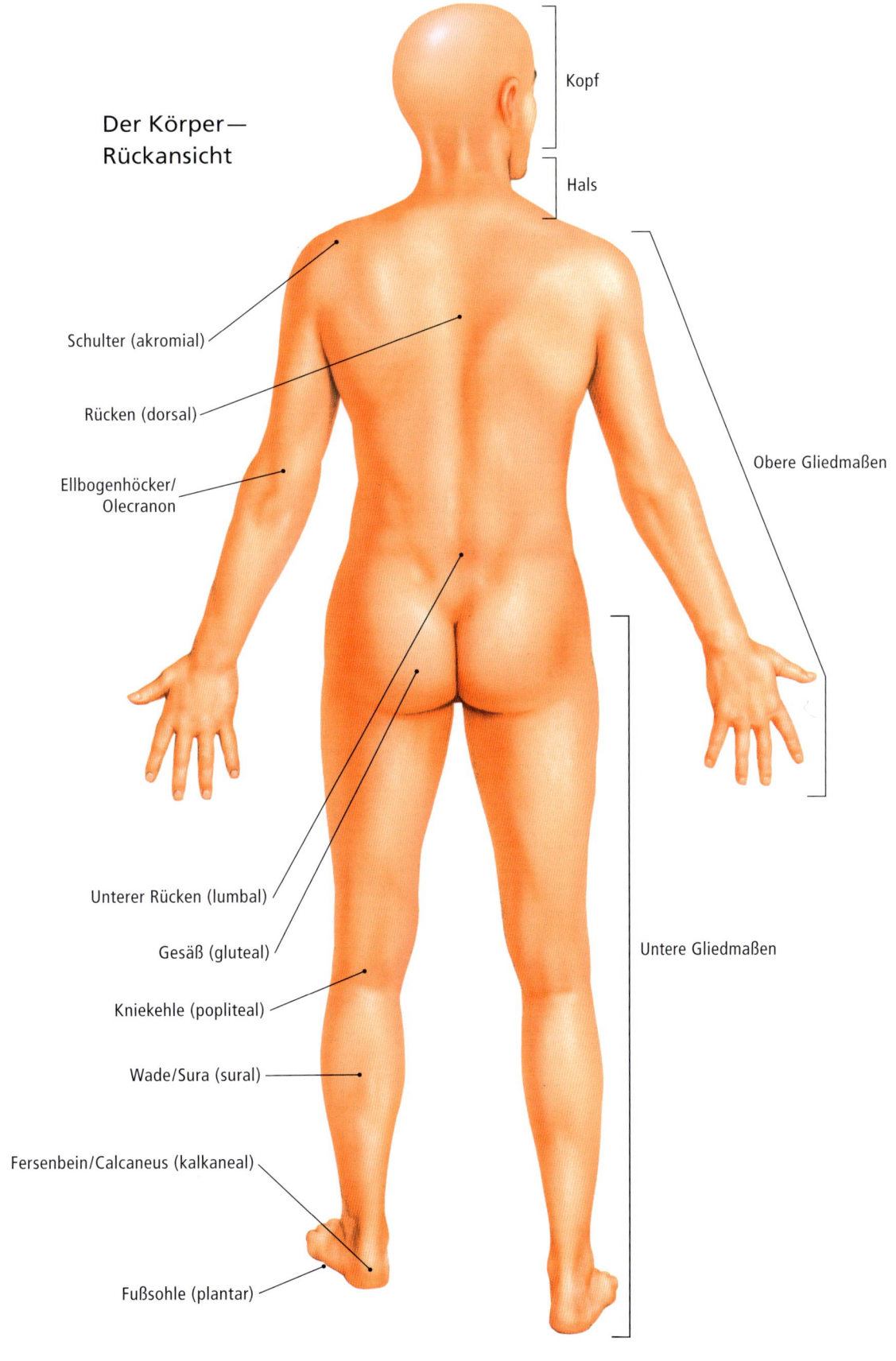

Kopf

Hals

Obere Gliedmaßen

Schulter (akromial)

Rücken (dorsal)

Ellbogenhöcker/
Olecranon

Unterer Rücken (lumbal)

Gesäß (gluteal)

Kniekehle (popliteal)

Wade/Sura (sural)

Fersenbein/Calcaneus (kalkaneal)

Fußsohle (plantar)

Untere Gliedmaßen

Muskeln des Körpers

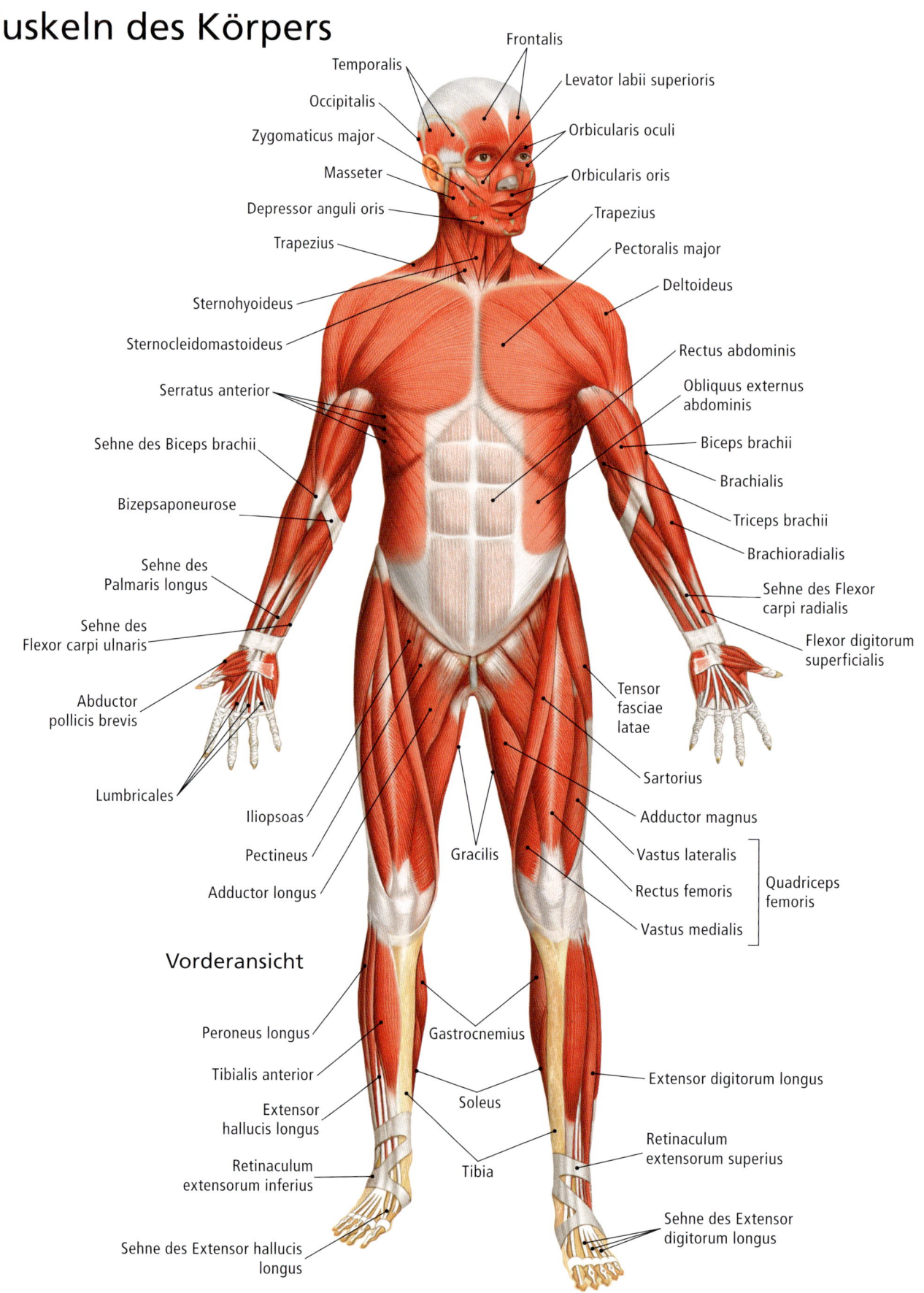

Frontalis

Temporalis

Levator labii superioris

Occipitalis

Zygomaticus major

Orbicularis oculi

Masseter

Orbicularis oris

Depressor anguli oris

Trapezius

Trapezius

Pectoralis major

Sternohyoideus

Deltoideus

Sternocleidomastoideus

Rectus abdominis

Serratus anterior

Obliquus externus abdominis

Sehne des Biceps brachii

Biceps brachii

Bizepsaponeurose

Brachialis

Triceps brachii

Sehne des Palmaris longus

Brachioradialis

Sehne des Flexor carpi ulnaris

Sehne des Flexor carpi radialis

Flexor digitorum superficialis

Abductor pollicis brevis

Tensor fasciae latae

Lumbricales

Sartorius

Iliopsoas

Adductor magnus

Pectineus

Gracilis

Vastus lateralis

Adductor longus

Rectus femoris

Quadriceps femoris

Vastus medialis

Vorderansicht

Peroneus longus

Gastrocnemius

Tibialis anterior

Extensor digitorum longus

Extensor hallucis longus

Soleus

Retinaculum extensorum inferius

Retinaculum extensorum superius

Tibia

Sehne des Extensor hallucis longus

Sehne des Extensor digitorum longus

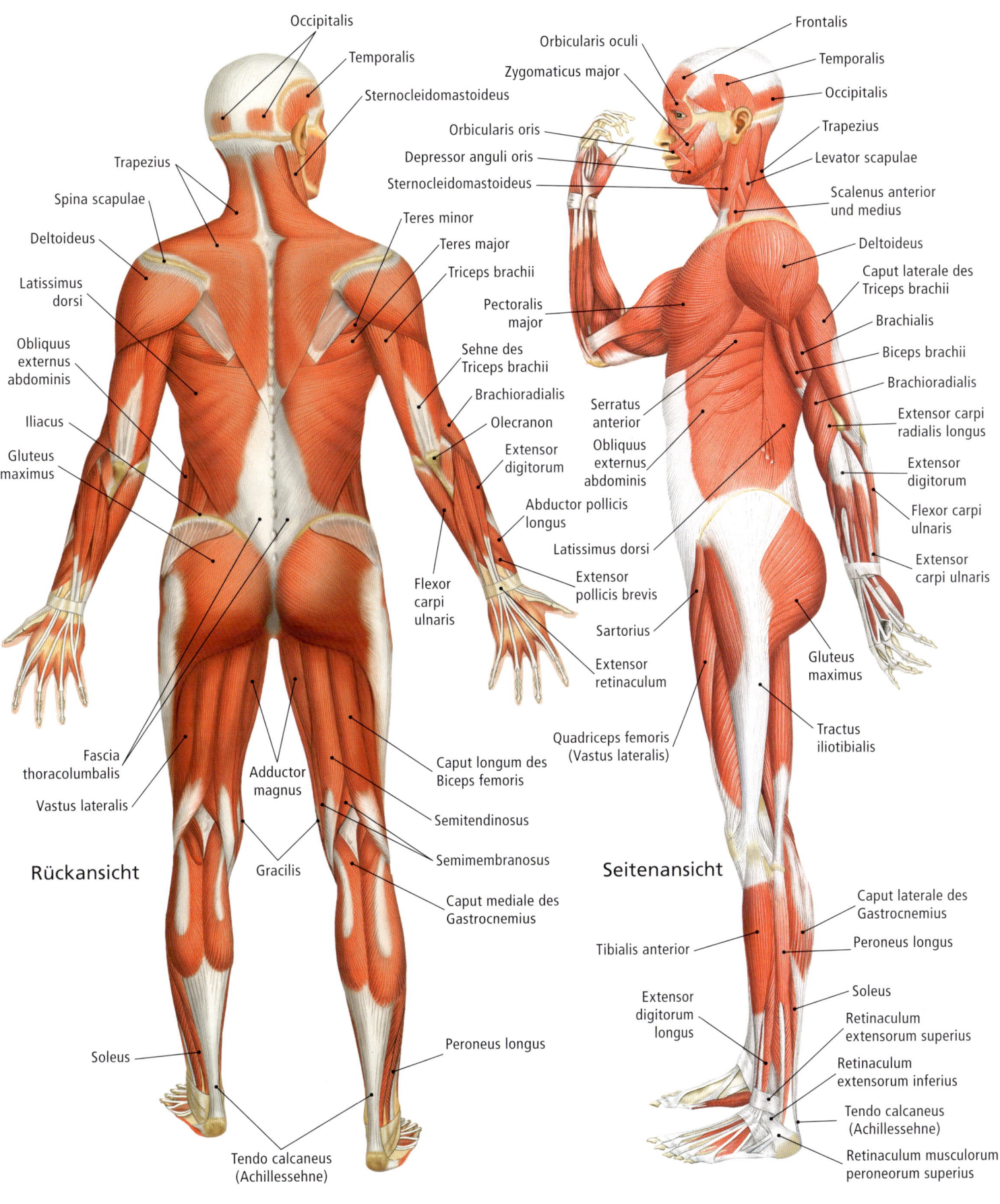

Occipitalis
Temporalis
Sternocleidomastoideus
Trapezius
Spina scapulae
Deltoideus
Latissimus dorsi
Obliquus externus abdominis
Iliacus
Gluteus maximus

Teres minor
Teres major
Triceps brachii
Pectoralis major
Sehne des Triceps brachii
Brachioradialis
Olecranon
Extensor digitorum
Abductor pollicis longus
Flexor carpi ulnaris
Extensor pollicis brevis
Extensor retinaculum

Fascia thoracolumbalis
Vastus lateralis

Rückansicht

Adductor magnus
Gracilis

Caput longum des Biceps femoris
Semitendinosus
Semimembranosus
Caput mediale des Gastrocnemius

Soleus
Peroneus longus

Tendo calcaneus (Achillessehne)

Orbicularis oculi
Zygomaticus major
Orbicularis oris
Depressor anguli oris
Sternocleidomastoideus

Frontalis
Temporalis
Occipitalis
Trapezius
Levator scapulae
Scalenus anterior und medius
Deltoideus
Caput laterale des Triceps brachii
Brachialis
Biceps brachii
Brachioradialis
Extensor carpi radialis longus
Extensor digitorum
Flexor carpi ulnaris
Extensor carpi ulnaris

Serratus anterior
Obliquus externus abdominis
Latissimus dorsi
Sartorius
Extensor retinaculum
Quadriceps femoris (Vastus lateralis)

Gluteus maximus
Tractus iliotibialis

Seitenansicht

Tibialis anterior
Extensor digitorum longus

Caput laterale des Gastrocnemius
Peroneus longus
Soleus
Retinaculum extensorum superius
Retinaculum extensorum inferius
Tendo calcaneus (Achillessehne)
Retinaculum musculorum peroneorum superius

Bauch- und Rückenmuskulatur

Bauchmuskeln—
Vorderansicht

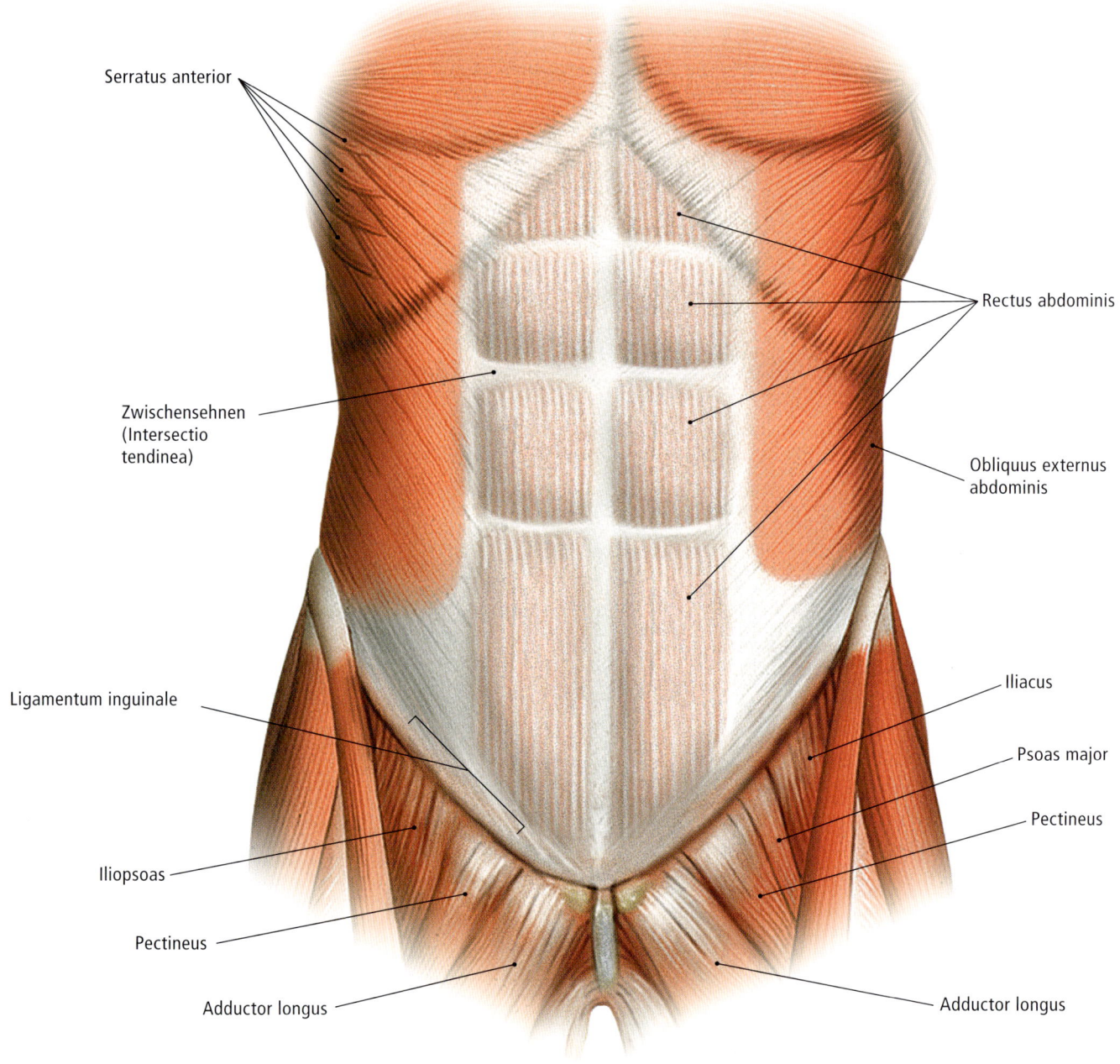

Serratus anterior

Rectus abdominis

Zwischensehnen
(Intersectio
tendinea)

Obliquus externus
abdominis

Ligamentum inguinale

Iliacus

Psoas major

Pectineus

Iliopsoas

Pectineus

Adductor longus

Adductor longus

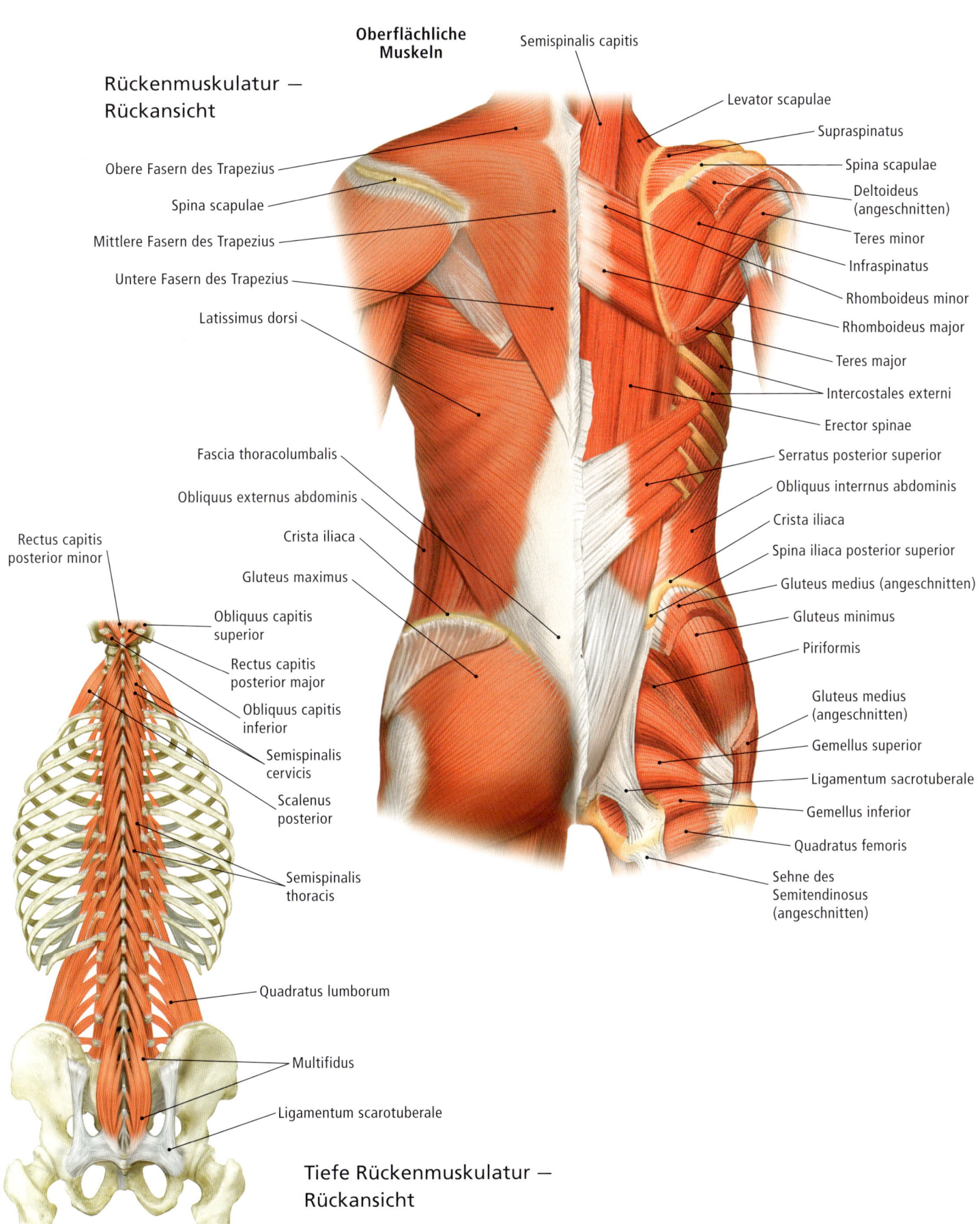

Oberflächliche Muskeln

Semispinalis capitis

Rückenmuskulatur — Rückansicht

Obere Fasern des Trapezius

Spina scapulae

Mittlere Fasern des Trapezius

Untere Fasern des Trapezius

Latissimus dorsi

Fascia thoracolumbalis

Obliquus externus abdominis

Crista iliaca

Gluteus maximus

Rectus capitis posterior minor

Obliquus capitis superior

Rectus capitis posterior major

Obliquus capitis inferior

Semispinalis cervicis

Scalenus posterior

Semispinalis thoracis

Quadratus lumborum

Multifidus

Ligamentum scarotuberale

Levator scapulae

Supraspinatus

Spina scapulae

Deltoideus (angeschnitten)

Teres minor

Infraspinatus

Rhomboideus minor

Rhomboideus major

Teres major

Intercostales externi

Erector spinae

Serratus posterior superior

Obliquus interrnus abdominis

Crista iliaca

Spina iliaca posterior superior

Gluteus medius (angeschnitten)

Gluteus minimus

Piriformis

Gluteus medius (angeschnitten)

Gemellus superior

Ligamentum sacrotuberale

Gemellus inferior

Quadratus femoris

Sehne des Semitendinosus (angeschnitten)

Tiefe Rückenmuskulatur — Rückansicht

Muskeln der oberen und unteren Gliedmaßen

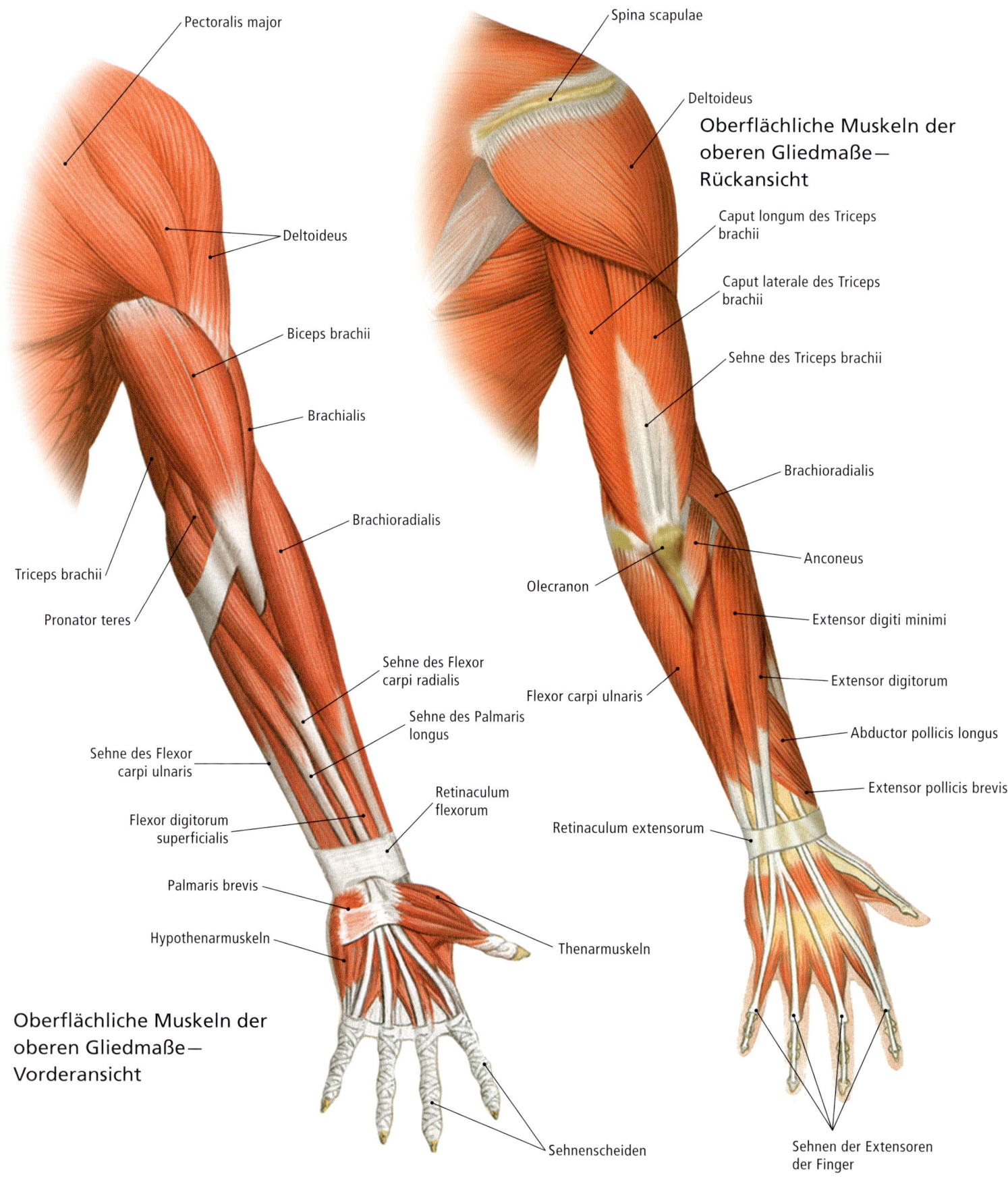

Pectoralis major

Spina scapulae

Deltoideus

Oberflächliche Muskeln der oberen Gliedmaße—Rückansicht

Deltoideus

Caput longum des Triceps brachii

Biceps brachii

Caput laterale des Triceps brachii

Brachialis

Sehne des Triceps brachii

Brachioradialis

Brachioradialis

Triceps brachii

Anconeus

Pronator teres

Olecranon

Extensor digiti minimi

Sehne des Flexor carpi radialis

Flexor carpi ulnaris

Sehne des Palmaris longus

Extensor digitorum

Sehne des Flexor carpi ulnaris

Abductor pollicis longus

Flexor digitorum superficialis

Retinaculum flexorum

Extensor pollicis brevis

Palmaris brevis

Retinaculum extensorum

Hypothenarmuskeln

Thenarmuskeln

Oberflächliche Muskeln der oberen Gliedmaße—Vorderansicht

Sehnenscheiden

Sehnen der Extensoren der Finger

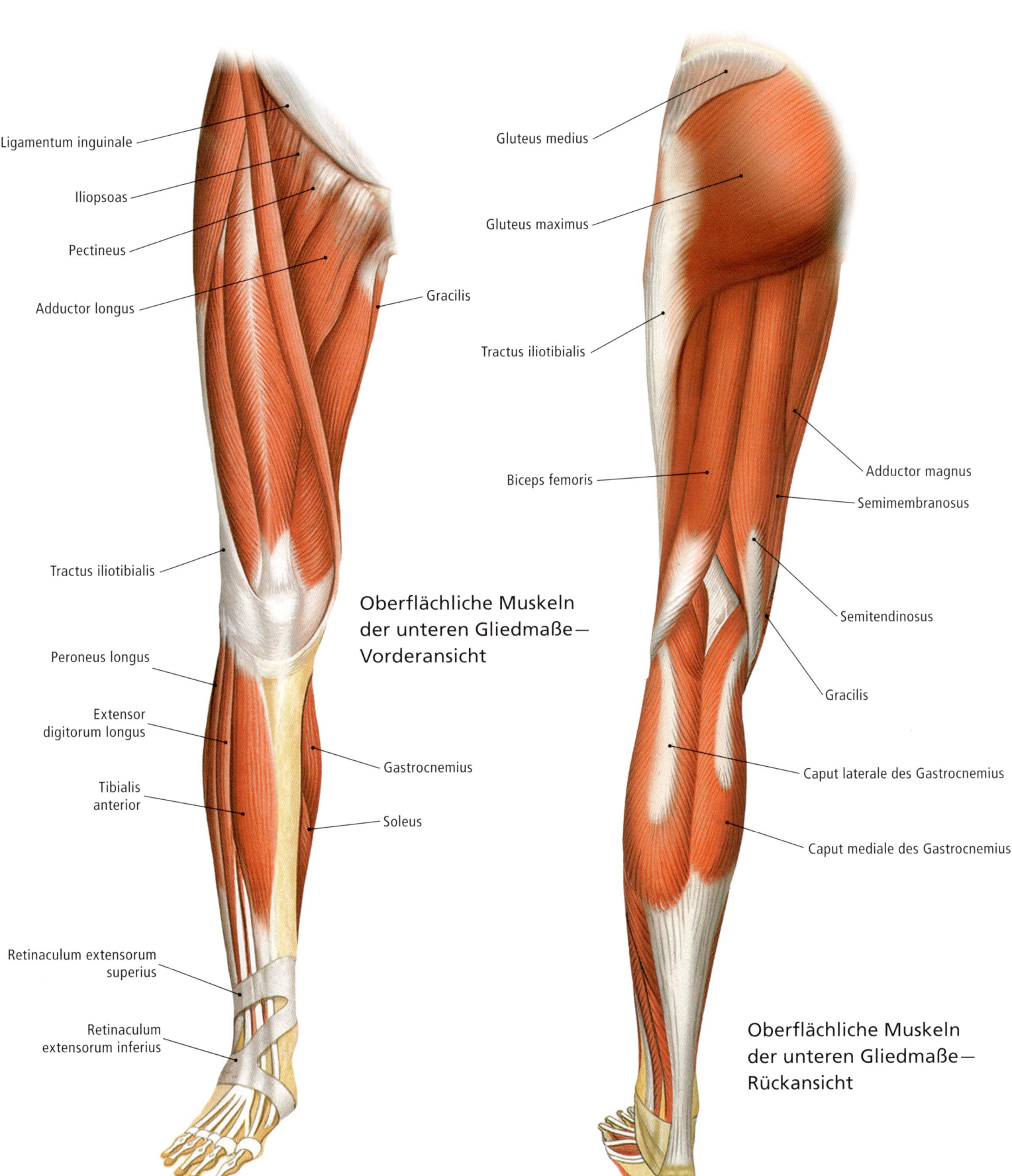

Ligamentum inguinale

Iliopsoas

Pectineus

Adductor longus

Gracilis

Gluteus medius

Gluteus maximus

Tractus iliotibialis

Biceps femoris

Adductor magnus

Semimembranosus

Semitendinosus

Tractus iliotibialis

Oberflächliche Muskeln
der unteren Gliedmaße—
Vorderansicht

Gracilis

Peroneus longus

Extensor
digitorum longus

Gastrocnemius

Tibialis
anterior

Soleus

Caput laterale des Gastrocnemius

Caput mediale des Gastrocnemius

Retinaculum extensorum
superius

Retinaculum
extensorum inferius

Oberflächliche Muskeln
der unteren Gliedmaße—
Rückansicht

Knochen des Körpers

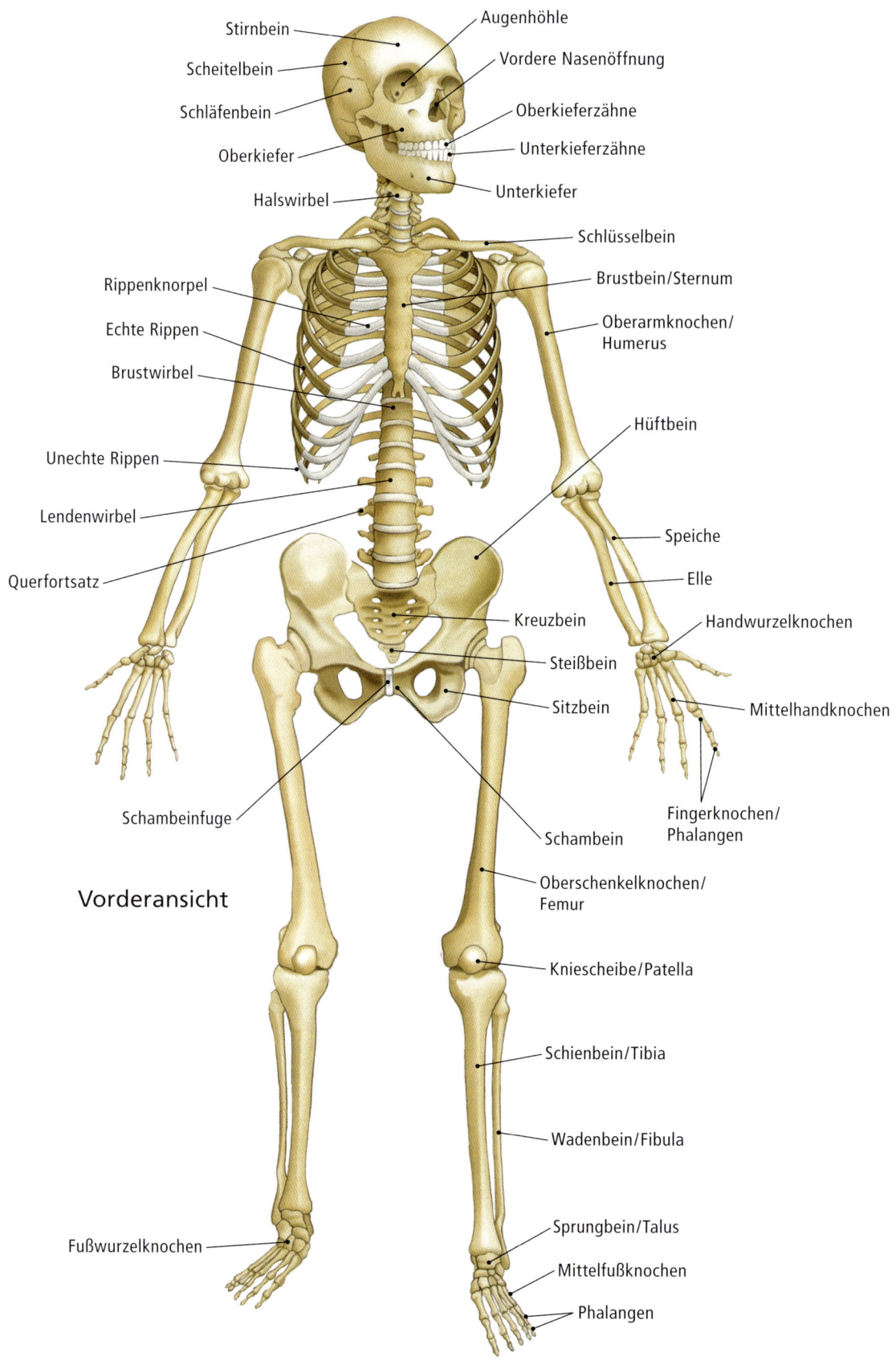

Stirnbein
Scheitelbein
Schläfenbein
Oberkiefer
Halswirbel
Rippenknorpel
Echte Rippen
Brustwirbel
Unechte Rippen
Lendenwirbel
Querfortsatz

Augenhöhle
Vordere Nasenöffnung
Oberkieferzähne
Unterkieferzähne
Unterkiefer
Schlüsselbein
Brustbein/Sternum
Oberarmknochen/Humerus
Hüftbein
Speiche
Elle
Handwurzelknochen
Kreuzbein
Steißbein
Sitzbein
Mittelhandknochen
Fingerknochen/Phalangen

Schambeinfuge
Schambein
Oberschenkelknochen/Femur

Vorderansicht

Kniescheibe/Patella
Schienbein/Tibia
Wadenbein/Fibula
Sprungbein/Talus
Mittelfußknochen
Phalangen
Fußwurzelknochen

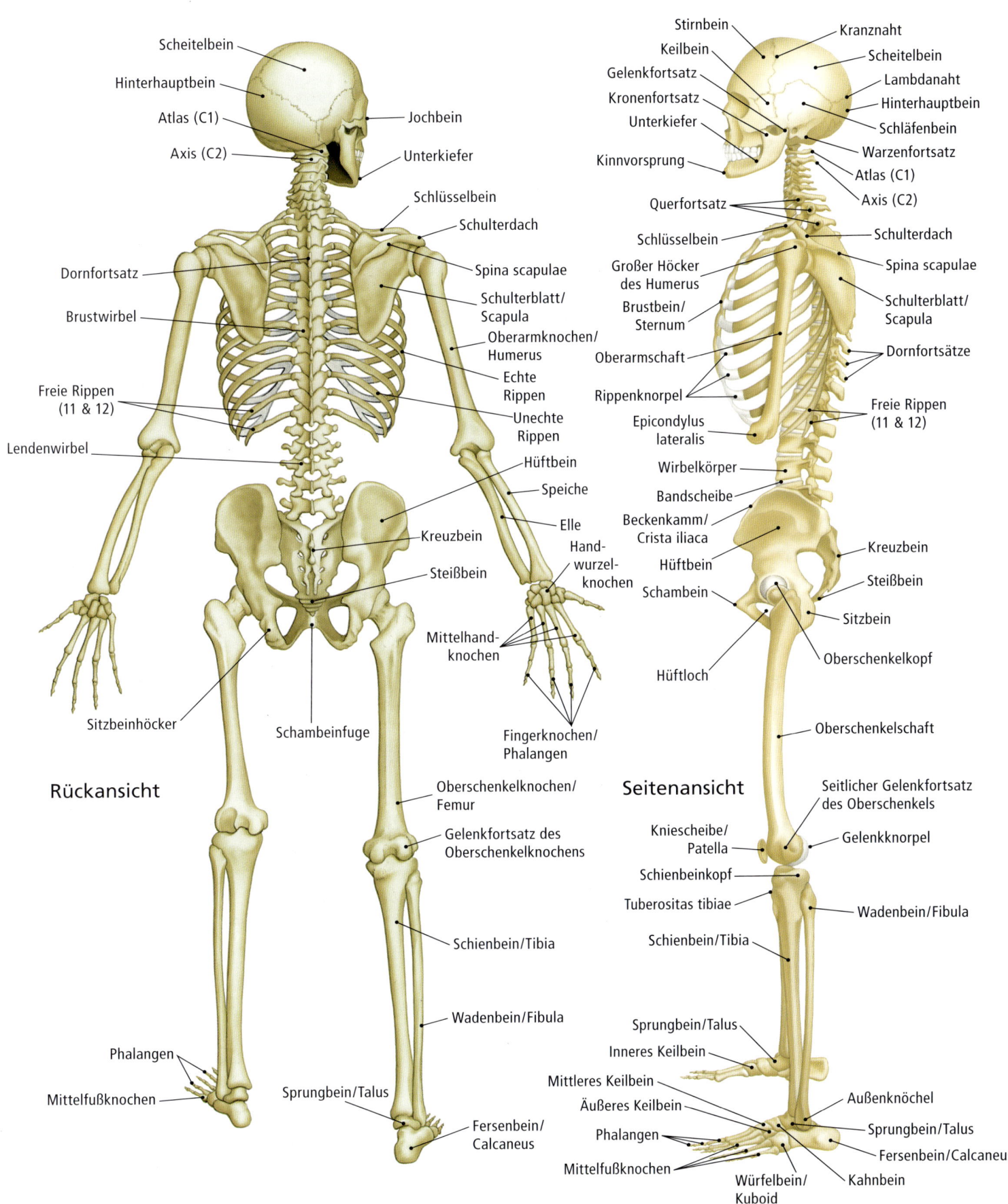

Rückansicht

Scheitelbein
Hinterhauptbein
Atlas (C1)
Axis (C2)
Jochbein
Unterkiefer
Schlüsselbein
Schulterdach
Spina scapulae
Dornfortsatz
Brustwirbel
Schulterblatt/ Scapula
Oberarmknochen/ Humerus
Echte Rippen
Unechte Rippen
Freie Rippen (11 & 12)
Lendenwirbel
Hüftbein
Speiche
Elle
Hand- wurzel- knochen
Kreuzbein
Steißbein
Mittelhand- knochen
Sitzbeinhöcker
Schambeinfuge
Fingerknochen/ Phalangen
Oberschenkelknochen/ Femur
Gelenkfortsatz des Oberschenkelknochens
Schienbein/Tibia
Wadenbein/Fibula
Phalangen
Mittelfußknochen
Sprungbein/Talus
Fersenbein/ Calcaneus

Seitenansicht

Stirnbein
Keilbein
Gelenkfortsatz
Kronenfortsatz
Unterkiefer
Kinnvorsprung
Kranznaht
Scheitelbein
Lambdanaht
Hinterhauptbein
Schläfenbein
Warzenfortsatz
Atlas (C1)
Axis (C2)
Querfortsatz
Schlüsselbein
Schulterdach
Spina scapulae
Großer Höcker des Humerus
Brustbein/ Sternum
Schulterblatt/ Scapula
Dornfortsätze
Oberarmschaft
Rippenknorpel
Epicondylus lateralis
Freie Rippen (11 & 12)
Wirbelkörper
Bandscheibe
Beckenkamm/ Crista iliaca
Hüftbein
Schambein
Kreuzbein
Steißbein
Sitzbein
Oberschenkelkopf
Hüftloch
Oberschenkelschaft
Seitlicher Gelenkfortsatz des Oberschenkels
Kniescheibe/ Patella
Gelenkknorpel
Schienbeinkopf
Tuberositas tibiae
Schienbein/Tibia
Wadenbein/Fibula
Sprungbein/Talus
Inneres Keilbein
Mittleres Keilbein
Äußeres Keilbein
Phalangen
Mittelfußknochen
Außenknöchel
Sprungbein/Talus
Fersenbein/Calcaneus
Kahnbein
Würfelbein/ Kuboid

Wirbelsäule

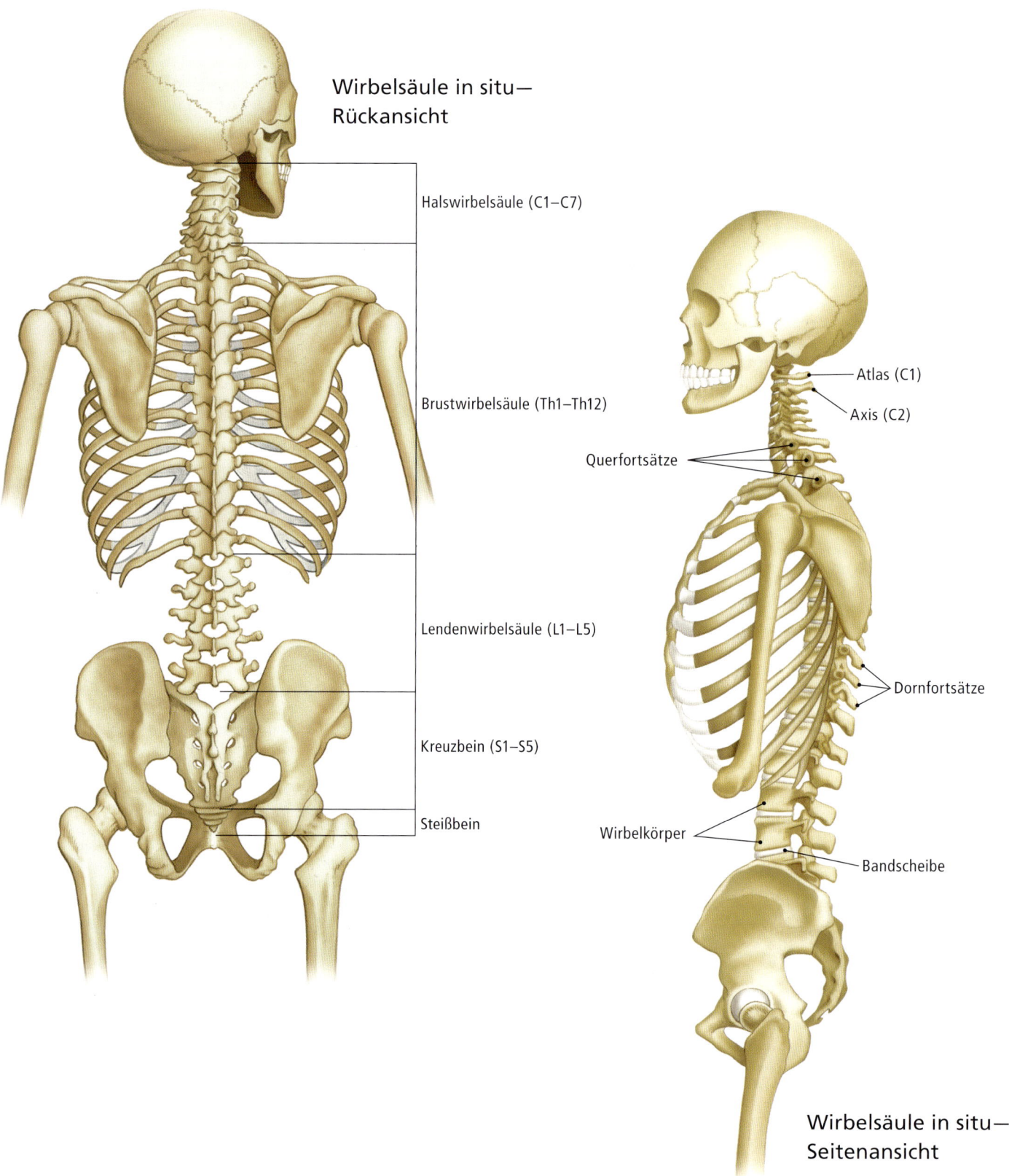

Wirbelsäule in situ—
Rückansicht

Halswirbelsäule (C1–C7)

Brustwirbelsäule (Th1–Th12)

Lendenwirbelsäule (L1–L5)

Kreuzbein (S1–S5)

Steißbein

Atlas (C1)

Axis (C2)

Querfortsätze

Dornfortsätze

Wirbelkörper

Bandscheibe

Wirbelsäule in situ—
Seitenansicht

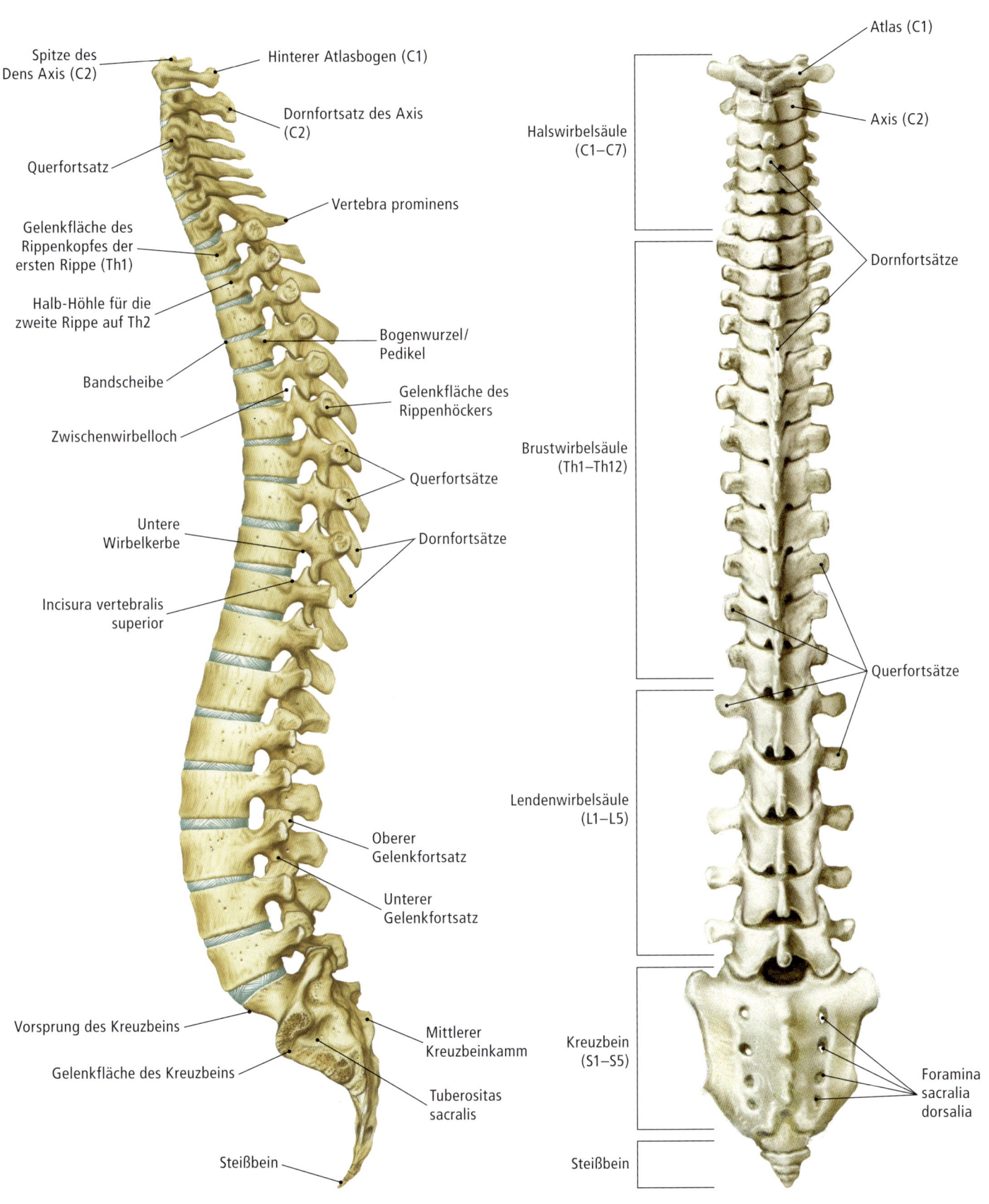

Spitze des
Dens Axis (C2)

Hinterer Atlasbogen (C1)

Dornfortsatz des Axis
(C2)

Querfortsatz

Vertebra prominens

Gelenkfläche des
Rippenkopfes der
ersten Rippe (Th1)

Halb-Höhle für die
zweite Rippe auf Th2

Bogenwurzel/
Pedikel

Bandscheibe

Gelenkfläche des
Rippenhöckers

Zwischenwirbelloch

Querfortsätze

Untere
Wirbelkerbe

Dornfortsätze

Incisura vertebralis
superior

Oberer
Gelenkfortsatz

Unterer
Gelenkfortsatz

Vorsprung des Kreuzbeins

Mittlerer
Kreuzbeinkamm

Gelenkfläche des Kreuzbeins

Tuberositas
sacralis

Steißbein

Atlas (C1)

Axis (C2)

Halswirbelsäule
(C1–C7)

Dornfortsätze

Brustwirbelsäule
(Th1–Th12)

Querfortsätze

Lendenwirbelsäule
(L1–L5)

Kreuzbein
(S1–S5)

Foramina
sacralia
dorsalia

Steißbein

Wirbelsäule—Seitenansicht

Wirbelsäule—Rückansicht

Knochen der oberen und unteren Gliedmaßen

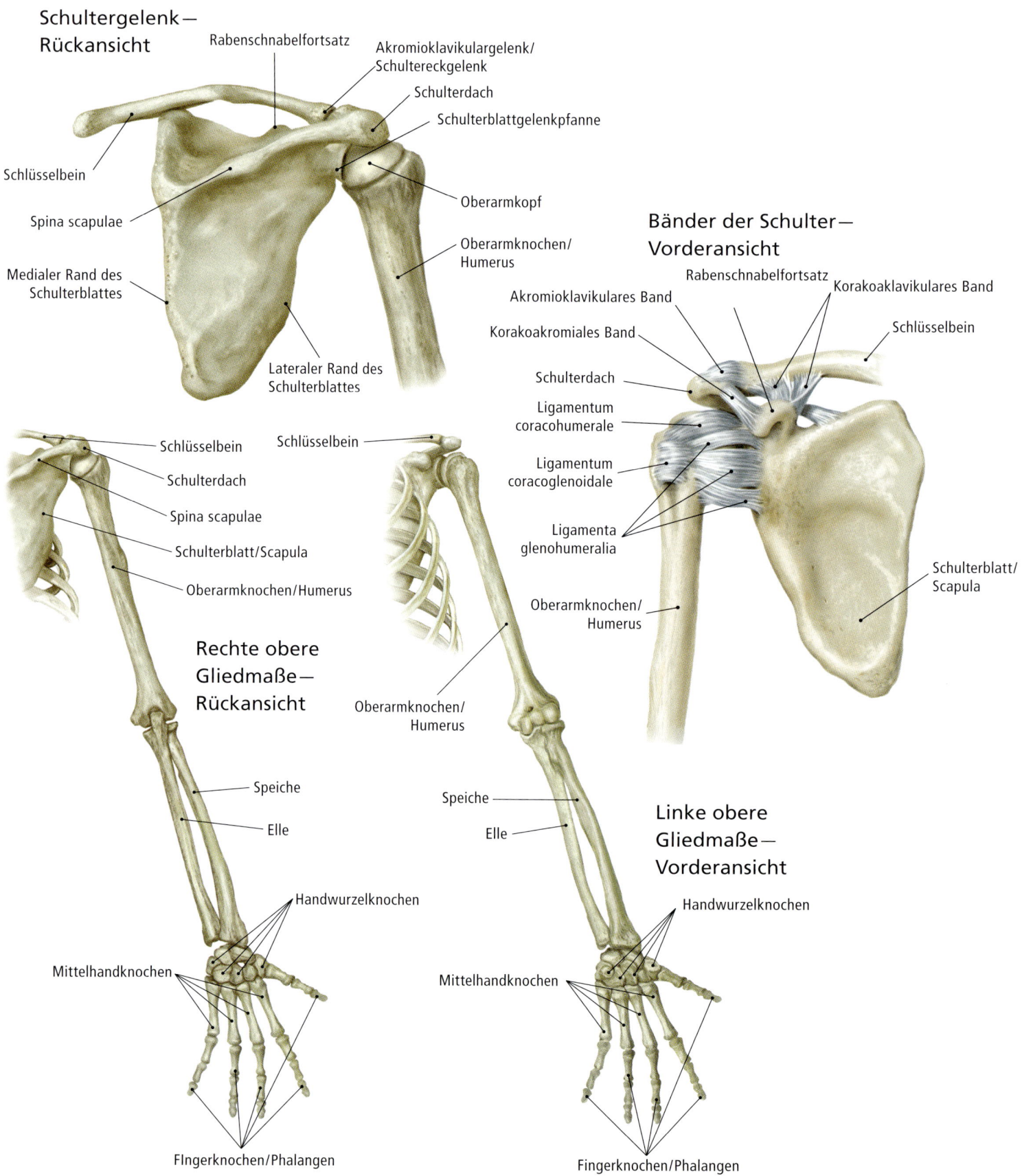

Schultergelenk—
Rückansicht

Rabenschnabelfortsatz

Akromioklavikulargelenk/
Schultereckgelenk

Schulterdach

Schulterblattgelenkpfanne

Schlüsselbein

Spina scapulae

Oberarmkopf

Medialer Rand des
Schulterblattes

Oberarmknochen/
Humerus

Lateraler Rand des
Schulterblattes

Bänder der Schulter—
Vorderansicht

Rabenschnabelfortsatz

Korakoaklavikulares Band

Akromioklavikulares Band

Korakoakromiales Band

Schlüsselbein

Schulterdach

Ligamentum
coracohumerale

Ligamentum
coracoglenoidale

Ligamenta
glenohumeralia

Schulterblatt/
Scapula

Oberarmknochen/
Humerus

Schlüsselbein

Schlüsselbein

Schulterdach

Spina scapulae

Schulterblatt/Scapula

Oberarmknochen/Humerus

Rechte obere
Gliedmaße—
Rückansicht

Oberarmknochen/
Humerus

Speiche

Elle

Linke obere
Gliedmaße—
Vorderansicht

Speiche

Elle

Handwurzelknochen

Handwurzelknochen

Mittelhandknochen

Mittelhandknochen

FIngerknochen/Phalangen

Fingerknochen/Phalangen

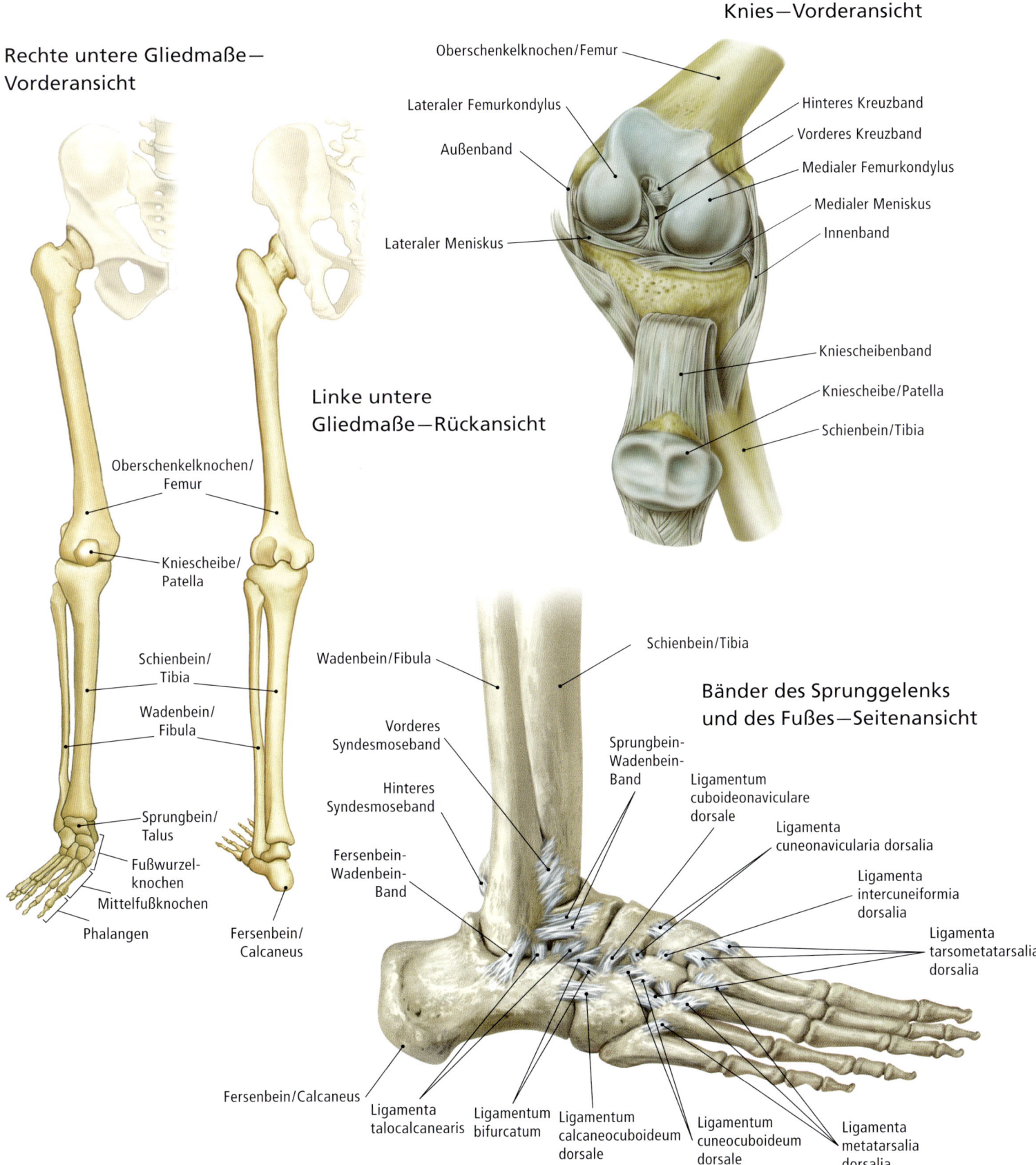

Rechte untere Gliedmaße—
Vorderansicht

Knochen und Bänder des
Knies—Vorderansicht

Oberschenkelknochen/Femur

Lateraler Femurkondylus

Außenband

Lateraler Meniskus

Hinteres Kreuzband

Vorderes Kreuzband

Medialer Femurkondylus

Medialer Meniskus

Innenband

Kniescheibenband

Kniescheibe/Patella

Schienbein/Tibia

Oberschenkelknochen/
Femur

Kniescheibe/
Patella

Linke untere
Gliedmaße—Rückansicht

Schienbein/
Tibia

Wadenbein/
Fibula

Sprungbein/
Talus

Fußwurzel-
knochen

Mittelfußknochen

Phalangen

Fersenbein/
Calcaneus

Wadenbein/Fibula

Schienbein/Tibia

Bänder des Sprunggelenks
und des Fußes—Seitenansicht

Vorderes
Syndesmoseband

Hinteres
Syndesmoseband

Fersenbein-
Wadenbein-
Band

Sprungbein-
Wadenbein-
Band

Ligamentum
cuboideonaviculare
dorsale

Ligamenta
cuneonavicularia dorsalia

Ligamenta
intercuneiformia
dorsalia

Ligamenta
tarsometatarsalia
dorsalia

Fersenbein/Calcaneus

Ligamenta
talocalcanearis

Ligamentum
bifurcatum

Ligamentum
calcaneocuboideum
dorsale

Ligamentum
cuneocuboideum
dorsale

Ligamenta
metatarsalia
dorsalia

Nervensystem

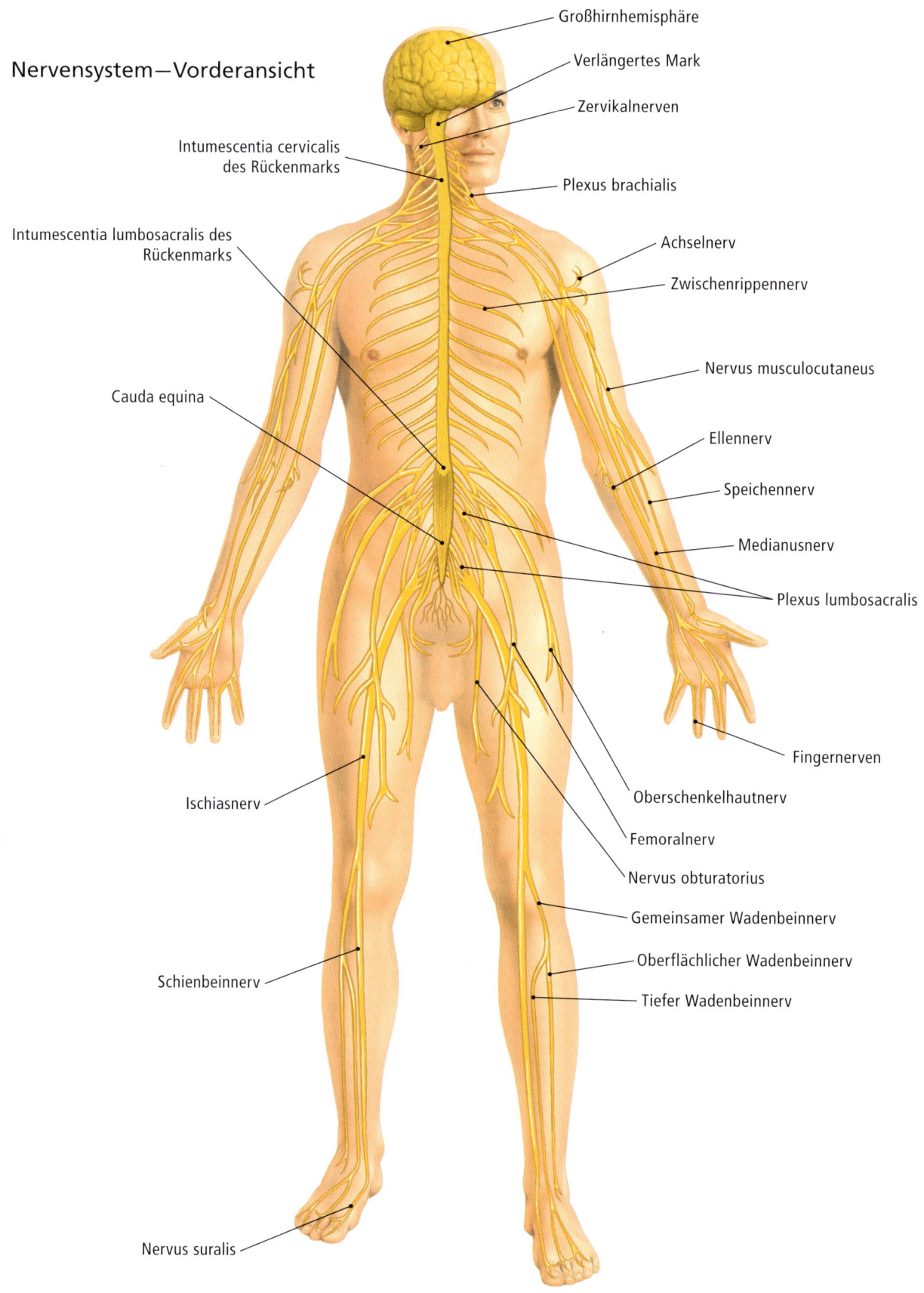

Nervensystem—Vorderansicht

Großhirnhemisphäre

Verlängertes Mark

Zervikalnerven

Intumescentia cervicalis des Rückenmarks

Plexus brachialis

Intumescentia lumbosacralis des Rückenmarks

Achselnerv

Zwischenrippennerv

Nervus musculocutaneus

Cauda equina

Ellennerv

Speichennerv

Medianusnerv

Plexus lumbosacralis

Fingernerven

Ischiasnerv

Oberschenkelhautnerv

Femoralnerv

Nervus obturatorius

Gemeinsamer Wadenbeinnerv

Oberflächlicher Wadenbeinnerv

Schienbeinnerv

Tiefer Wadenbeinnerv

Nervus suralis

Zentralnervensystem

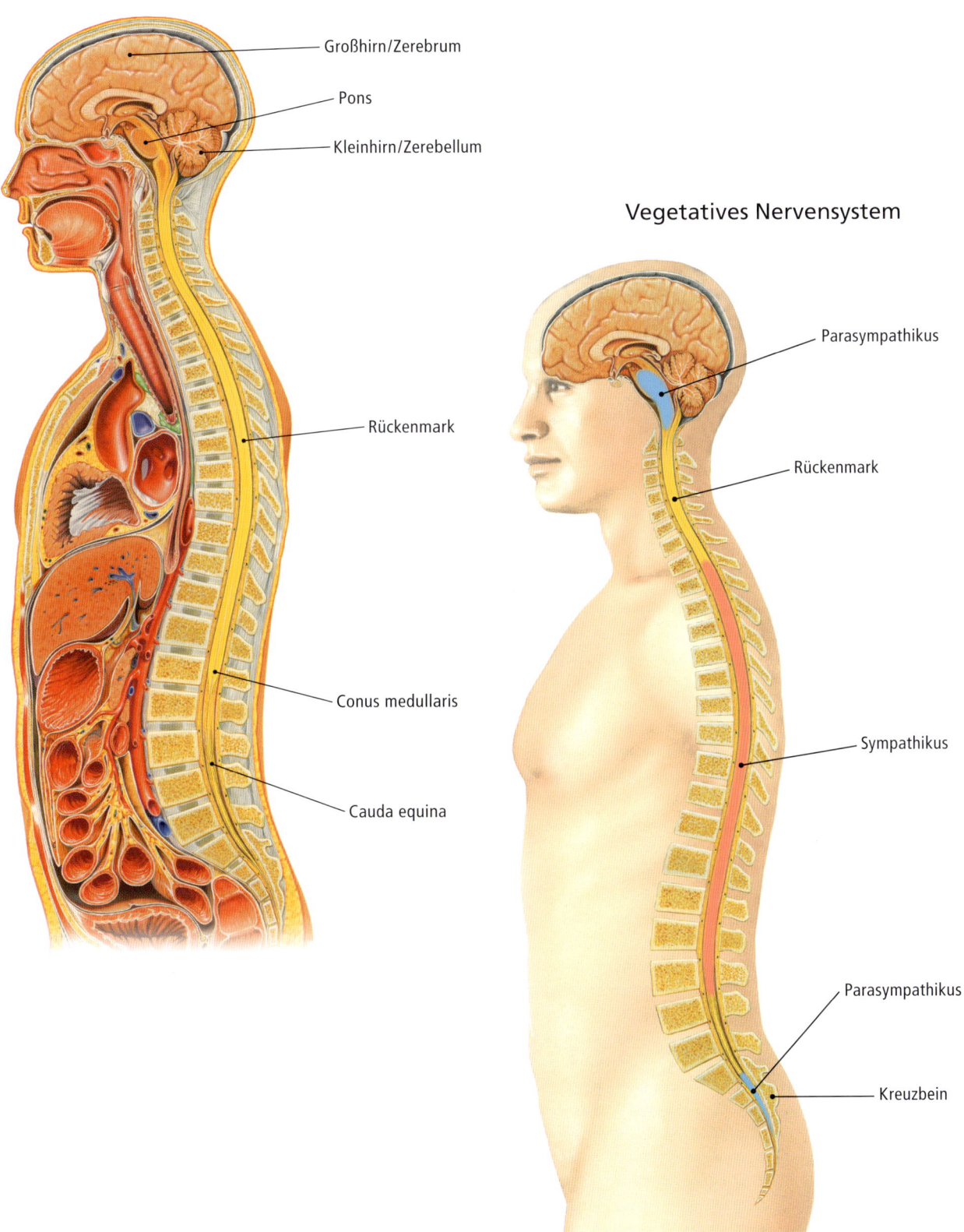

Großhirn/Zerebrum

Pons

Kleinhirn/Zerebellum

Rückenmark

Conus medullaris

Cauda equina

Vegetatives Nervensystem

Parasympathikus

Rückenmark

Sympathikus

Parasympathikus

Kreuzbein

Rückenmark

Rückenmark—Querschnitt

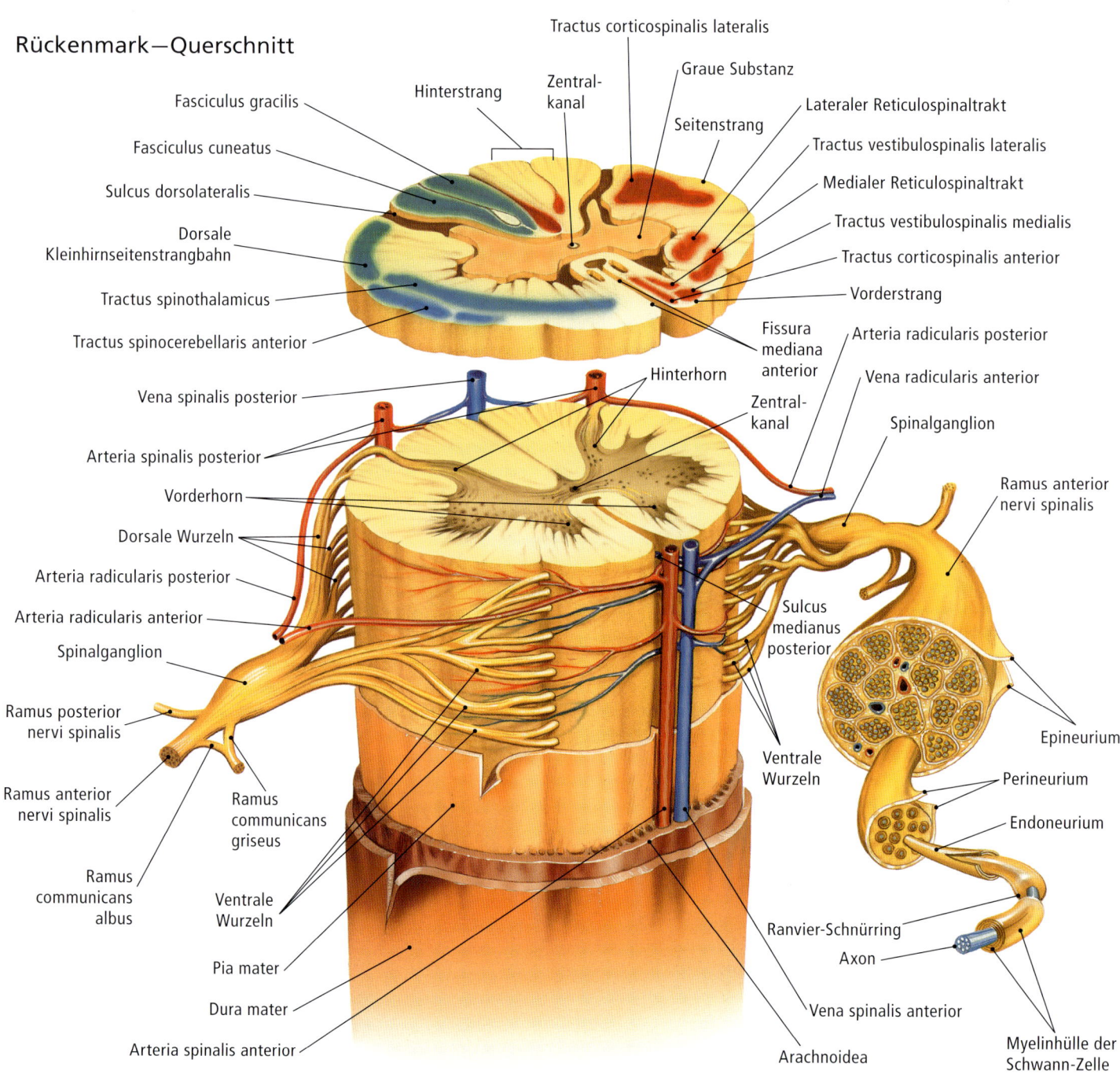

Tractus corticospinalis lateralis

Graue Substanz

Zentral-kanal

Hinterstrang

Seitenstrang

Lateraler Reticulospinaltrakt

Fasciculus gracilis

Tractus vestibulospinalis lateralis

Fasciculus cuneatus

Medialer Reticulospinaltrakt

Sulcus dorsolateralis

Tractus vestibulospinalis medialis

Dorsale Kleinhirnseitenstrangbahn

Tractus corticospinalis anterior

Vorderstrang

Tractus spinothalamicus

Fissura mediana anterior

Arteria radicularis posterior

Tractus spinocerebellaris anterior

Hinterhorn

Vena radicularis anterior

Vena spinalis posterior

Zentral-kanal

Spinalganglion

Arteria spinalis posterior

Ramus anterior nervi spinalis

Vorderhorn

Dorsale Wurzeln

Arteria radicularis posterior

Arteria radicularis anterior

Sulcus medianus posterior

Spinalganglion

Ramus posterior nervi spinalis

Epineurium

Ramus anterior nervi spinalis

Ramus communicans griseus

Perineurium

Ventrale Wurzeln

Endoneurium

Ramus communicans albus

Ventrale Wurzeln

Ranvier-Schnürring

Pia mater

Axon

Dura mater

Vena spinalis anterior

Arteria spinalis anterior

Arachnoidea

Myelinhülle der Schwann-Zelle

Spinalnerven

Rückenmark—Vorderansicht

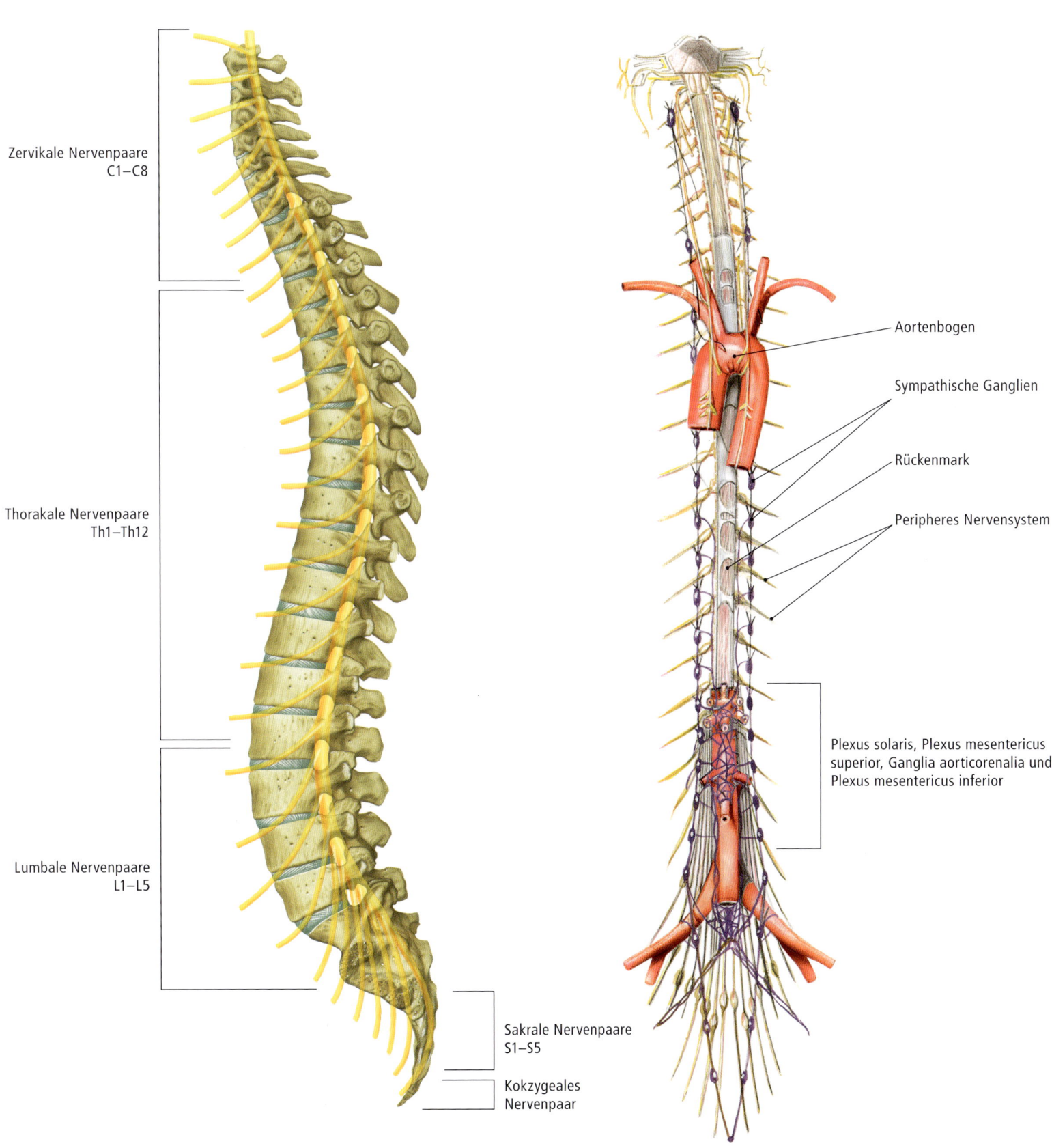

Zervikale Nervenpaare
C1–C8

Thorakale Nervenpaare
Th1–Th12

Lumbale Nervenpaare
L1–L5

Sakrale Nervenpaare
S1–S5

Kokzygeales
Nervenpaar

Aortenbogen

Sympathische Ganglien

Rückenmark

Peripheres Nervensystem

Plexus solaris, Plexus mesentericus
superior, Ganglia aorticorenalia und
Plexus mesentericus inferior

Blutkreislauf

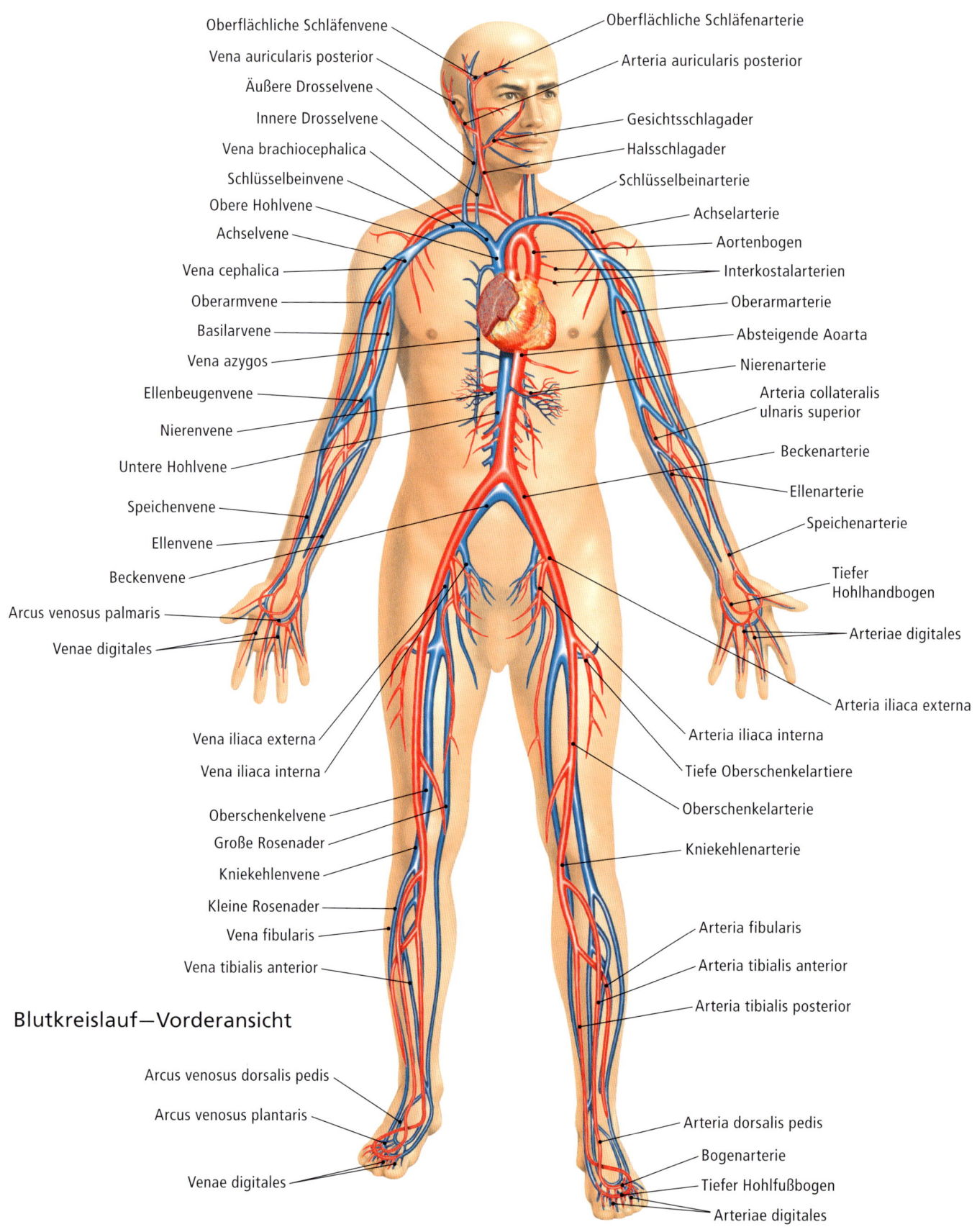

Oberflächliche Schläfenvene

Vena auricularis posterior

Äußere Drosselvene

Innere Drosselvene

Vena brachiocephalica

Schlüsselbeinvene

Obere Hohlvene

Achselvene

Vena cephalica

Oberarmvene

Basilarvene

Vena azygos

Ellenbeugenvene

Nierenvene

Untere Hohlvene

Speichenvene

Ellenvene

Beckenvene

Arcus venosus palmaris

Venae digitales

Oberflächliche Schläfenarterie

Arteria auricularis posterior

Gesichtsschlagader

Halsschlagader

Schlüsselbeinarterie

Achselarterie

Aortenbogen

Interkostalarterien

Oberarmarterie

Absteigende Aoarta

Nierenarterie

Arteria collateralis ulnaris superior

Beckenarterie

Ellenarterie

Speichenarterie

Tiefer Hohlhandbogen

Arteriae digitales

Arteria iliaca externa

Arteria iliaca interna

Tiefe Oberschenkelartiere

Oberschenkelarterie

Kniekehlenarterie

Arteria fibularis

Arteria tibialis anterior

Arteria tibialis posterior

Vena iliaca externa

Vena iliaca interna

Oberschenkelvene

Große Rosenader

Kniekehlenvene

Kleine Rosenader

Vena fibularis

Vena tibialis anterior

Blutkreislauf—Vorderansicht

Arcus venosus dorsalis pedis

Arcus venosus plantaris

Venae digitales

Arteria dorsalis pedis

Bogenarterie

Tiefer Hohlfußbogen

Arteriae digitales

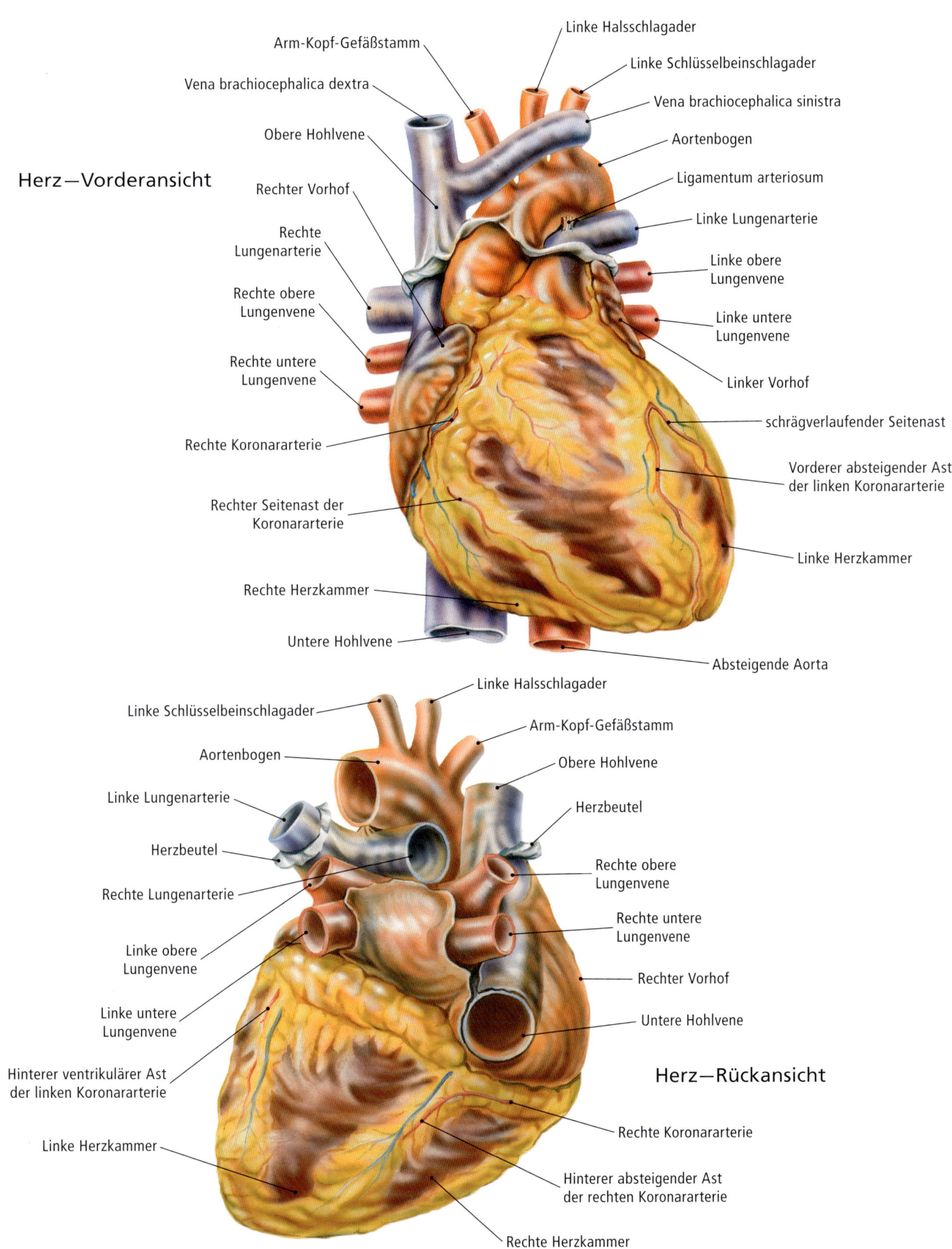

Herz—Vorderansicht

Arm-Kopf-Gefäßstamm

Vena brachiocephalica dextra

Obere Hohlvene

Rechter Vorhof

Rechte Lungenarterie

Rechte obere Lungenvene

Rechte untere Lungenvene

Rechte Koronararterie

Rechter Seitenast der Koronararterie

Rechte Herzkammer

Untere Hohlvene

Linke Halsschlagader

Linke Schlüsselbeinschlagader

Vena brachiocephalica sinistra

Aortenbogen

Ligamentum arteriosum

Linke Lungenarterie

Linke obere Lungenvene

Linke untere Lungenvene

Linker Vorhof

schrägverlaufender Seitenast

Vorderer absteigender Ast der linken Koronararterie

Linke Herzkammer

Absteigende Aorta

Linke Schlüsselbeinschlagader

Aortenbogen

Linke Lungenarterie

Herzbeutel

Rechte Lungenarterie

Linke obere Lungenvene

Linke untere Lungenvene

Hinterer ventrikulärer Ast der linken Koronararterie

Linke Herzkammer

Linke Halsschlagader

Arm-Kopf-Gefäßstamm

Obere Hohlvene

Herzbeutel

Rechte obere Lungenvene

Rechte untere Lungenvene

Rechter Vorhof

Untere Hohlvene

Herz—Rückansicht

Rechte Koronararterie

Hinterer absteigender Ast der rechten Koronararterie

Rechte Herzkammer

Blutgefäße der oberen und unteren Gliedmaßen

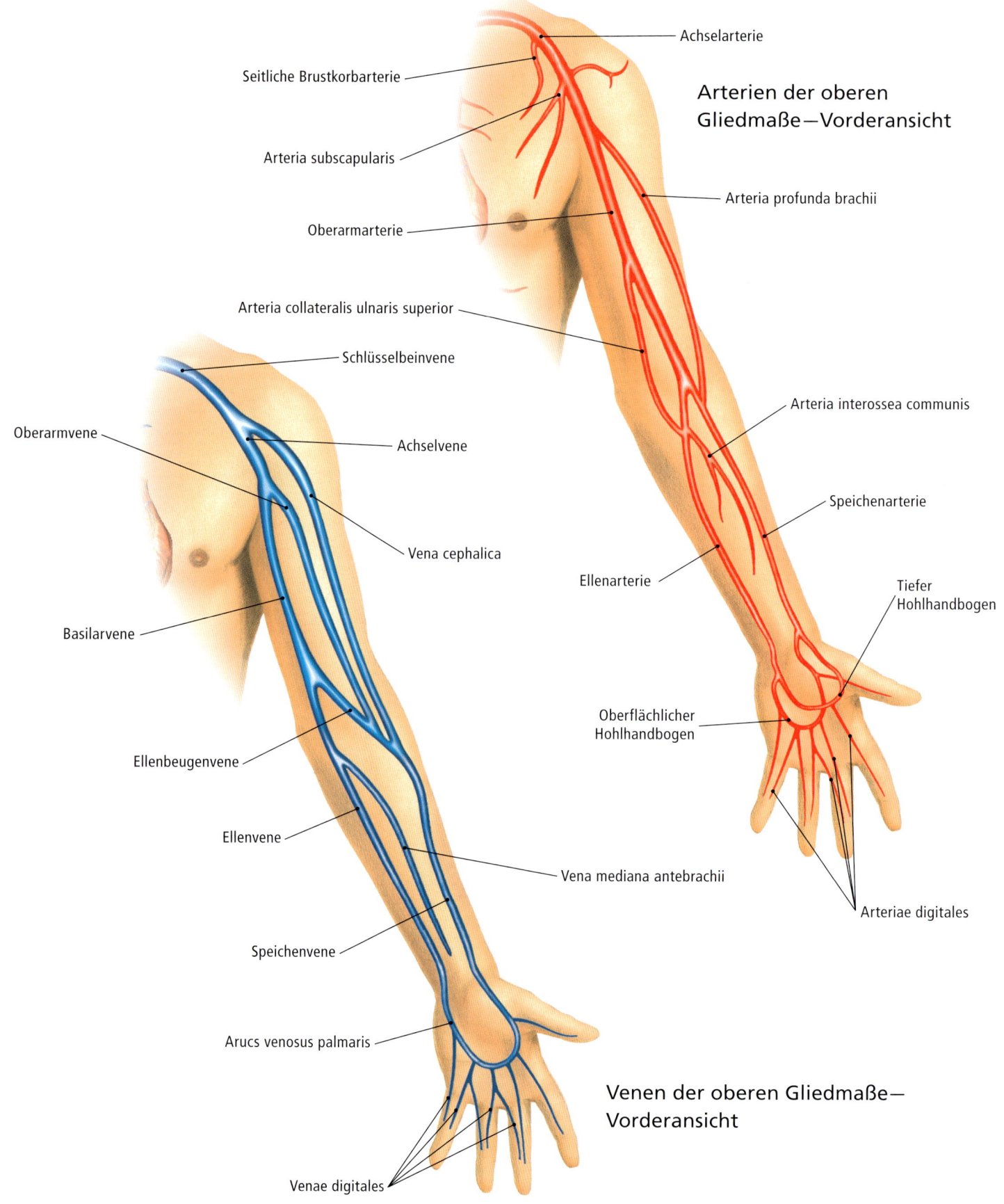

Achselarterie

Seitliche Brustkorbarterie

Arterien der oberen Gliedmaße—Vorderansicht

Arteria subscapularis

Arteria profunda brachii

Oberarmarterie

Arteria collateralis ulnaris superior

Schlüsselbeinvene

Oberarmvene

Achselvene

Arteria interossea communis

Vena cephalica

Speichenarterie

Basilarvene

Ellenarterie

Tiefer Hohlhandbogen

Ellenbeugenvene

Oberflächlicher Hohlhandbogen

Ellenvene

Vena mediana antebrachii

Speichenvene

Arteriae digitales

Arucs venosus palmaris

Venen der oberen Gliedmaße— Vorderansicht

Venae digitales

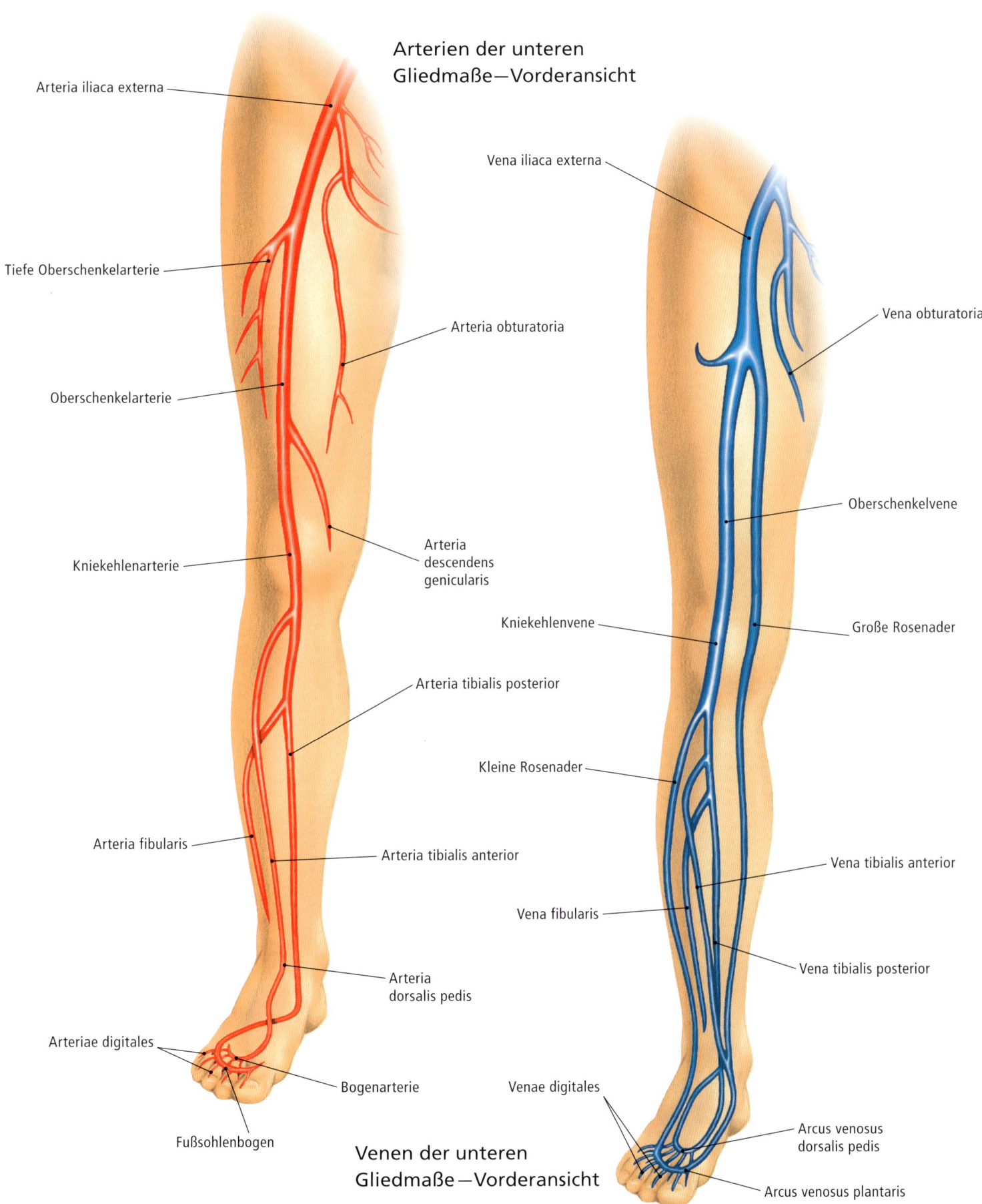

Arterien der unteren
Gliedmaße—Vorderansicht

Arteria iliaca externa

Tiefe Oberschenkelarterie

Arteria obturatoria

Oberschenkelarterie

Arteria
descendens
genicularis

Kniekehlenarterie

Arteria tibialis posterior

Arteria fibularis

Arteria tibialis anterior

Arteria
dorsalis pedis

Arteriae digitales

Bogenarterie

Fußsohlenbogen

Venen der unteren
Gliedmaße—Vorderansicht

Vena iliaca externa

Vena obturatoria

Oberschenkelvene

Kniekehlenvene

Große Rosenader

Kleine Rosenader

Vena tibialis anterior

Vena fibularis

Vena tibialis posterior

Venae digitales

Arcus venosus
dorsalis pedis

Arcus venosus plantaris

Atmungssystem

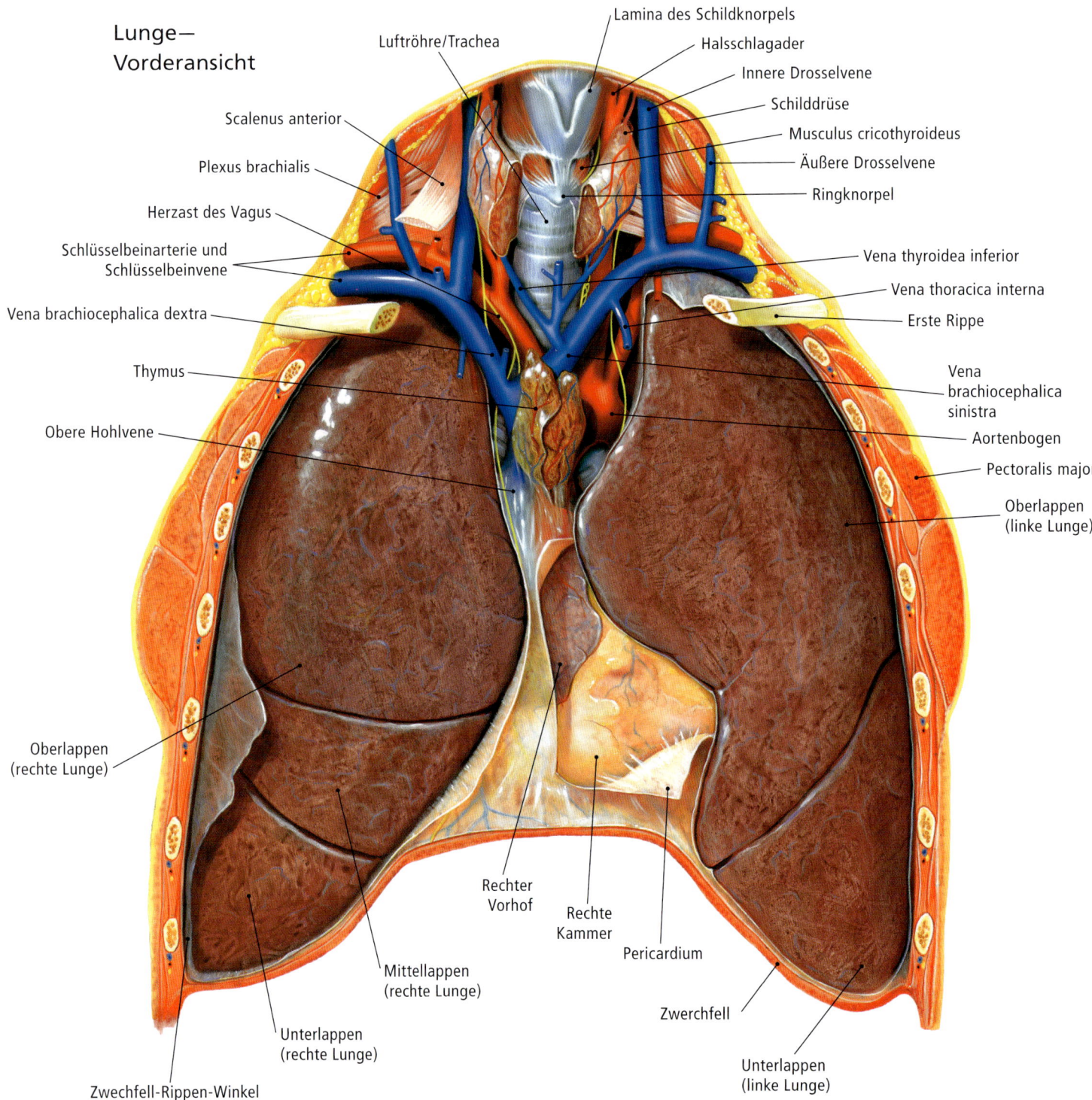

Lunge—
Vorderansicht

Luftröhre/Trachea

Lamina des Schildknorpels

Halsschlagader

Innere Drosselvene

Schilddrüse

Musculus cricothyroideus

Äußere Drosselvene

Ringknorpel

Scalenus anterior

Plexus brachialis

Herzast des Vagus

Schlüsselbeinarterie und
Schlüsselbeinvene

Vena brachiocephalica dextra

Thymus

Obere Hohlvene

Oberlappen
(rechte Lunge)

Vena thyroidea inferior

Vena thoracica interna

Erste Rippe

Vena
brachiocephalica
sinistra

Aortenbogen

Pectoralis major

Oberlappen
(linke Lunge)

Rechter
Vorhof

Rechte
Kammer

Pericardium

Mittellappen
(rechte Lunge)

Unterlappen
(rechte Lunge)

Zwechfell-Rippen-Winkel

Zwerchfell

Unterlappen
(linke Lunge)

Atmungssystem—Vorderansicht

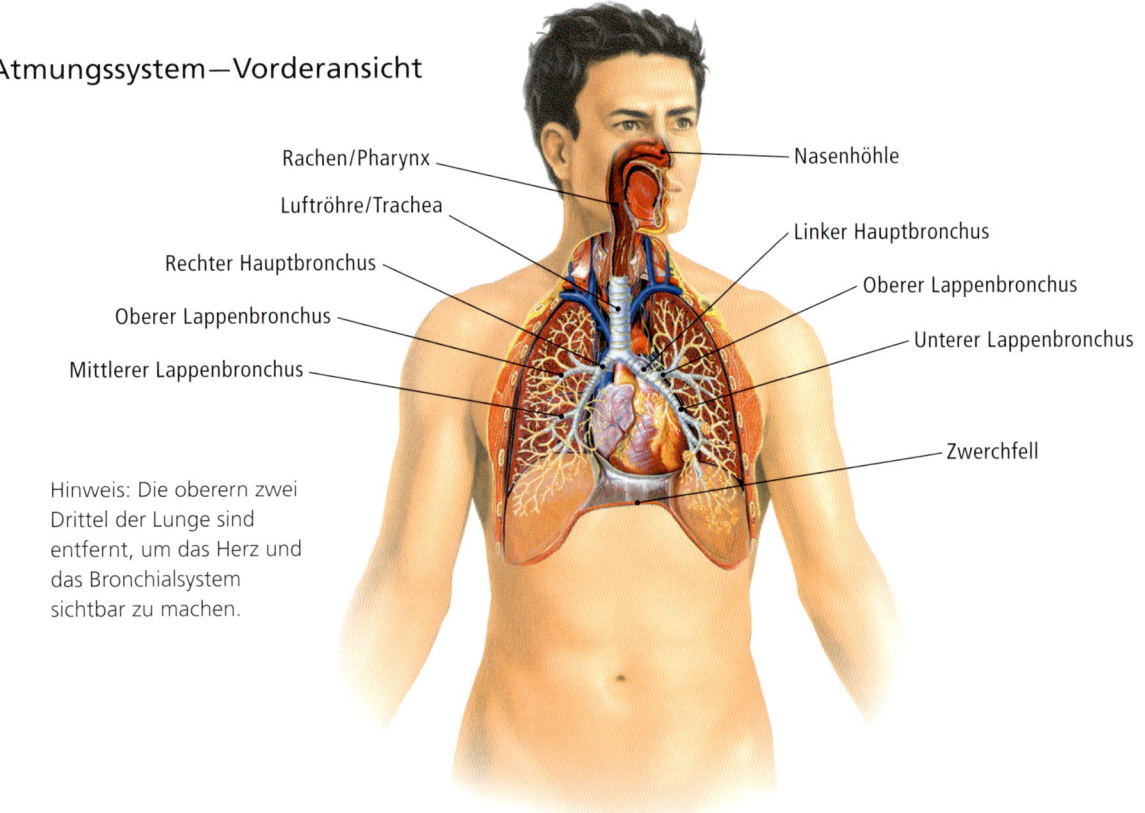

Rachen/Pharynx — Nasenhöhle

Luftröhre/Trachea — Linker Hauptbronchus

Rechter Hauptbronchus — Oberer Lappenbronchus

Oberer Lappenbronchus — Unterer Lappenbronchus

Mittlerer Lappenbronchus — Zwerchfell

Hinweis: Die oberern zwei Drittel der Lunge sind entfernt, um das Herz und das Bronchialsystem sichtbar zu machen.

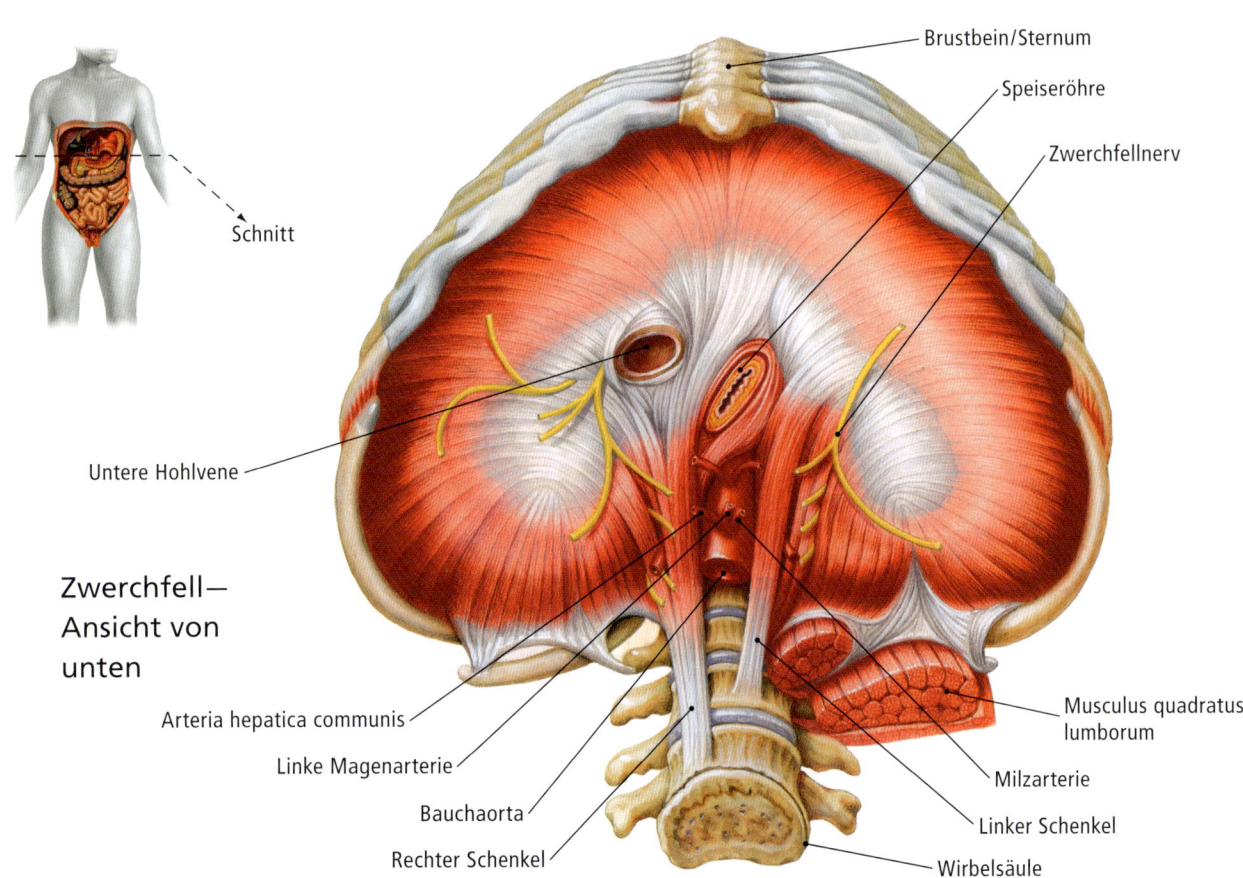

Schnitt

Brustbein/Sternum

Speiseröhre

Zwerchfellnerv

Untere Hohlvene

Zwerchfell— Ansicht von unten

Arteria hepatica communis

Linke Magenarterie

Bauchaorta

Rechter Schenkel

Musculus quadratus lumborum

Milzarterie

Linker Schenkel

Wirbelsäule

Bewegungen des Körpers

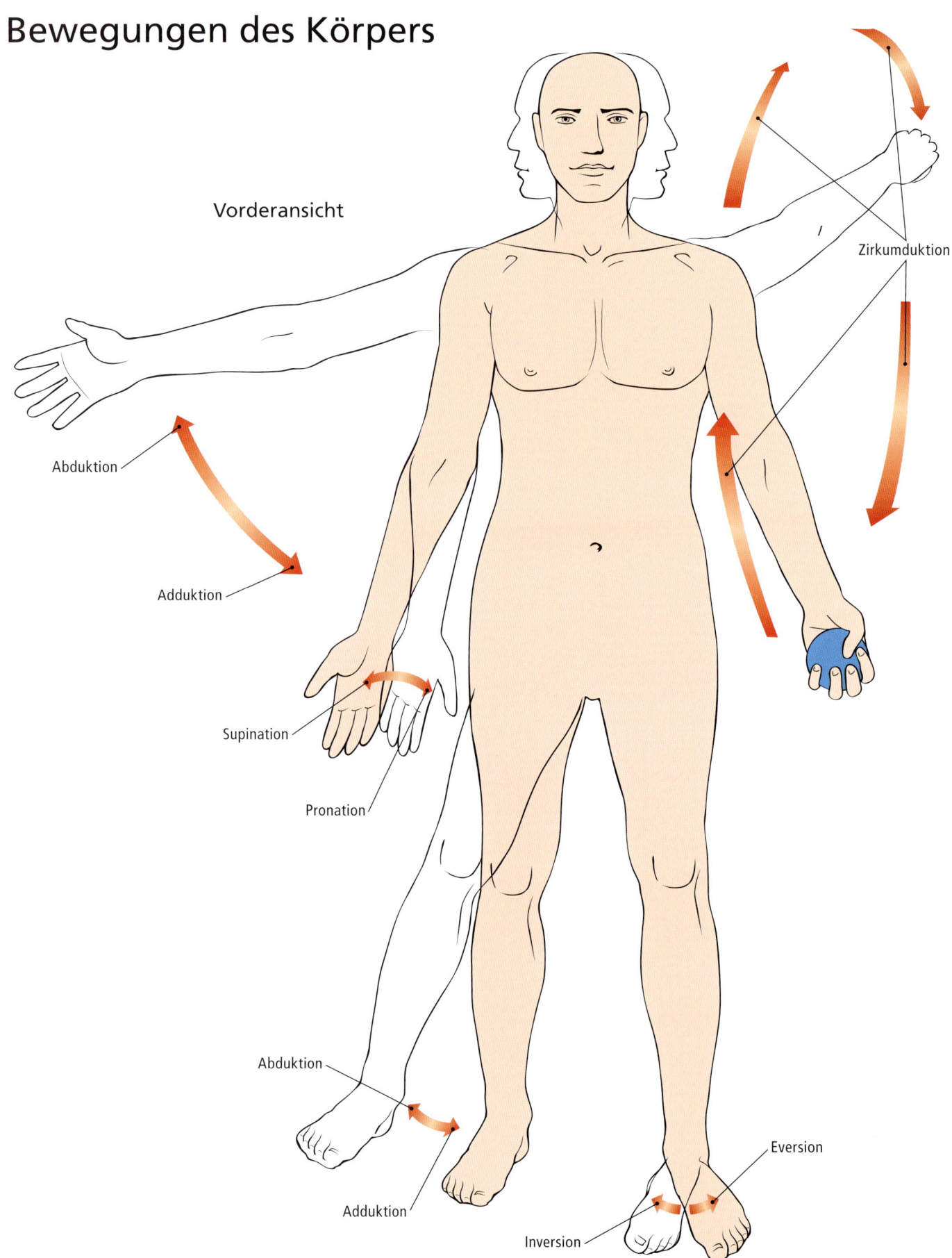

Vorderansicht

Zirkumduktion

Abduktion

Adduktion

Supination

Pronation

Abduktion

Adduktion

Eversion

Inversion

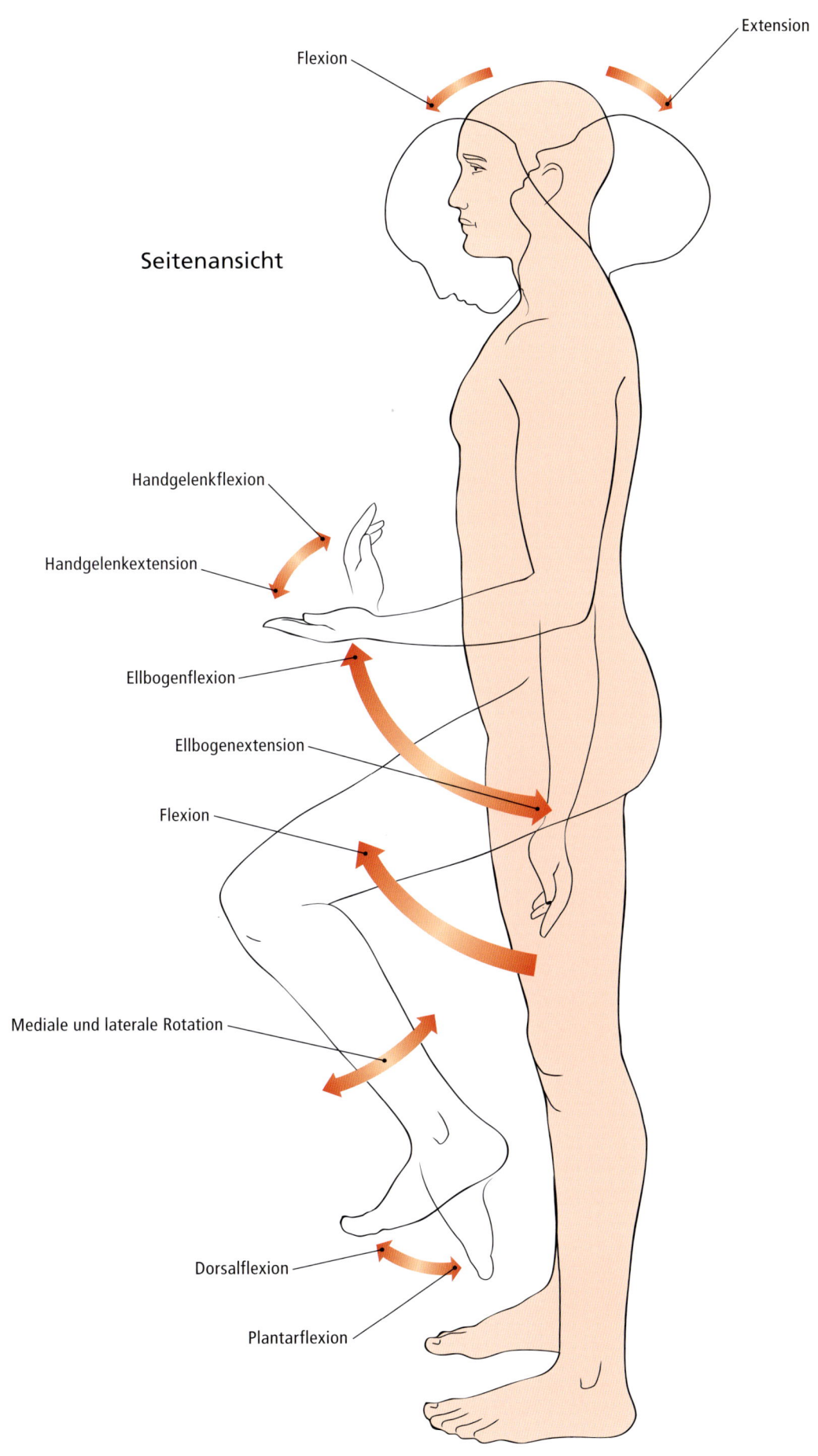

Extension

Flexion

Seitenansicht

Handgelenkflexion

Handgelenkextension

Ellbogenflexion

Ellbogenextension

Flexion

Mediale und laterale Rotation

Dorsalflexion

Plantarflexion

Übungen

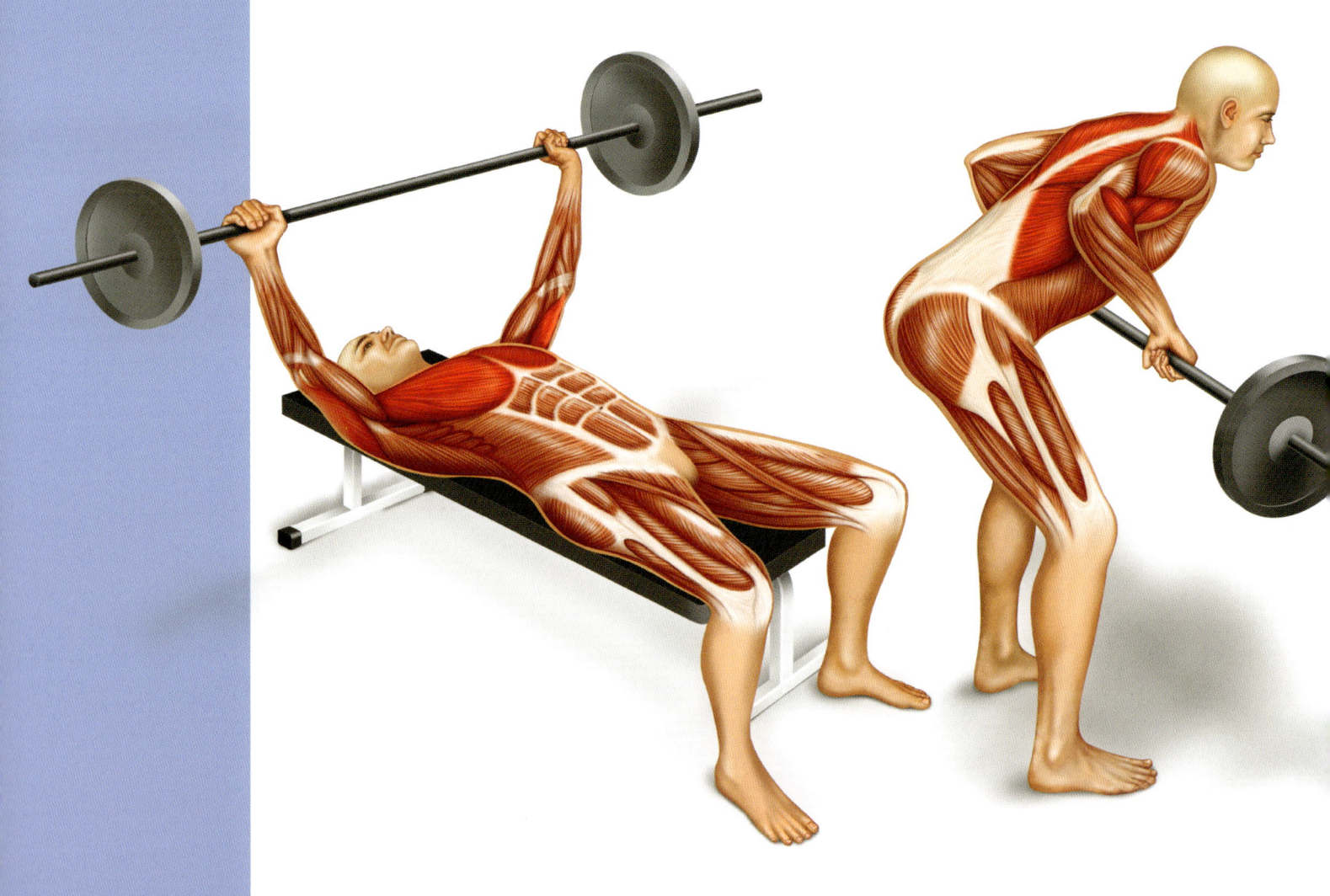

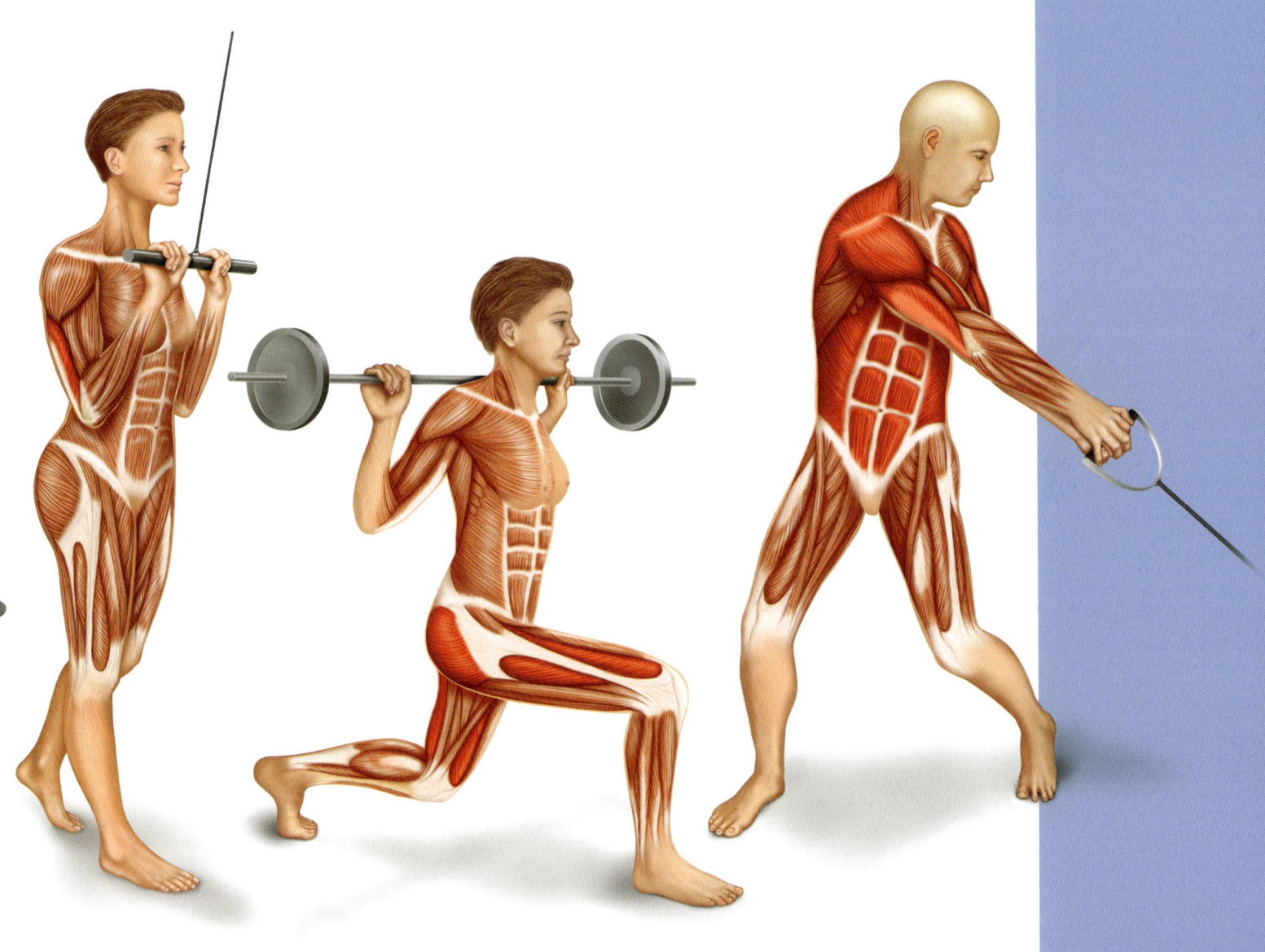

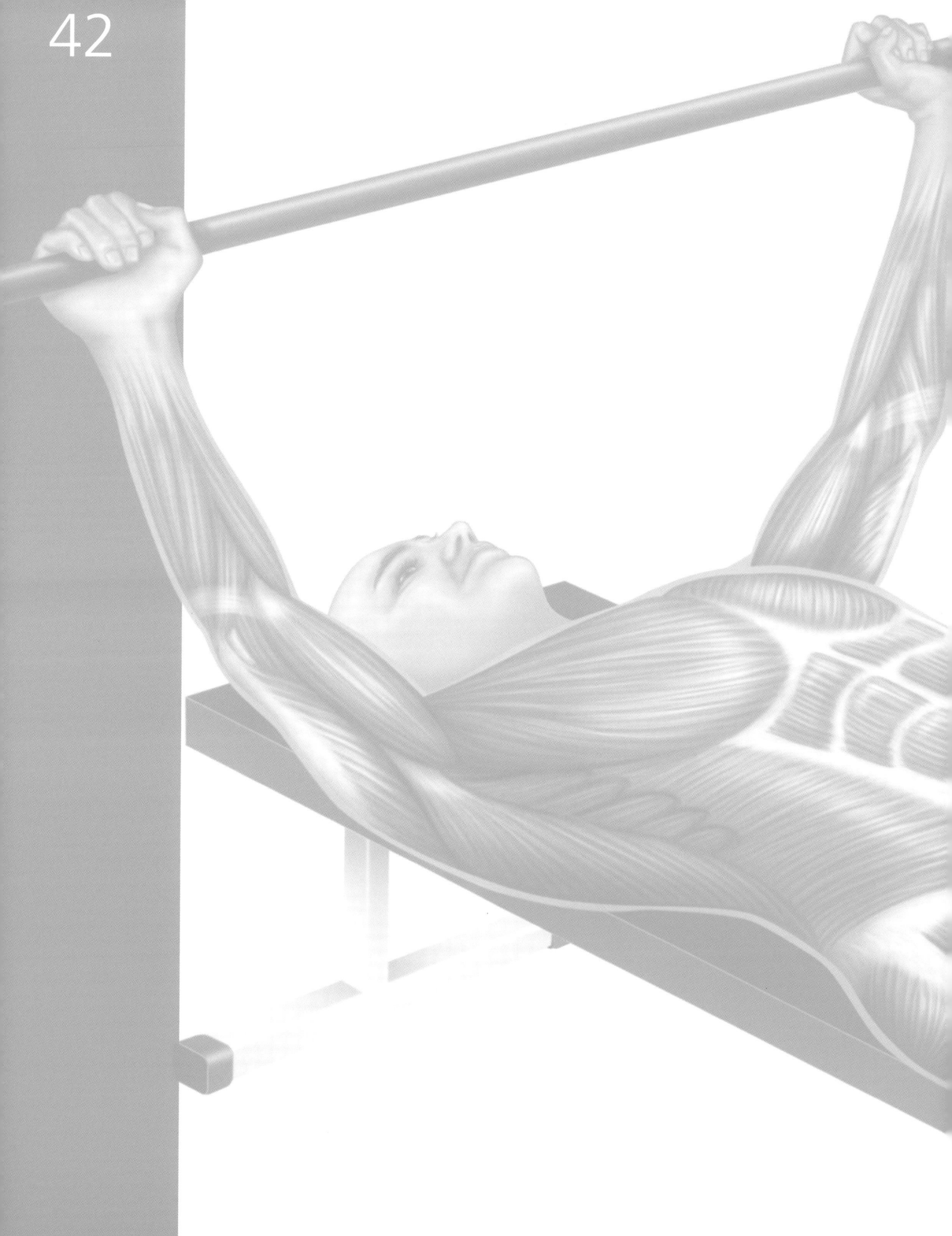

Brustübungen

Eine starke Brust verbessert die Haltung, erleichtert die Atmung und hilft, die Schultern vor Verletzungen zu schützen. Der Hauptmuskel in der Brust ist der Pectoralis major; ebenfalls finden sich in dieser Region der Pectoralis minor, der Serratus anterior und die Zwischenrippenmuskeln. Der Pectoralis major hat drei primäre Funktionen: Beugung, Adduktion und Innen- oder Mittelrotation des Armes. Auch für die Atmung dient er als Hilfsmuskel.

Die meisten Brustübungen erfordern Drücken oder Stemmen und beanspruchen den Trizeps und den Deltamuskel als Nebenmuskeln. Kraftvolle Druckmuskeln erleichtern viele Alltagsaufgaben und sorgen für weniger Müdigkeit am Ende des Tages. Athleten können durch Brustmuskeltraining eine größere Wurfkraft erzielen und besser gegen Kontrahenten ankämpfen.

Bankdrücken mit Kurzhanteln

Bei dieser Übung werden Kurzhanteln verwendet, um die Schultern und die Schulterblätter stärker zu fordern. Sie ergänzt das Bankdrücken mit Langhanteln, da beide Arme selbstständig arbeiten müssen und so verhindert wird, dass eine Seite des Körpers ihre Arbeit an die andere abgibt. Das Kurzhantel-Bankdrücken konzentriert sich auf die Brust-, Delta- und Trizepsmuskeln und erfordert wichtige Stabilisationshilfe von der Rotatorenmanschette, dem Serratus anterior, den Rhomboiden, dem Trapezius und dem Latissimus dorsi. Diese Übung erleichtert viele Alltagstätigkeiten, wie etwa Drücken und Heben, und eignet sich ideal, wenn Sie für Kontaktsportarten, Wurfsportarten oder Gymnastik trainieren.

Anleitung

Setzen Sie sich ans Ende einer Flachbank und legen Sie die Hanteln auf die Knie. Dann „kicken" Sie sie zu den Schultern (bei leichten Hanteln nicht notwendig). Legen Sie sich flach auf die Bank und halten Sie die Hanteln seitlich der Brust, die Handflächen sind nach unten gerichtet und die Ellbogen gebeugt. Strecken Sie die Ellbogen in einem Bogen nach oben, sodass die Hanteln über der Brust zusammenkommen. Senken Sie die Gewichte ab, bis ein leichter Zug in den Schultern fühlbar ist und wiederholen Sie die Bewegung.

Variationen

LEICHT
Im Fall früherer Schulterverletzungen senken Sie die Gewichte nur bis zu einem rechten Winkel mit dem Ellbogen ab. Diese kürzere Bewegung verringert die Belastung der Schulterstabilisatoren und kann daher auch mit schweren Gewichten durchgeführt werden.

SCHWER
Verwenden Sie eine Schrägbank und verringern sie das Gewicht der Hanteln. So werden die Brustmuskeln trainiert, die Veränderung im Winkel sorgt aber auch dafür, dass Schultern und Trizeps verstärkt beansprucht werden.

Aktive Muskeln

❶ Vorderer Deltoideus
❷ Pectoralis major
❸ Triceps brachii

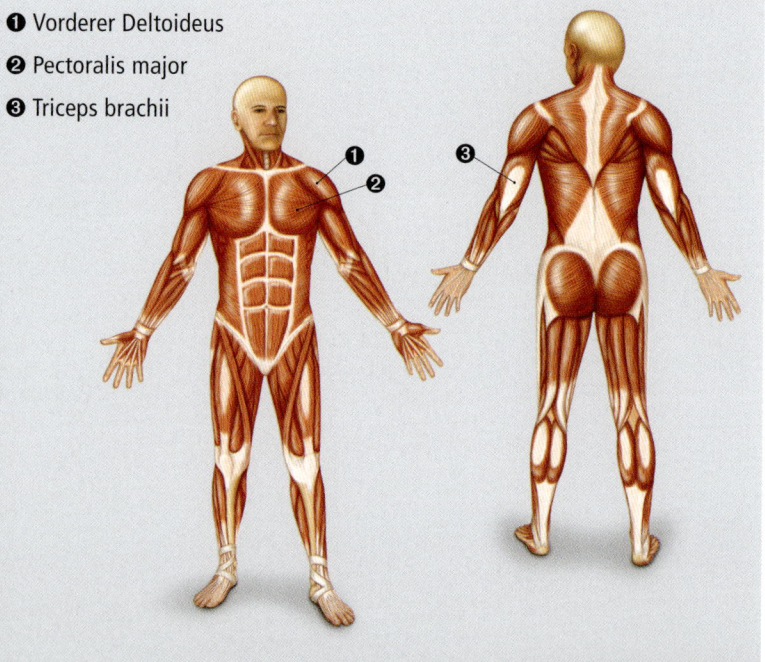

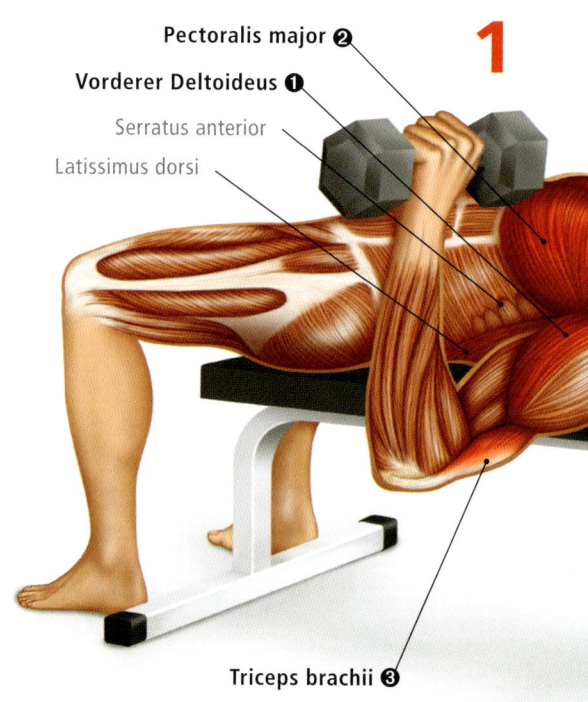

Pectoralis major ❷
Vorderer Deltoideus ❶
Serratus anterior
Latissimus dorsi

1

Triceps brachii ❸

achtung

Lassen Sie die Gewichte nicht aus der liegenden Position fallen – dies kann die Schulter ausrenken.

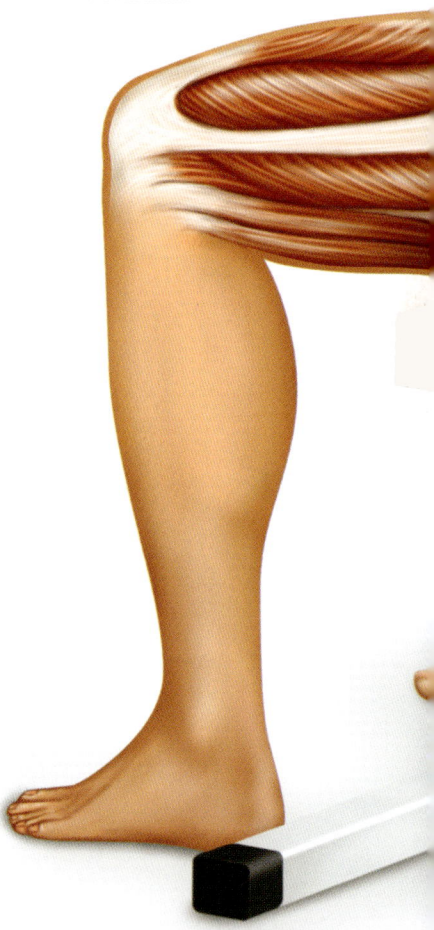

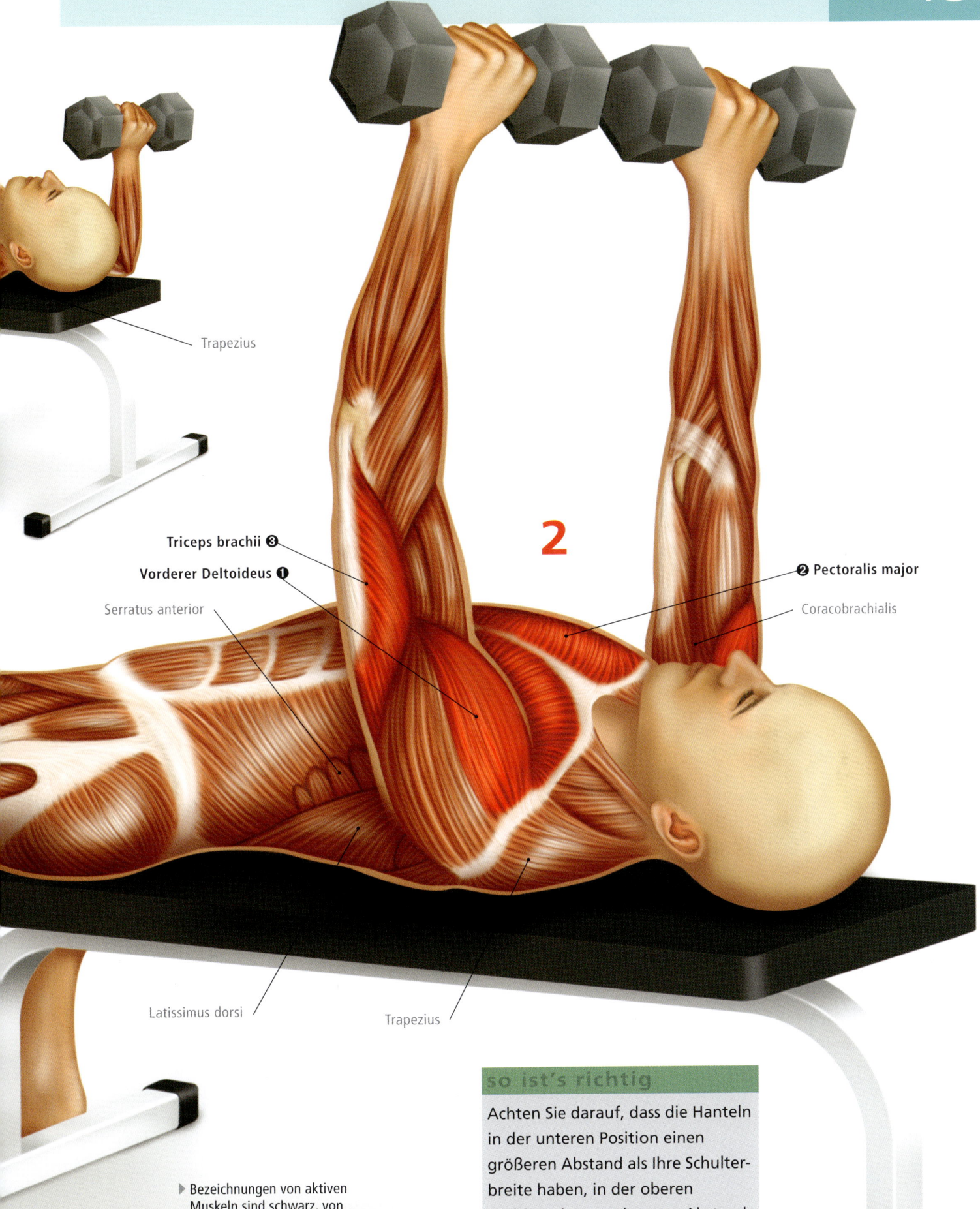

Trapezius

Triceps brachii ❸

Vorderer Deltoideus ❶

Serratus anterior

2

❷ Pectoralis major

Coracobrachialis

Latissimus dorsi

Trapezius

▶ Bezeichnungen von aktiven
Muskeln sind schwarz, von
stabilisierenden Muskeln grau.

so ist's richtig

Achten Sie darauf, dass die Hanteln
in der unteren Position einen
größeren Abstand als Ihre Schulter-
breite haben, in der oberen
Position einen geringeren Abstand.

Kurzhantel-Fly

Bei dieser Übung bewegt sich der Arm in einem Bogen, während der Ellbogen konstant bleibt. Der Pectoralis major ist der hauptsächlich beanspruchte Muskel, unterstützt vom Deltamuskel. Die Ellbogen-Beugemuskeln – Biceps brachii, Brachioradialis und Brachialis – sind isometrisch aktiv. Während der Entspannungsphase werden auch die Brust- und Armmuskeln gestreckt. Wegen dem langen Hebelarm wird diese Übung mit deutlich weniger Gewicht durchgeführt als andere Brustübungen, wie etwa das Bankdrücken. Obwohl diese Übung nicht wie das Bankdrücken auf spezifische Sportarten bezogen ist, eignet sie sich gut als späte Rehabilitationsübung für Schulter- oder Ellbogenverletzungen.

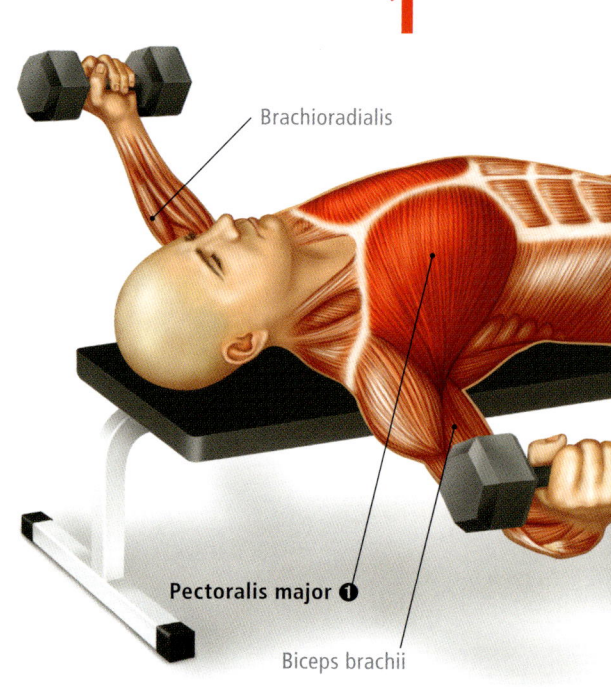

1

Brachioradialis

Pectoralis major ❶

Biceps brachii

Anleitung

Legen Sie sich auf einer Flachbank zurück und beginnen Sie mit einer neutralen Handposition, wobei sich die Hanteln über der Mitte der Brust befinden. Die Ellbogen sollten leicht gebeugt bleiben. Senken Sie die Hanteln zur Seite der Brust ab, wobei der Ellbogen konstant bleibt, bis Sie ein Ziehen über Schultern und Brust fühlen. Bringen Sie die Hanteln über der Brust wieder zusammen.

Variationen

LEICHT

Legen Sie sich auf den Boden anstatt auf eine Bank. Dies verringert die Bewegung und die Belastung der Schultern. Die Muskeln sind in ihren längsten und kürzesten Positionen am schwächsten, die Durchführung dieser Übung auf dem Boden verhindert also, dass der große Brustmuskel bis aufs Äußerste gestreckt wird.

SCHWER

Einarmige Hantel-Flys trainieren jeweils nur eine Seite der Brust. Folgen Sie der Anleitung für den Standard-Fly, verwenden Sie jedoch nur eine Hand und wechseln dann zur anderen. Diese Variation stellt eine noch größere Herausforderung an die Stabilität dar – der Effekt wird bei der Ausübung auf einem Gymnastikball noch zusätzlich verstärkt.

Aktive Muskeln

❶ Pectoralis major

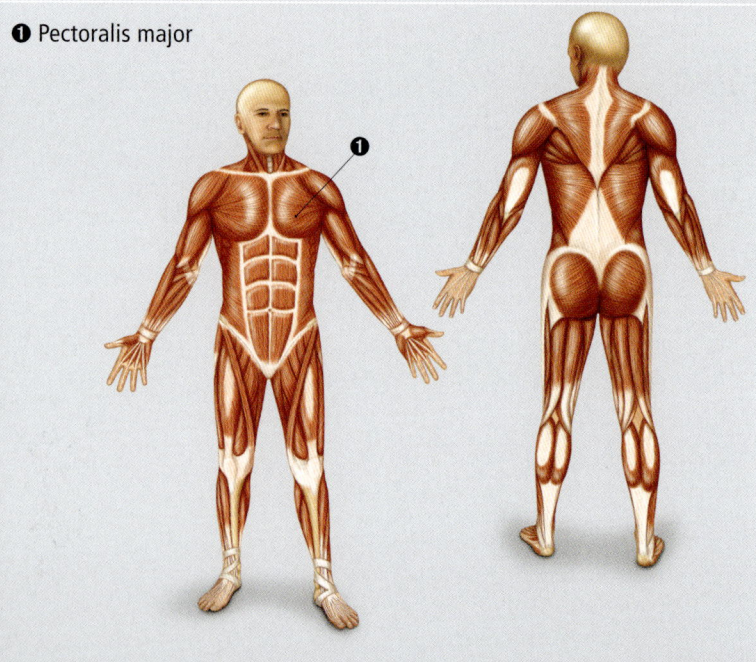

achtung

Die Endposition ist für die Schultergelenke belastend. Heben Sie keine zu schweren Gewichte, um Verletzungen zu vermeiden.

so ist's richtig

Fixieren Sie die Ellbogen nicht. Achten Sie während der Übung auf eine leichte Beugung mit konstantem Winkel.

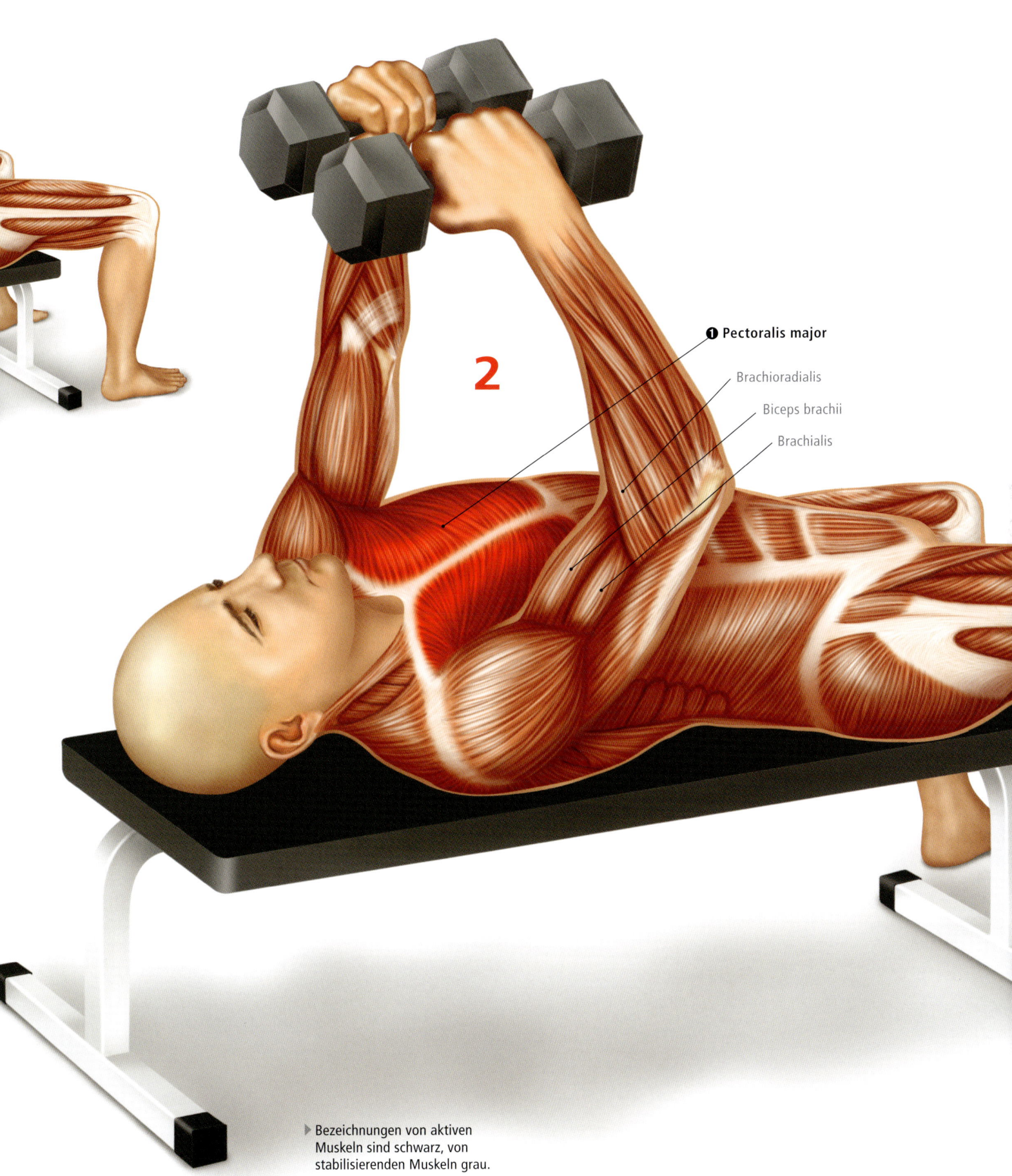

❶ Pectoralis major

Brachioradialis

Biceps brachii

Brachialis

2

▶ Bezeichnungen von aktiven
Muskeln sind schwarz, von
stabilisierenden Muskeln grau.

Bankdrücken

Diese klassische Kombinationsübung beansprucht verschiedene Gelenke und vor allem die Brust-, Schulter- und Armmuskeln. Bankdrücken mit hohem Gewicht unterstützt den Aufbau des Pectoralis major, des vorderen Deltoideus und des Triceps brachii, während es gleichzeitig auch zur Entwicklung der Rotatorenmanschette und des Schulterblattes beiträgt. Durch die unkomplizierte Grundbewegung kann diese Übung von Anfängern und Fortgeschrittenen durchgeführt werden. Sie bildet die Grundlage für jedes Oberkörper-Training und für individuelle Trainings- sowie fortgeschrittene Rehabilitationsprogramme.

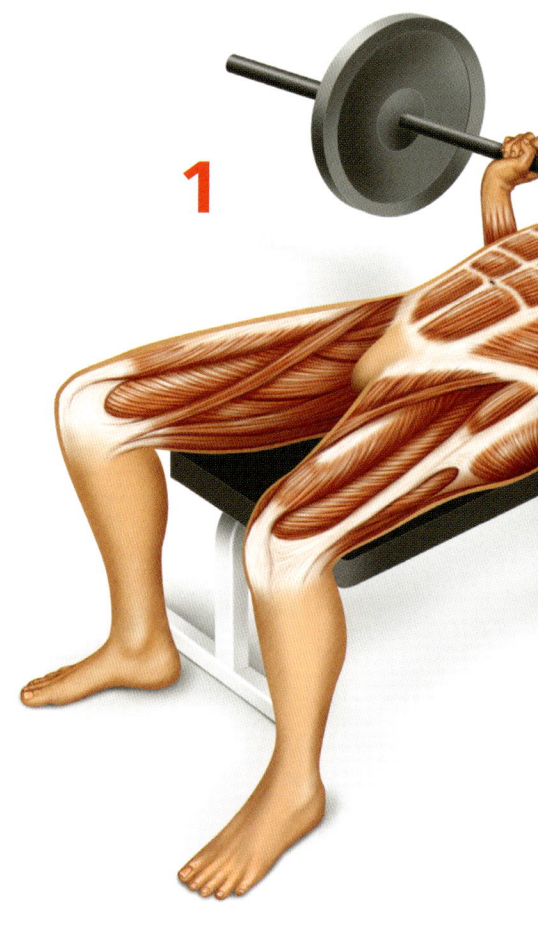

Anleitung

Legen Sie sich auf eine Flachbank und fassen Sie die Hantel mit beiden Händen etwas weiter als schulterbreit, mit gleichmäßigem Abstand zu beiden Gewichten und nach oben gerichteten Handflächen. Atmen Sie tief ein und drücken Sie die Hantel beim Ausatmen nach oben, sodass die Arme komplett ausgestreckt und die Ellbogen fixiert sind. Beim Einatmen senken Sie das Gewicht langsam bis kurz vor die Brust ab, beim Ausatmen drücken Sie es gerade nach oben, bis die Ellbogen ausgestreckt sind.

Variationen

LEICHT

Zum Erlernen der Übung verwenden Sie nur die Hantelstange ohne Gewichte. Konzentrieren Sie sich auf die Technik und versuchen Sie, kontrollierte Bewegungen zu machen, ehe Sie Gewichte aufladen.

SCHWER

Beim „close grip"-Bankdrücken wird das Gewicht reduziert, da sich diese Übung eher auf den Trizeps konzentriert als auf den Pectoralis major und den Deltamuskel. Fassen Sie die Hantel etwas enger als schulterbreit und senken Sie das Gewicht mit den Ellbogen nahe am Körper zur Brust ab. Fassen Sie die Hantel nicht zu eng, da dies die Stabilität beeinträchtigen kann.

Aktive Muskeln

❶ Pectoralis major
❷ Vorderer Deltoideus
❸ Triceps brachii

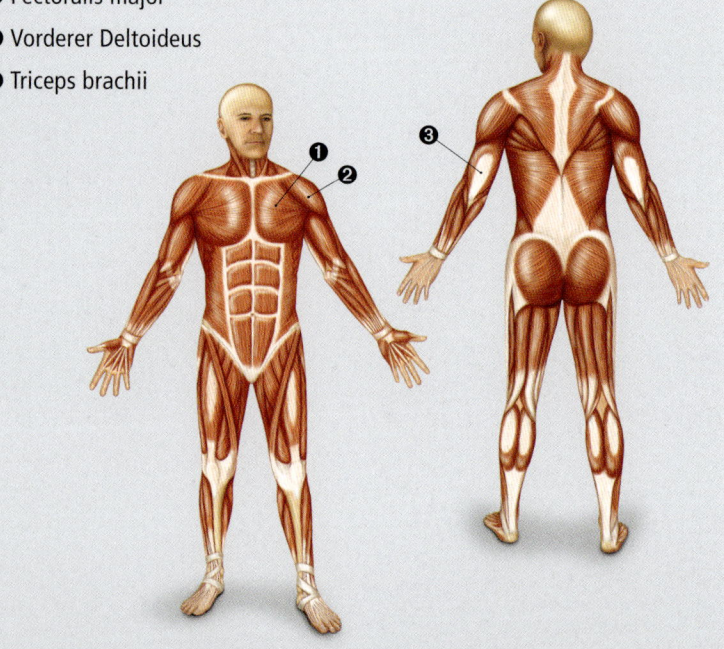

so ist's richtig

Wenn Ihr Rücken einen Buckel macht, sind die Gewichte zu schwer und es besteht Verletzungsgefahr.

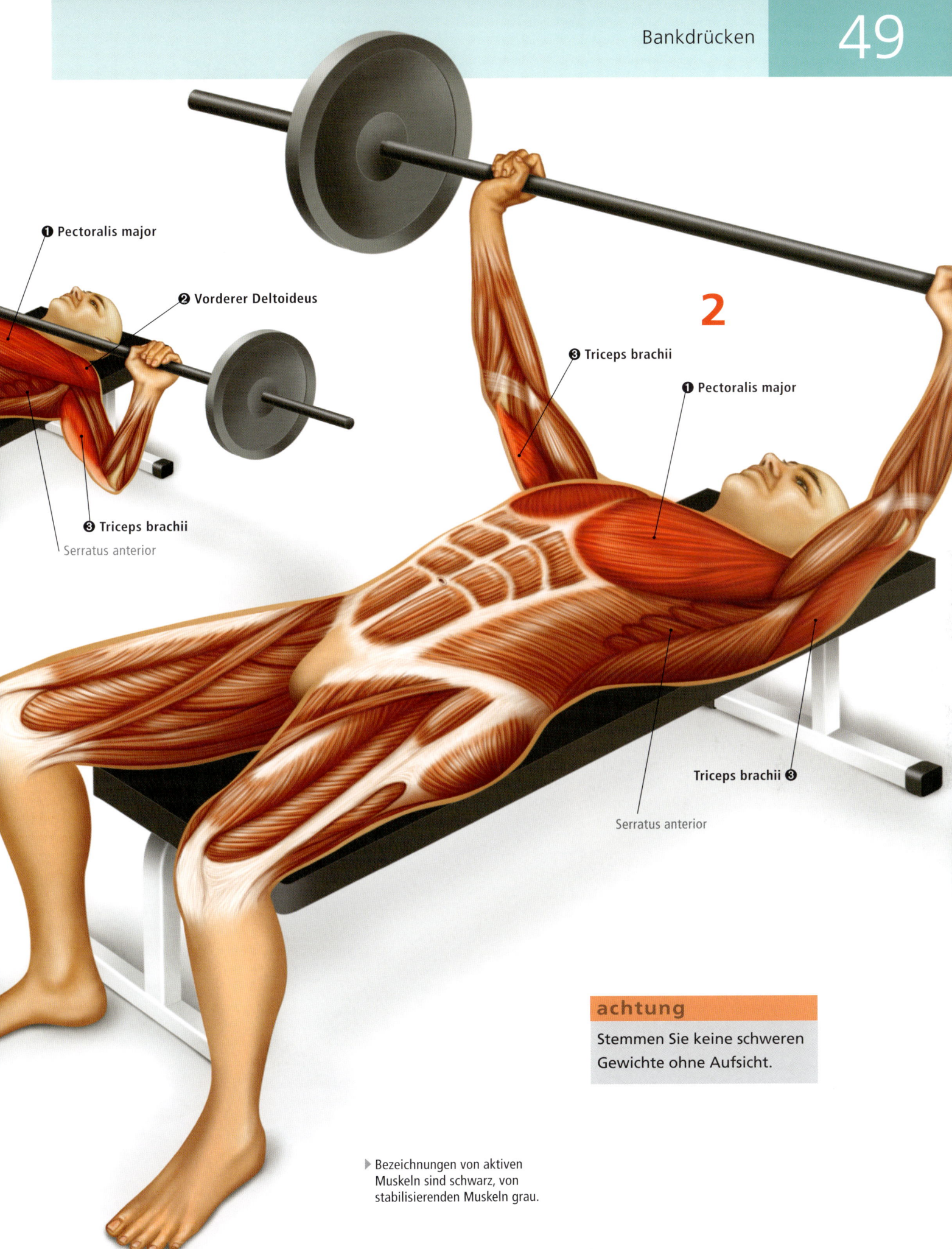

❶ Pectoralis major

❷ Vorderer Deltoideus

❸ Triceps brachii

Serratus anterior

2

❸ Triceps brachii

❶ Pectoralis major

Triceps brachii ❸

Serratus anterior

▶ Bezeichnungen von aktiven Muskeln sind schwarz, von stabilisierenden Muskeln grau.

Dips

Im Bereich des Oberkörpers ergänzt diese Eigengewichtsübung ideal den Klimmzug. Der Dip konzentriert sich als Druckübung vor allem auf den Pectoralis major, den Triceps brachii und den vorderen Deltoideus. Durch eine geänderte Vorbeugung des Rumpfes können Sie Dips auch variieren, um sich mehr auf den Trizeps oder den Pectoralis major zu fokussieren. Diese auf einem Dips-Barren durchgeführte Übung ist für Anfänger schwierig, da sie genügend Kraft erfordert, das eigene Körpergewicht zu heben, darüber hinaus werden starke Bauchmuskeln benötigt, um den Körper während der Bewegung zu stabilisieren.

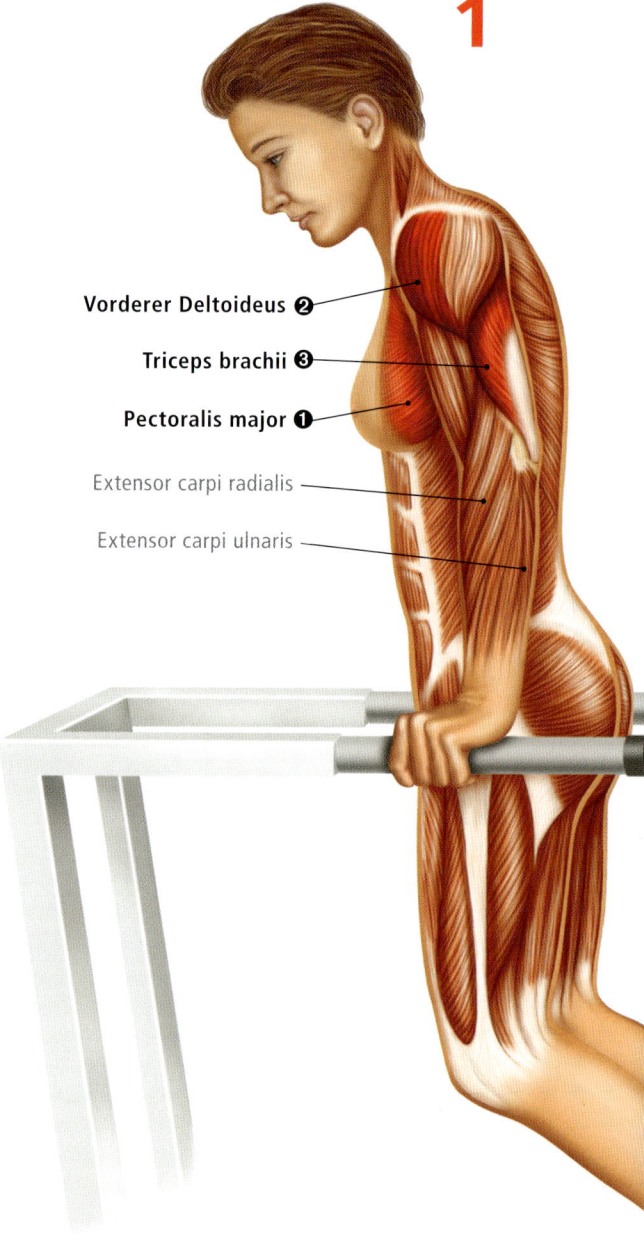

1

Vorderer Deltoideus ❷
Triceps brachii ❸
Pectoralis major ❶
Extensor carpi radialis
Extensor carpi ulnaris

Anleitung

Stellen Sie sich auf Taillenhöhe zwischen die parallelen Stangen des Barrens. Fassen Sie diese mit fixierten Ellbogen und gebeugten Knien und heben Sie die Füße vom Boden. Senken Sie den Körper langsam ab, bis die Ellbogen im rechten Winkel sind. Drücken Sie sich dann wieder hinauf, bis die Ellbogen fixiert sind.

Variationen

LEICHT — Für Bank-Dips setzen Sie sich auf eine Flachbank, die Füße ausgestreckt und die Fersen am Boden. Heben Sie mit den Armen den Oberkörper. Bewegen Sie sich vorwärts, sodass sich der Körper vor der Bank befindet, aber nicht darüber. Senken Sie sich wie beim Standard-Dip ab und drücken Sie sich dann wieder hinauf, bis die Ellbogen fixiert sind.

SCHWER — Vergrößern Sie die Herausforderung durch weiteres Gewicht. Benutzen Sie dazu einen Dipgürtel, an dem Sie zusätzliches Gewicht befestigen können, das dann zwischen den Beinen hängt.

Aktive Muskeln

❶ Pectoralis major
❷ Vorderer Deltoideus
❸ Triceps brachii

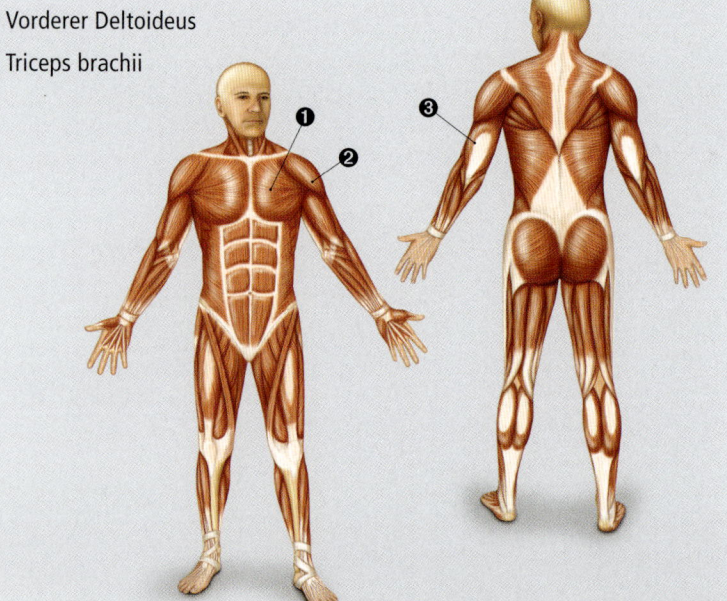

achtung

Zusätzliches Gewicht kann Zerrungen des großen Brustmuskels oder des Trizeps verursachen. Fügen Sie daher nur schrittweise Gewicht hinzu.

▶ Bezeichnungen von aktiven Muskeln sind schwarz, von stabilisierenden Muskeln grau.

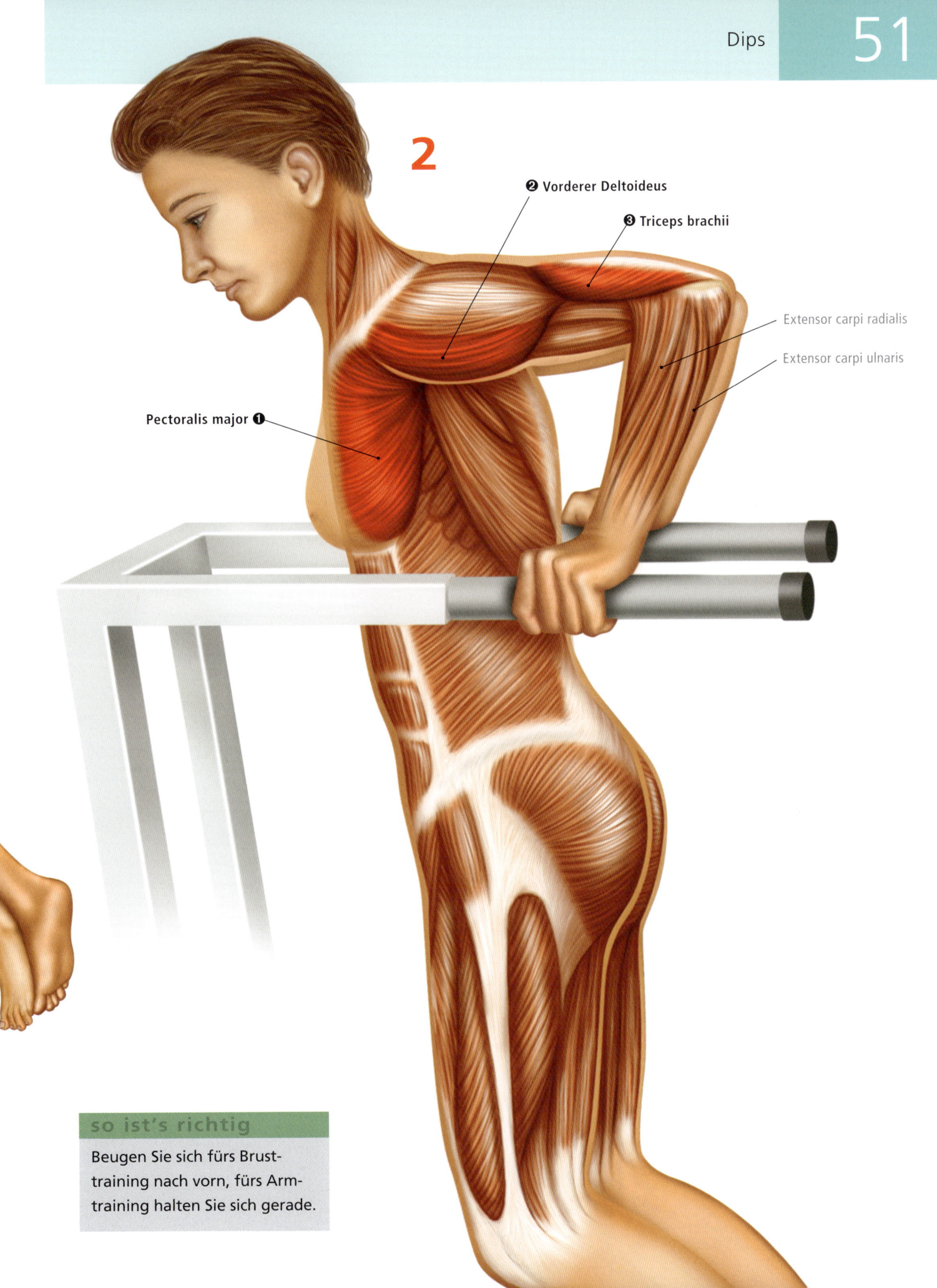

2

❷ Vorderer Deltoideus

❸ Triceps brachii

Extensor carpi radialis

Extensor carpi ulnaris

Pectoralis major ❶

so ist's richtig

Beugen Sie sich fürs Brusttraining nach vorn, fürs Arm-
training halten Sie sich gerade.

Kabelzug über Kreuz

Diese Übung, auch bekannt als Fliegende am Kabelzug, isoliert die Brustmuskeln. In der Anspannungsphase wird die Brust gestärkt, während in der Entspannungsphase Brust und Schultern gedehnt werden. Viele Sportler kombinieren Supersets beim Kabelziehen mit anderen Brustübungen, wie etwa dem Bankdrücken oder dem Kurzhantel-Fly. Verwenden Sie diese Übung als eine Alternative zum Kurzhantel-Fly, um ihre Routine zu variieren. Der Kabelzug über Kreuz ist eine gute Kraftübung für Wurfsportarten durch die Ähnlichkeit zur Wurfbewegung. Verändern Sie die Höhe des Kabels oder die Körperposition, um verschiedene Teile des Muskels in seiner Bewegung zu spüren oder um diese gezielt für eine bestimmte Sportart einzusetzen.

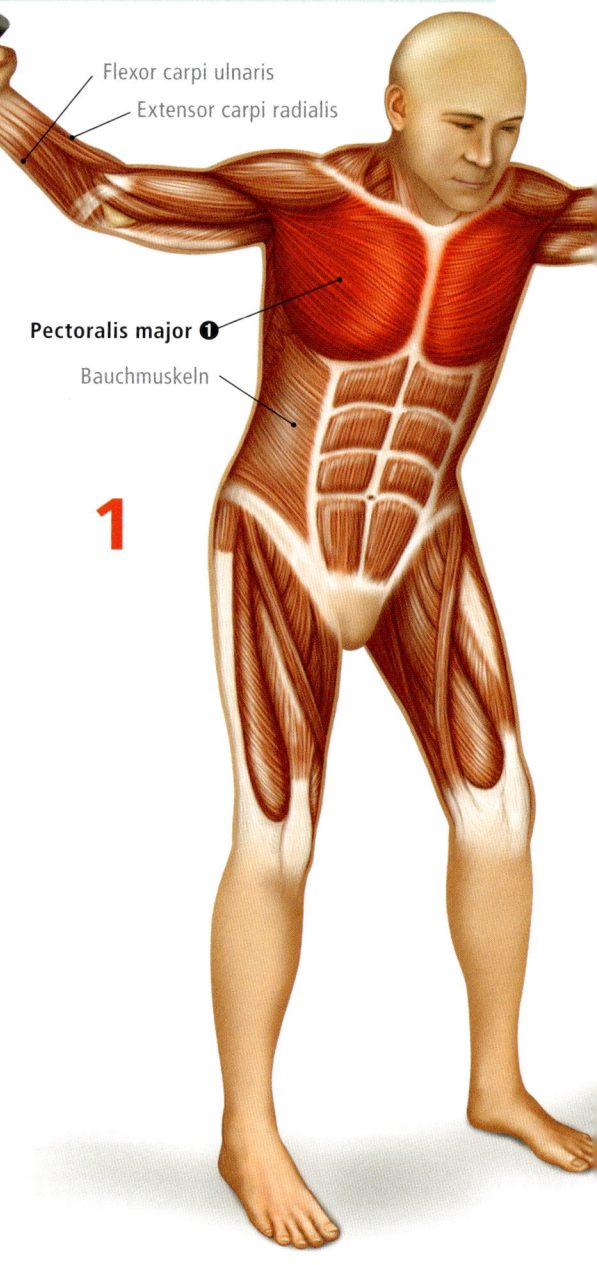

Flexor carpi ulnaris
Extensor carpi radialis
Pectoralis major ❶
Bauchmuskeln

1

Anleitung

Richten Sie die Rollen einer Kabelzug-Maschine so ein, dass sich die Kabel über Ihrem Kopf befinden. Fassen Sie die Griffe mit den Handinnenseiten und nach unten gerichteten Fingern, wobei die Schultern nach innen rotieren und die Hüften leicht nach vorne gebeugt sind. Ziehen Sie nun die Arme mit angespannten Brustmuskeln nach unten und nach innen. Halten Sie die Ellbogen in einem konstanten Winkel. Kehren Sie mit einer langsamen Bewegung zur Ausgangsposition zurück.

Variationen

LEICHT

Senken Sie die Rollen bis kurz unter Schulterhöhe und führen Sie die Übung wie beschrieben durch. Bei zu schweren Gewichten leiden Technik und Effektivität. Verwenden Sie leichte, angemessene Gewichte und achten Sie immer auf die korrekte Durchführung der Übung.

SCHWER

Mittige und hohe Kabelzüge ermöglichen ein vielseitiges Brusttraining für Fortgeschrittene. Beim mittigen Kabelzug stehen Sie aufrecht und beugen die Arme so, dass sie sich horizontal in der Mitte der Brust treffen. Beim hohen Kabelzug starten Sie unter den Schultern und bringen die Hände über dem Kopf zusammen.

Aktive Muskeln

❶ Pectoralis major

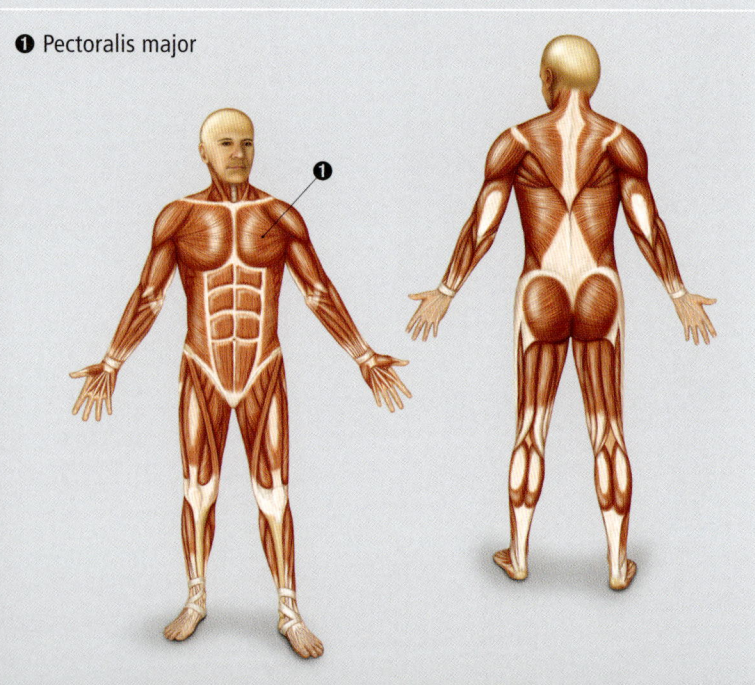

❶

achtung

Schnelles Zurückziehen der Arme kann eine Schultergelenkluxation zur Folge haben.

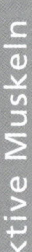

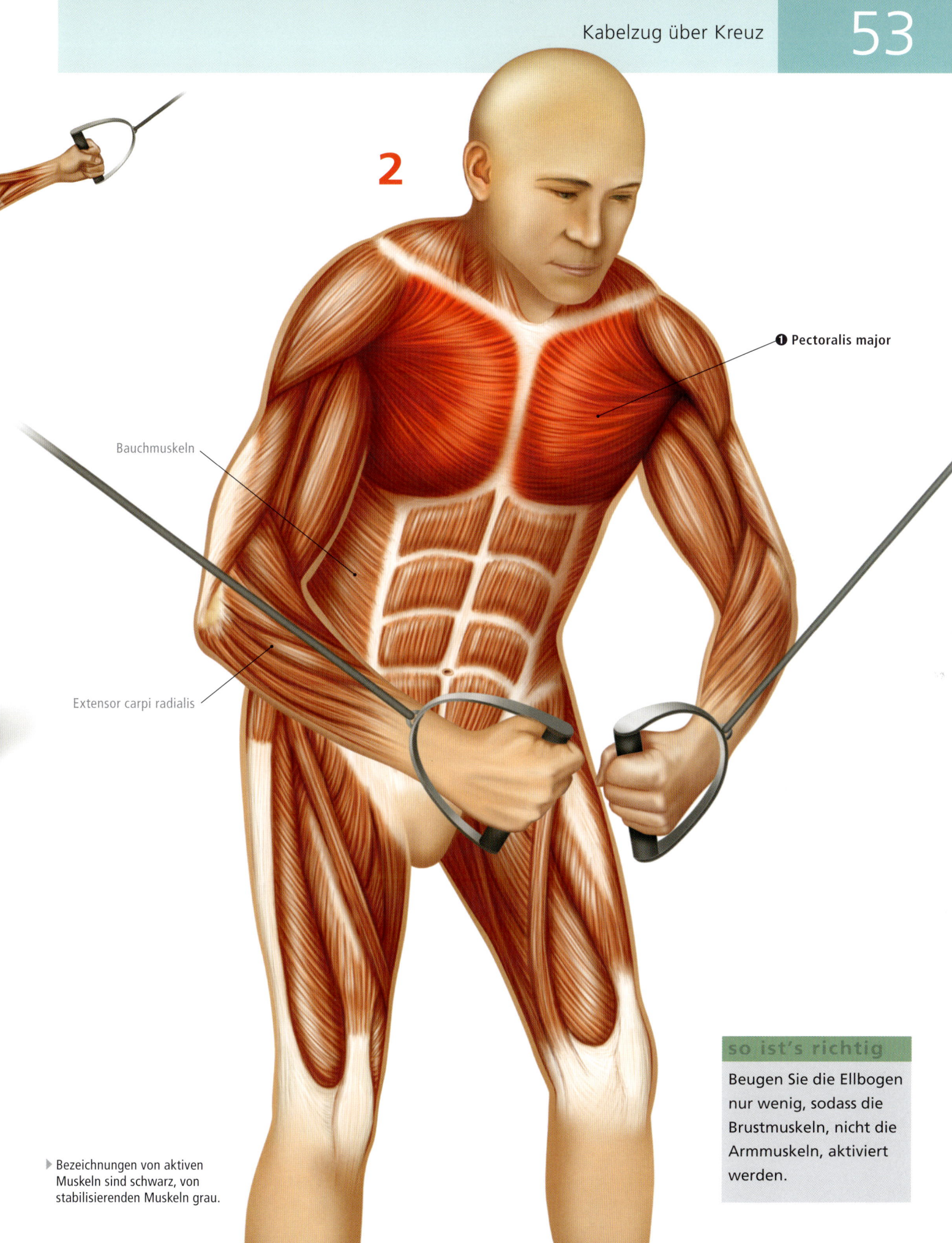

2

❶ Pectoralis major

Bauchmuskeln

Extensor carpi radialis

▶ Bezeichnungen von aktiven
Muskeln sind schwarz, von
stabilisierenden Muskeln grau.

so ist's richtig

Beugen Sie die Ellbogen
nur wenig, sodass die
Brustmuskeln, nicht die
Armmuskeln, aktiviert
werden.

Überzug mit Hantel

Diese Brust- und Rückenübung ist eine ideale Dehnung für die Brustmuskeln, die seitliche Rumpfmuskulatur und die Bauchmuskeln. Anfänger könnten diese Übung zu Beginn als schwierig und einschüchternd empfinden, da eine Kurzhantel über das Gesicht gehoben wird. Daher ist es empfehlenswert, mit einem leichten Gewicht zu beginnen. Wenn Sie mit der Technik vertraut sind, können Sie das Gewicht langsam erhöhen. Der Überzug ist eine ausgezeichnete Übung für Wurfsportarten, da er Stärke und Kraft aufbaut, aber auch hervorragend für Menschen, die mit Schulterverspannungen oder Brustkyphose zu kämpfen haben, etwa Büroarbeiter.

achtung

Der Bewegungsradius hängt von der eigenen Gelenkigkeit ab; überdehnen Sie Ihre Muskeln nicht.

so ist's richtig

Halten Sie die Ellbogen leicht gebeugt und auf einer Linie mit den Schultern.

Anleitung

Fassen Sie die Hantel mit beiden Händen, die Handflächen zeigen nach oben. Spannen Sie die Bauchmuskeln für einen geraden Rücken an und legen Sie sich auf einer Flachbank zurück. Drücken sie die Arme nach oben, bis sie ausgestreckt sind. Halten Sie die Hantel über dem Gesicht und bewegen Sie sie langsam über den Kopf. Holen Sie nach hinten aus, bis ein Ziehen spürbar ist und bringen Sie dann das Gewicht wieder in die Ausgangsposition.

Variationen

LEICHT

Benutzen Sie eine Überzug-Maschine, mit der sich die Standardversion der Übung ohne beständige Rumpfstabilisation und mit geringerem Risiko für Verletzungen durchführen lässt.

SCHWER

Ein Überzug im Stehen am Kabelzug erfordert eine größere Rumpfstabilisierung und beansprucht zudem die hintere Schulter sowie den großen Rückenmuskel. Eine weitere Herausforderung besteht darin, die Wirbelsäule während der Übung gerade zu halten.

Aktive Muskeln

❶ Pectoralis major
❷ Latissimus dorsi

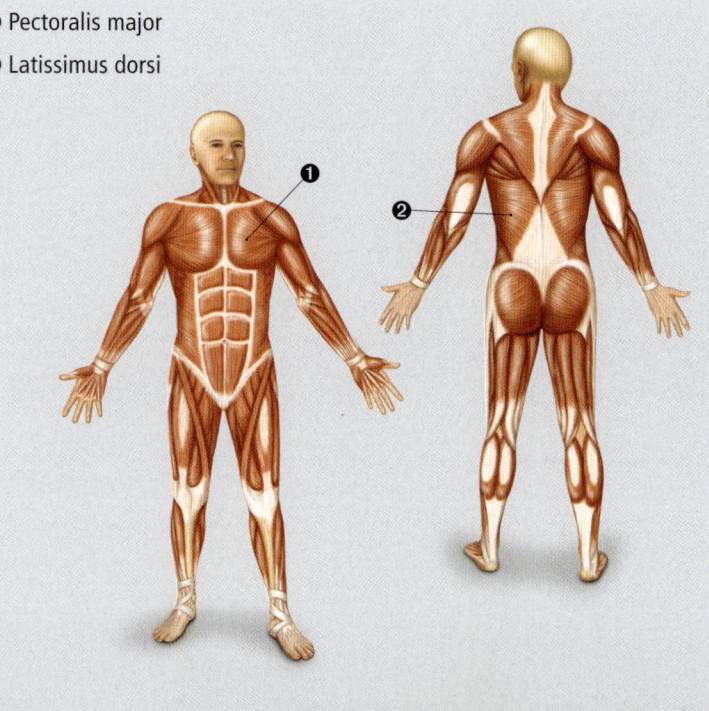

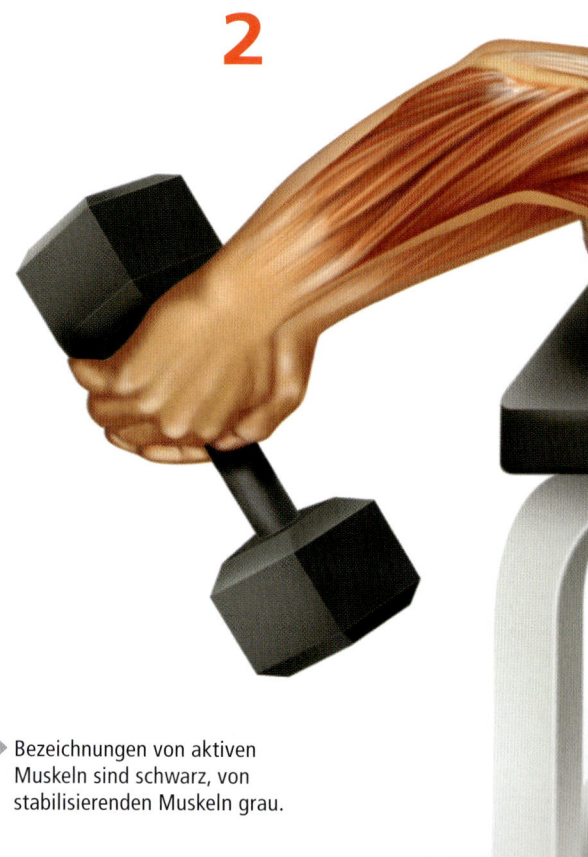

▶ Bezeichnungen von aktiven Muskeln sind schwarz, von stabilisierenden Muskeln grau.

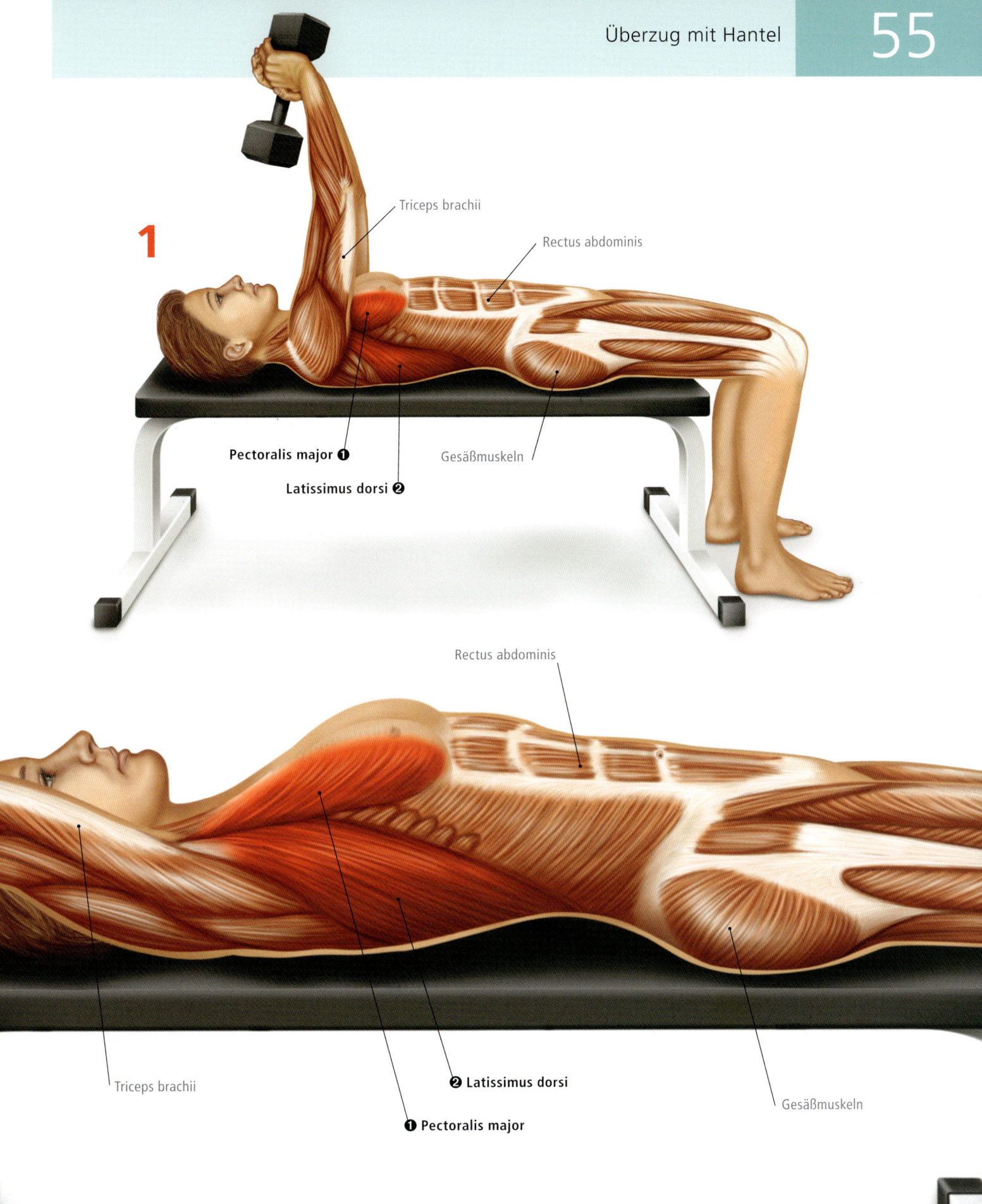

1

Triceps brachii

Rectus abdominis

Pectoralis major ❶

Latissimus dorsi ❷

Gesäßmuskeln

Rectus abdominis

Triceps brachii

❷ **Latissimus dorsi**

❶ **Pectoralis major**

Gesäßmuskeln

Liegestütz

Diese klassische Übung ist sehr effektiv, um den gesamten Körper zu stärken. Wenngleich der Liegestütz vor allem auf die Brust-, Arm- und Schultermuskeln abzielt, so wird auch Unterstützung durch andere Muskeln benötigt. Der Liegestütz baut den Oberkörper und den Rumpf auf, aber auch die Bauchmuskeln profitieren von dieser Übung, da sie gleichzeitig gebeugt und gestreckt werden. Wenn die unteren Rückenmuskeln angespannt werden, um die Form zu halten, werden die Bauchmuskeln zugleich mitgedehnt. Auch der Quadrizeps wird beansprucht, wodurch nebenbei die Beine trainiert werden. Bauen sie den Liegestütz in ihren Trainingsablauf ein, um die Schultern zu stabilisieren, da er sowohl das Schulterblatt als auch die Rotatorenmanschette kräftigt. Diese Übung erfordert keine spezielle Ausstattung, ist also sehr gut geeignet für die tägliche Routine.

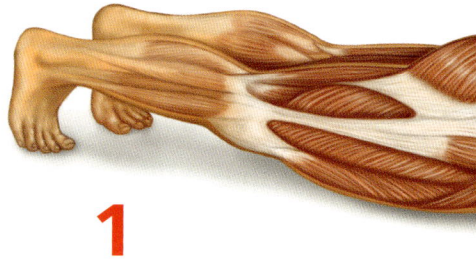

1

achtung

Das Anheben der Schultern beim Liegestütz kann die Arme destabilisieren.

Anleitung	Legen Sie sich mit dem Gesicht nach unten auf den Boden. Die Hände befinden sich neben den Schultern, die Finger liegen flach auf dem Boden und parallel zum Körper und die Füße stehen auf den Zehen. Richten Sie die Arme auf, um den Körper und die Beine vom Boden hochzudrücken. Kehren Sie zur Ausgangsposition zurück, indem Sie die Arme beugen und den Körper sanft bis kurz vor den Boden absenken.
Variationen — LEICHT	Positionieren Sie die Knie in der Startposition auf dem Boden, falls Sie nicht ausreichend Kraft im Oberkörper haben. Formen Sie eine Ebene vom Kopf zu den Knien und achten Sie darauf, dass der Körper sich nicht in den Hüften beugt – dadurch verliert die Übung ihre Effektivität.
Variationen — SCHWER	Positionieren Sie die Hände unter dem Körper, um den Trizeps zu beanspruchen, oder bewegen Sie sie weiter weg von den Schultern, um vor allem die Brustmuskeln zu kräftigen. Heben Sie bei einer Reihe von Liegestützen abwechselnd ein Bein, um die unteren Rückenmuskeln und die Gesäßmuskeln zu trainieren.
Aktive Muskeln	❶ Vorderer Deltoideus ❷ Pectoralis major ❸ Serratus anterior ❹ Triceps brachii

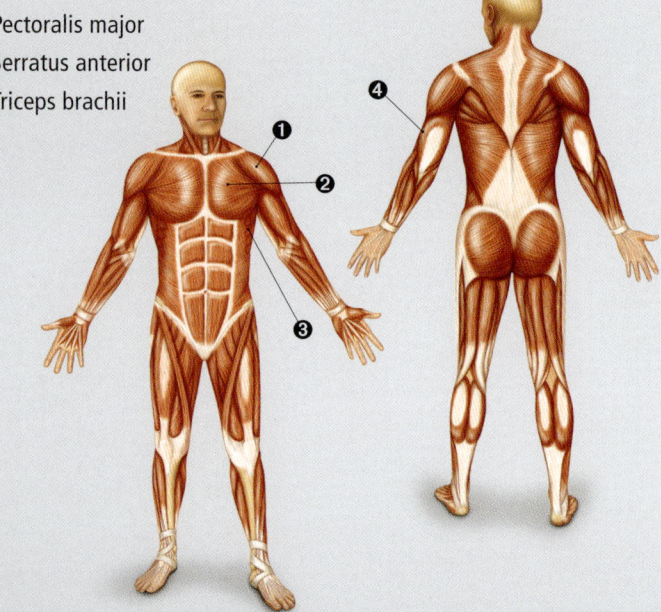

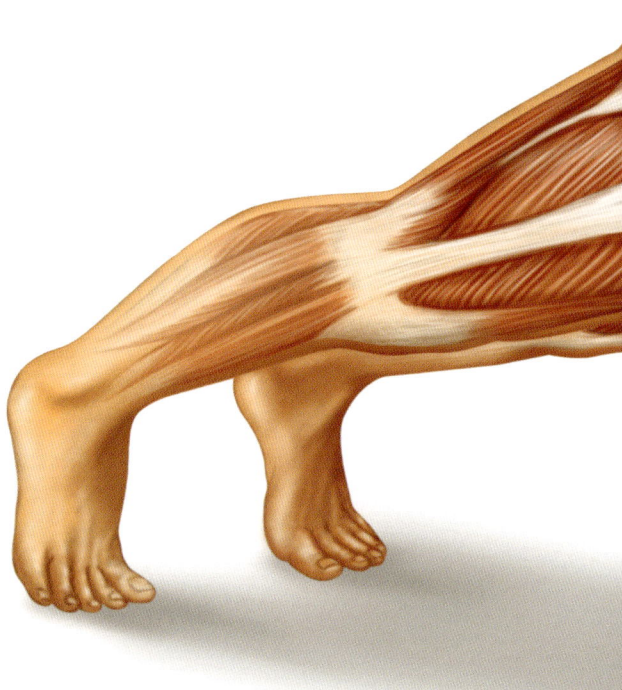

so ist's richtig

Wenn Sie sich hochdrücken, halten Sie den Körper in einer Ebene.

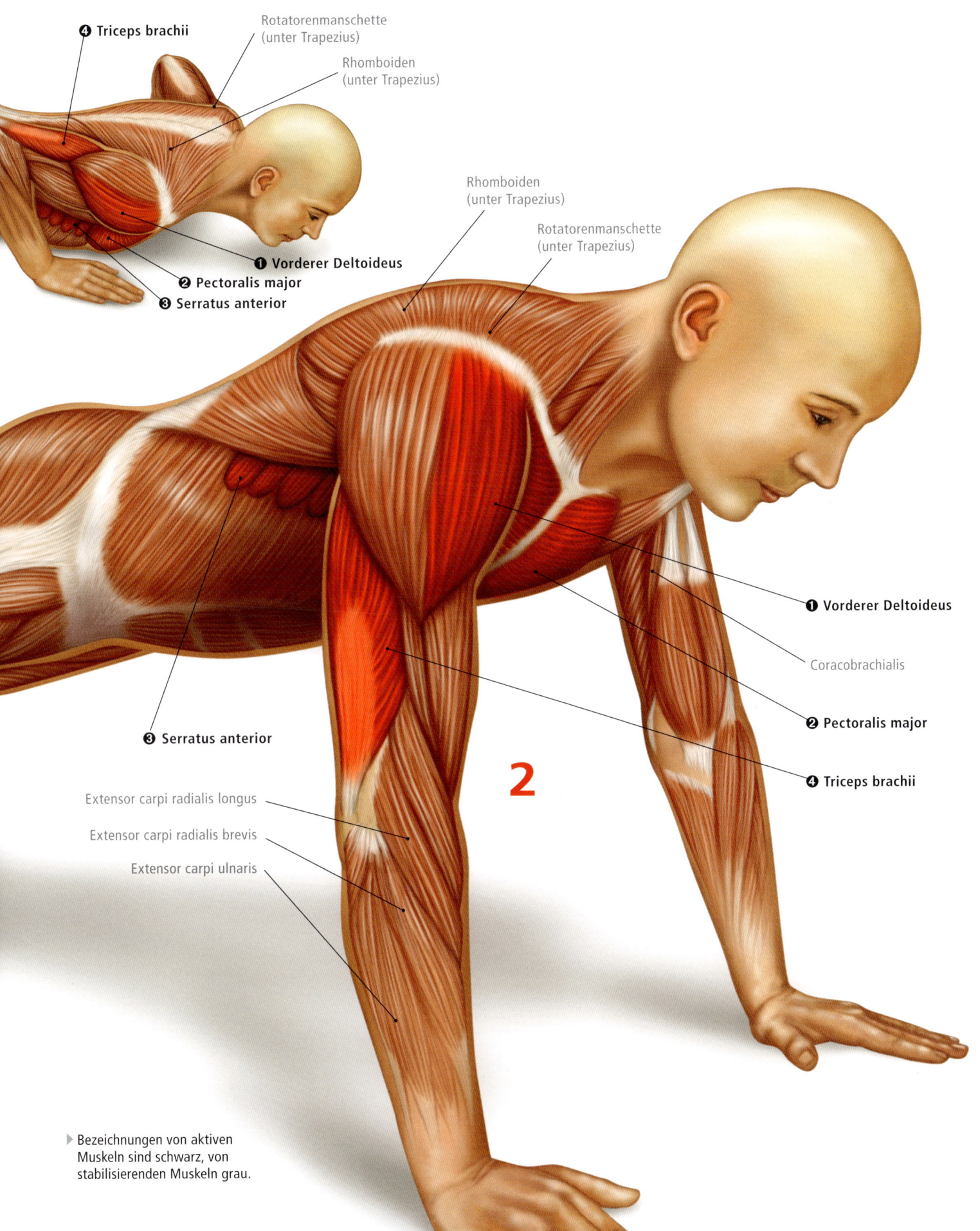

❹ Triceps brachii

Rotatorenmanschette
(unter Trapezius)

Rhomboiden
(unter Trapezius)

❶ Vorderer Deltoideus
❷ Pectoralis major
❸ Serratus anterior

Rhomboiden
(unter Trapezius)

Rotatorenmanschette
(unter Trapezius)

❶ Vorderer Deltoideus

Coracobrachialis

❷ Pectoralis major

❹ Triceps brachii

❸ Serratus anterior

Extensor carpi radialis longus

Extensor carpi radialis brevis

Extensor carpi ulnaris

2

▶ Bezeichnungen von aktiven
Muskeln sind schwarz, von
stabilisierenden Muskeln grau.

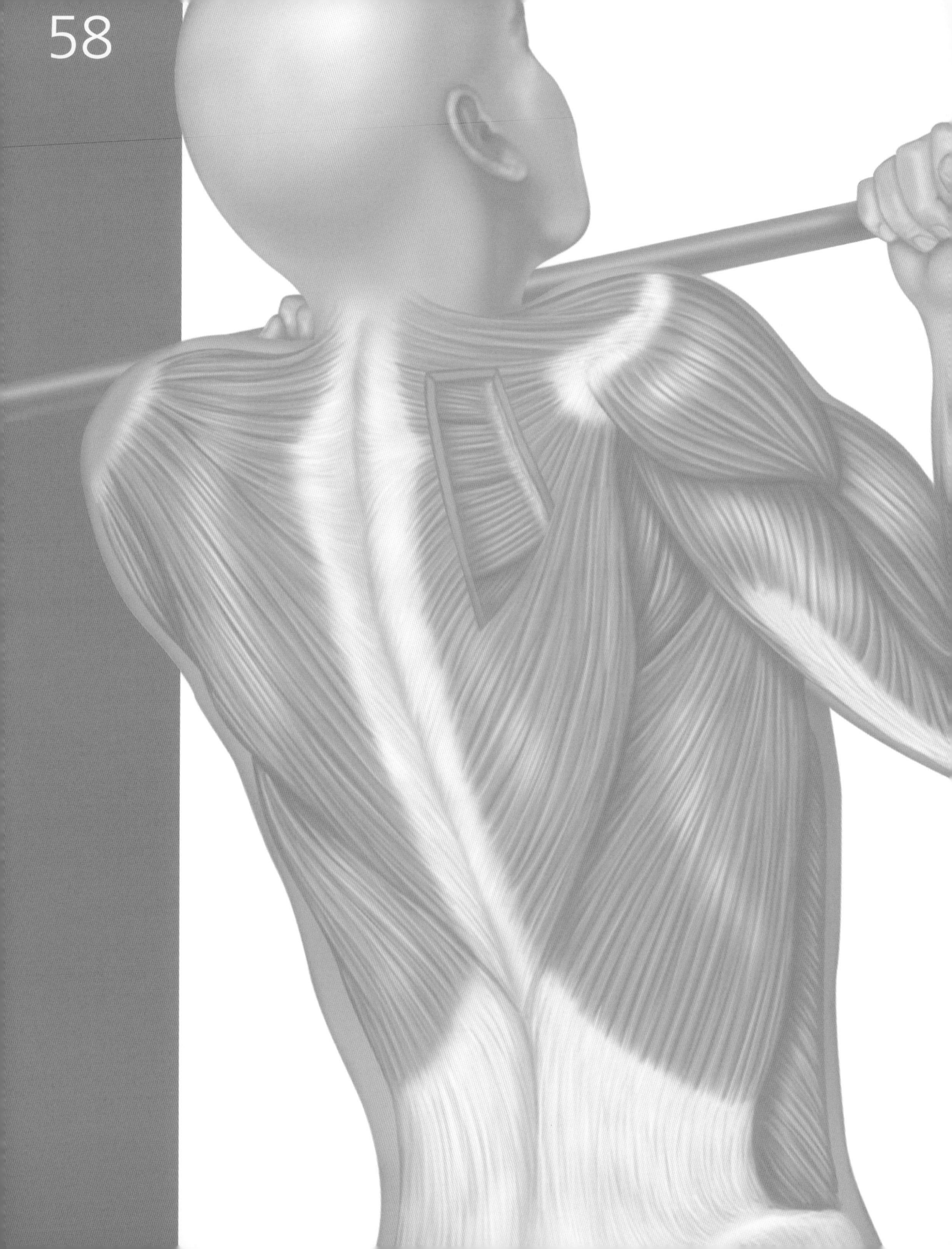

Rückenübungen

Die Rückenmuskeln kann man nicht im Spiegel betrachten, weshalb sie beim Training oft zugunsten von Brust, Schultern und Armen vernachlässigt werden. Machen Sie diesen Fehler nicht – durch die Rückenmuskeln erlangen Sie die Kraft zum Ziehen und Heben, sie unterstützen und schützen die Wirbelsäule und kontrollieren das Schulterblatt. Wenn diese Muskeln trainiert sind, erleichtert dies andere Übungen und viele sportliche Aktivitäten, es verbessert zudem die Haltung und trägt dazu bei, Verletzungen, die durch ein unausgeglichenes Trainingsprogramm entstehen, vorzubeugen.

Wählen Sie eine Kombination von Übungen, die sowohl den oberen als auch den unteren Rücken beansprucht. Anfänger sollten es sich zum Ziel setzen, die richtige Technik für grundlegende Hebeübungen zu erlernen. Fortgeschrittene können Umfang und Intensität ihres Gewichtstrainings variieren.

Latziehen

Diese bekannte Übung ist für Anfänger und Fortgeschrittene ideal, um Kraft aufzubauen. Sie beansprucht die Muskeln des Rückens, der Schultern und der Arme, insbesondere den Latissimus dorsi und den Bizeps, während der Hüftbeuger und die Bauchmuskeln Sie auf der Bank stabilisieren. Auch andere Rückenmuskeln werden gefordert, um das Schulterblatt zu kontrollieren und zurückzuziehen. Latziehen kann die Haltung verbessern und ist besonders für Sportarten zu empfehlen, bei denen Bewegungen wie Zupacken oder Ziehen eine Rolle spielen. Diese Übung sollte nur im Fitnesscenter an einer geeigneten Maschine durchgeführt werden.

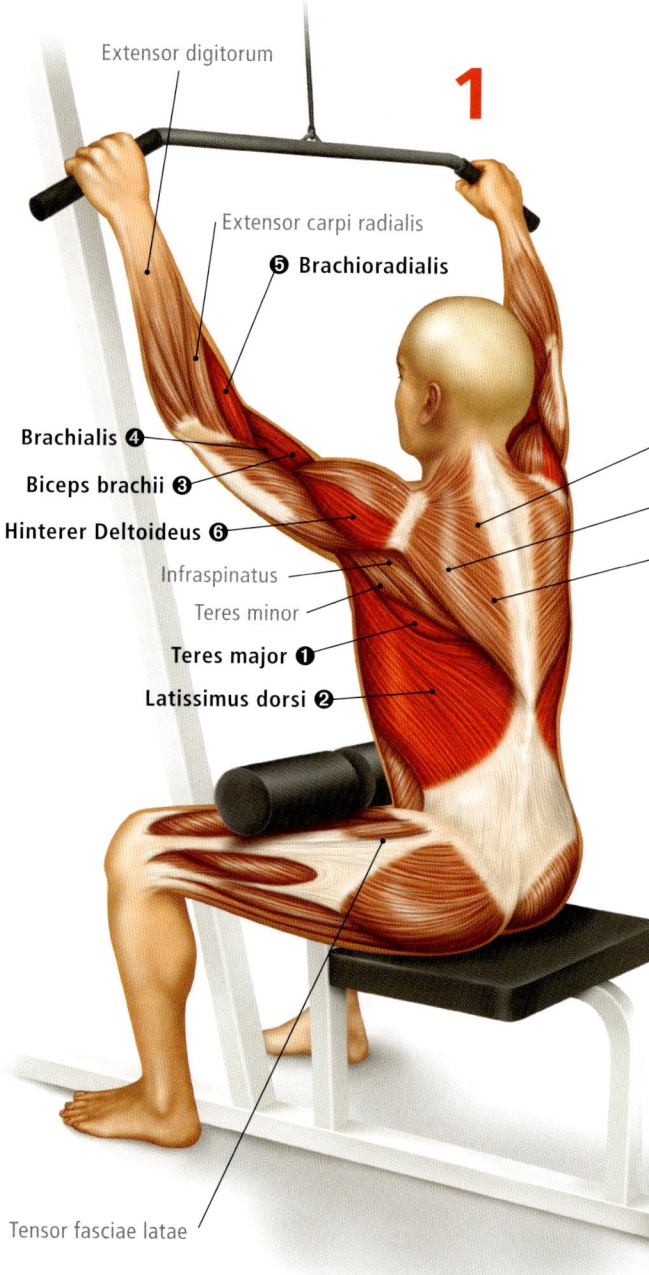

Extensor digitorum

1

Extensor carpi radialis

❺ Brachioradialis

Brachialis ❹

Biceps brachii ❸

Hinterer Deltoideus ❻

Infraspinatus

Teres minor

Teres major ❶

Latissimus dorsi ❷

Tensor fasciae latae

Variationen		
Anleitung	Fassen Sie die Stange etwas weiter als schulterbreit, die Handflächen sind weg vom Körper gerichtet. Sitzen Sie aufrecht, ziehen Sie die Stange bis unter das Kinn und drücken Sie die Schulterblätter zusammen. Senken Sie das Gewicht kontrolliert ab, bis die Arme ausgestreckt sind.	
LEICHT	Beim „close grip"-Latziehen fassen Sie die Stange enger als schulterbreit, wobei die Handflächen vom Körper weg zeigen. Ziehen Sie die Stange bis unters Kinn und drücken Sie die Schulterblätter zusammen. Senken Sie das Gewicht ab, bis die Arme ausgestreckt sind.	
SCHWER	Ersetzen Sie die Stange durch ein Seil. Dies reduziert die Griffigkeit und verstärkt dadurch das Training von Armen und Rücken.	

Aktive Muskeln

❶ Teres major
❷ Latissimus dorsi
❸ Biceps brachii
❹ Brachialis
❺ Brachioradialis
❻ Hinterer Deltoideus

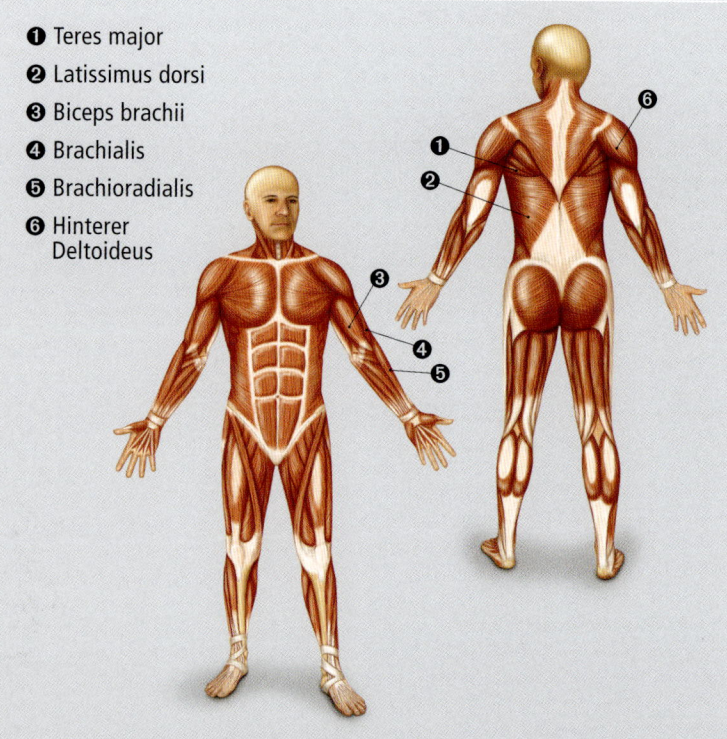

achtung

Das Herabziehen der Stange hinter den Kopf belastet die Schulterkapsel und kann den Nacken verletzen.

so ist's richtig

Halten Sie sich während der Übung aufrecht und lehnen Sie sich nicht zurück.

2

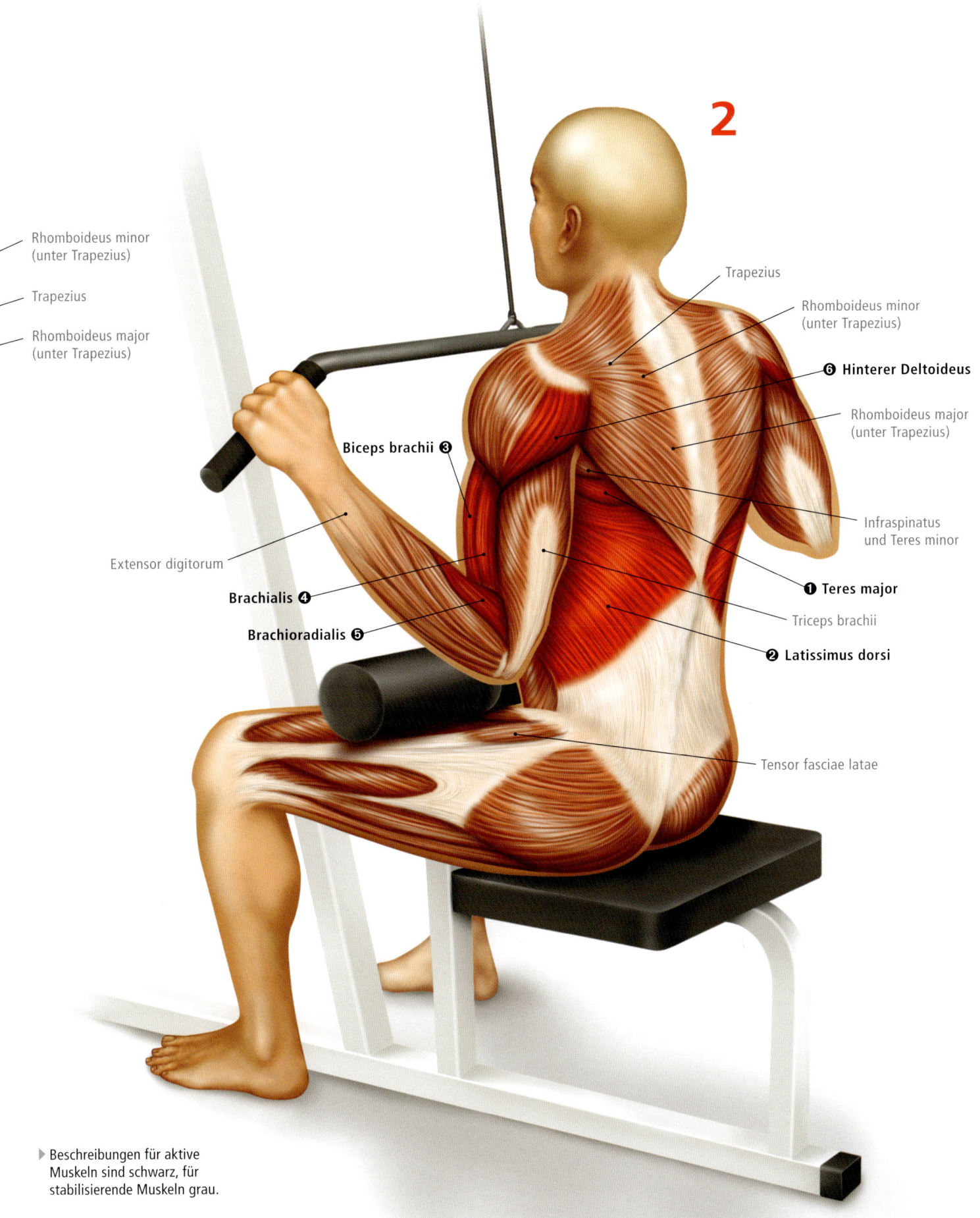

Rhomboideus minor
(unter Trapezius)

Trapezius

Rhomboideus major
(unter Trapezius)

Trapezius

Rhomboideus minor
(unter Trapezius)

❻ **Hinterer Deltoideus**

Rhomboideus major
(unter Trapezius)

Biceps brachii ❸

Infraspinatus
und Teres minor

Extensor digitorum

❶ **Teres major**

Brachialis ❹

Triceps brachii

Brachioradialis ❺

❷ **Latissimus dorsi**

Tensor fasciae latae

▸ Beschreibungen für aktive
Muskeln sind schwarz, für
stabilisierende Muskeln grau.

Klimmzug

Diese Kraftübung wird oft als schwierig empfunden, da das gesamte eigene Körpergewicht hochgezogen werden muss. Klimmzüge bauen Rücken-, Schulter- und Armmuskeln auf, insbesondere den großen Rückenmuskel sowie den Bizeps; außerdem verbessern sie den Griff der Finger, Hände und Unterarme. Auch die Bauchmuskeln werden trainiert, da der gesamte Rumpf zur Stabilisation benötigt wird. Diese Übung ist für jede Sportart zu empfehlen, bei der Bewegungen wie Greifen, Anpacken und Ziehen wichtig sind, etwa Kampfsportarten oder Klettern. Benötigt wird eine stabile Stange in einem Fitnesscenter oder an einem Outdoor-Klettergerüst, die Übung kann aber auch an Türstangen im Haus ausgeführt werden.

achtung

Plötzliches Zurückfallen in die Startposition kann die Ellbogen überdehnen und die Schultergelenke ausrenken.

Anleitung

Fassen Sie die Stange schulterbreit, die Handflächen zeigen zum Körper. In der Hängeposition sind die Knie leicht gebeugt und der ist Kopf aufrecht. Ziehen Sie den Körper kontrolliert nach oben, bis das Kinn über der Stange ist und senken Sie sich dann sanft zur Ausgangsposition ab, bis die Arme ausgestreckt sind.

Variationen

LEICHT

Lassen Sie sich von einem Trainer helfen, wenn Sie mit der Technik der Übung noch nicht vertraut sind. Beugen Sie in der Startposition leicht die Knie, sodass der Trainer Ihre Knöchel kontrollieren kann. Falls notwendig, drücken Sie gegen diese Stütze, während Sie den Körper nach oben ziehen.

SCHWER

Um die mittleren Rückenmuskeln zu beanspruchen, führen Sie die Übung wie oben beschrieben durch, versuchen aber, die Handflächen vom Körper weg gerichtet zu halten.

Aktive Muskeln

❶ Trapezius
❷ Hinterer Deltoideus
❸ Teres minor
❹ Teres major
❺ Biceps brachii
❻ Brachialis
❼ Brachioradialis
❽ Latissimus dorsi
❾ Rhomboideus major
❿ Rhomboideus minor

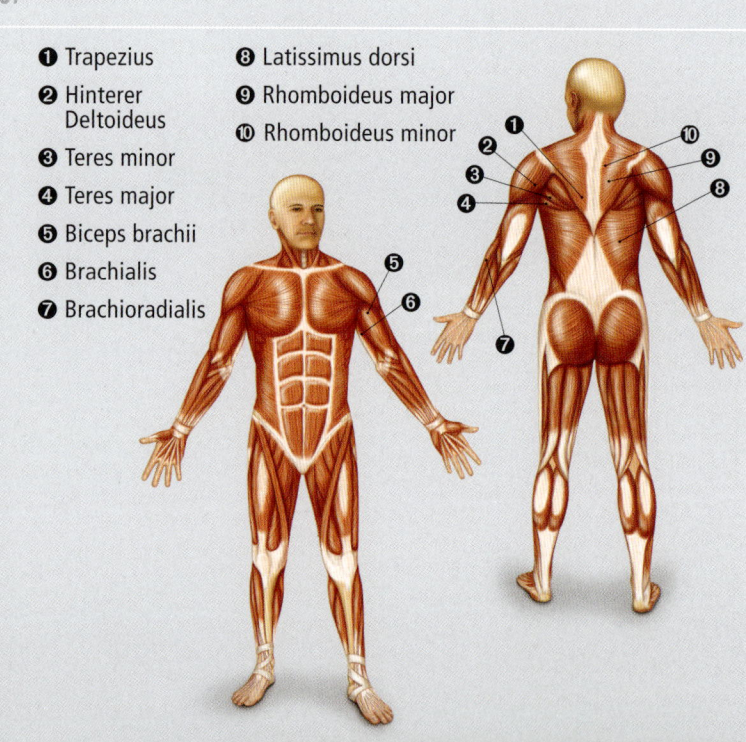

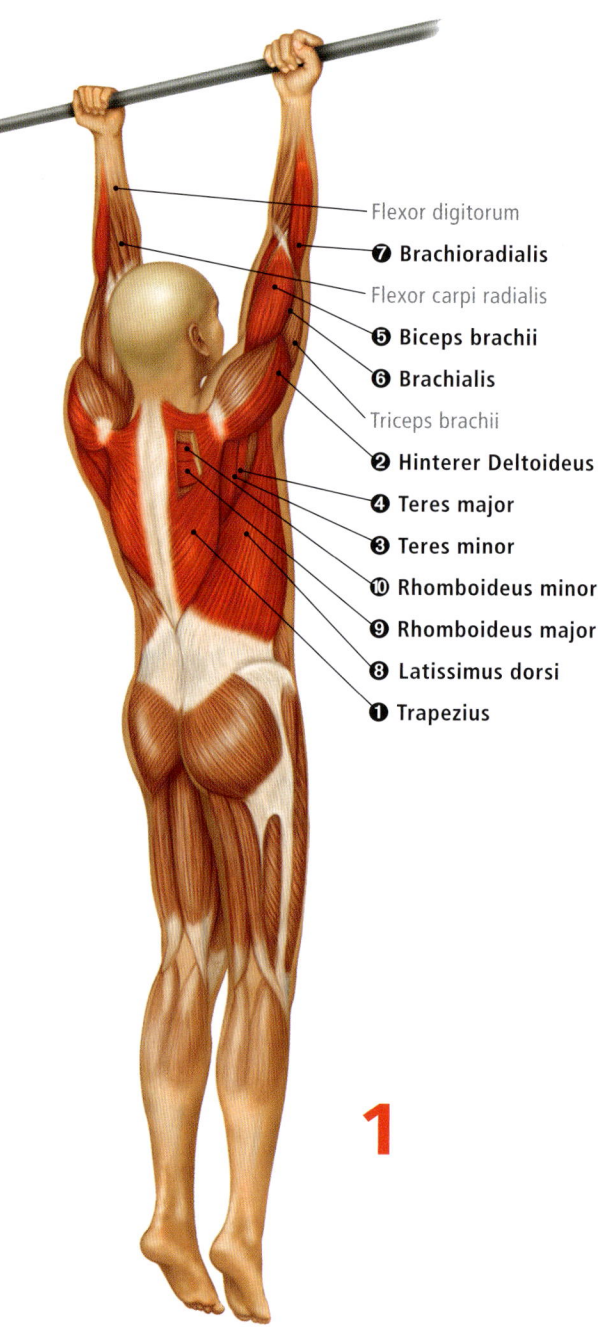

Flexor digitorum
❼ Brachioradialis
Flexor carpi radialis
❺ Biceps brachii
❻ Brachialis
Triceps brachii
❷ Hinterer Deltoideus
❹ Teres major
❸ Teres minor
❿ Rhomboideus minor
❾ Rhomboideus major
❽ Latissimus dorsi
❶ Trapezius

1

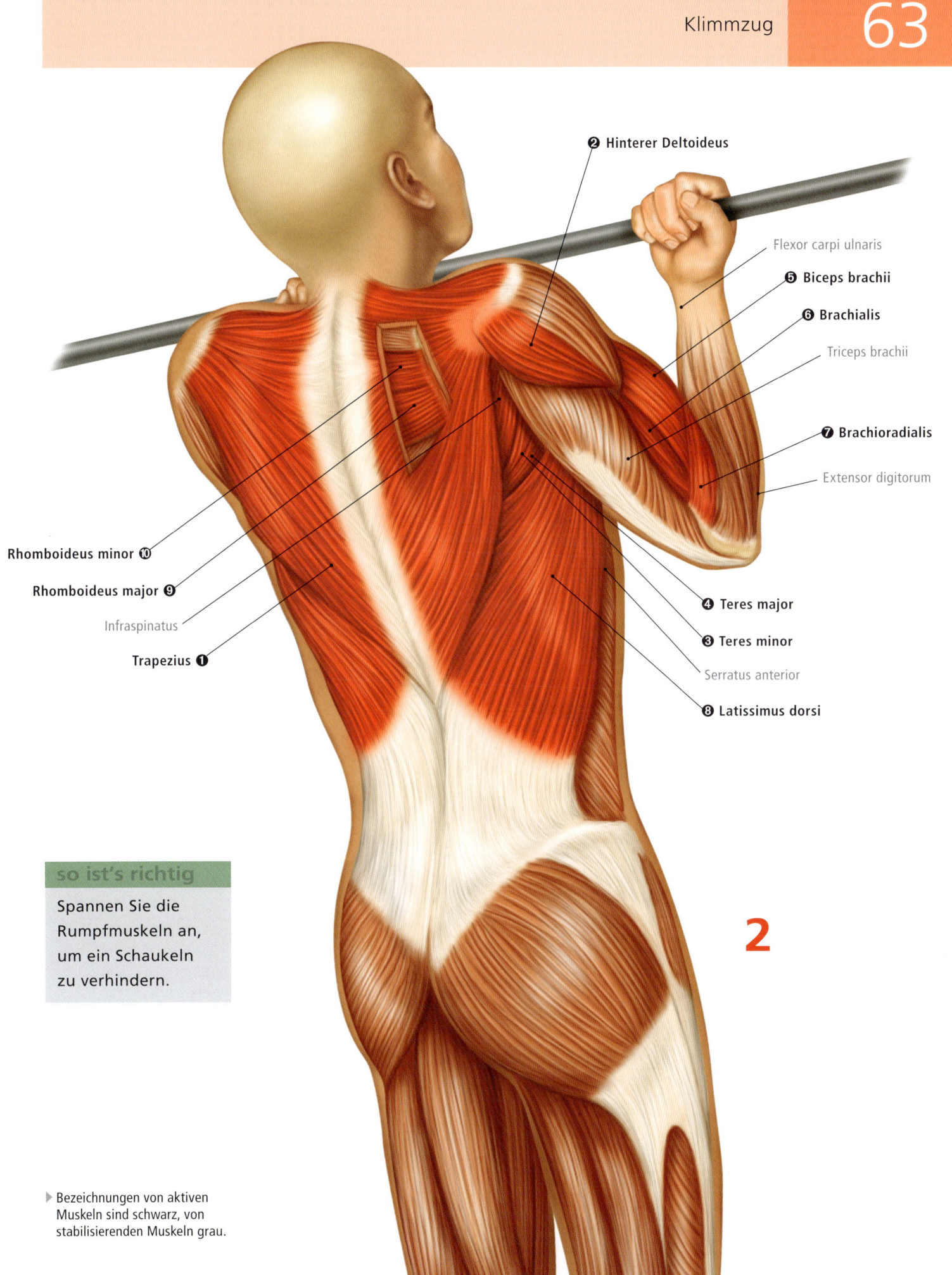

❷ Hinterer Deltoideus

Flexor carpi ulnaris

❺ Biceps brachii

❻ Brachialis

Triceps brachii

❼ Brachioradialis

Extensor digitorum

Rhomboideus minor ❿

Rhomboideus major ❾

Infraspinatus

Trapezius ❶

❹ Teres major

❸ Teres minor

Serratus anterior

❽ Latissimus dorsi

so ist's richtig

Spannen Sie die Rumpfmuskeln an, um ein Schaukeln zu verhindern.

2

▸ Bezeichnungen von aktiven Muskeln sind schwarz, von stabilisierenden Muskeln grau.

Vorgebeugtes Rudern

Diese Übung beansprucht die Muskeln des oberen Rückens, unterstützt von den unteren Rückenmuskeln und der Beinmuskulatur. Der Fokus liegt auf dem Latissimus dorsi, dem hinteren Deltoideus, dem Infraspinatus und dem Bizeps; der Erector spinae und die ischiocrurale Muskulatur stützen den Oberkörper. Die Übung empfiehlt sich für Geübte und Fortgeschrittene und ist ideal als Training für Sportarten, die Beugen, Heben oder Ziehen erfordern. Da nur wenig Platz und eine Lang- oder Kurzhantel benötigt werden, kann die Übung im Fitnesscenter, aber auch zuhause durchgeführt werden.

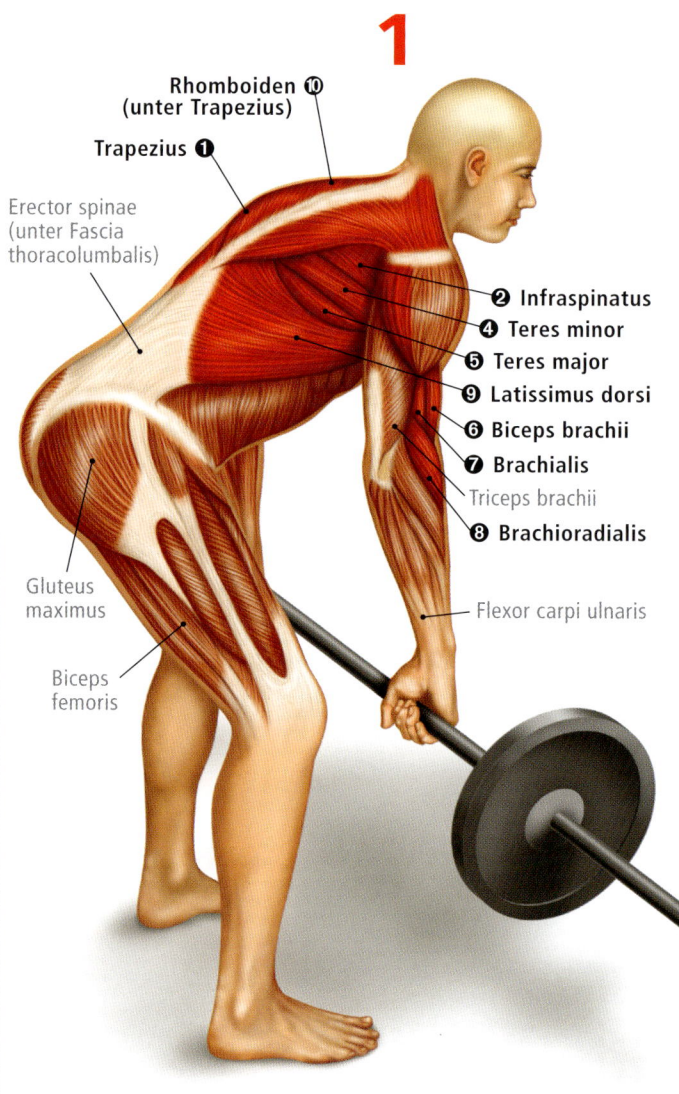

1

Rhomboiden ⑩
(unter Trapezius)

Trapezius ❶

Erector spinae
(unter Fascia
thoracolumbalis)

❷ **Infraspinatus**
❹ **Teres minor**
❺ **Teres major**
❾ **Latissimus dorsi**
❻ **Biceps brachii**
❼ **Brachialis**
Triceps brachii
❽ **Brachioradialis**

Gluteus
maximus

Flexor carpi ulnaris

Biceps
femoris

Anleitung

Fassen Sie die Hantel etwas weiter als schulterbreit, ist, die Handflächen sind zum Körper gerichtet. Die Füße stehen schulterbreit auseinander und die Knie sind leicht gebeugt. Beugen Sie sich leicht nach vorne, sodass sich die Hantel unter den Knien befindet und der Rücken gerade ist. Ziehen Sie Hantel zu den Rippen, während der Körper in der Position verweilt und die Ellbogen nahe am Körper bleiben. Senken Sie die Hantel wieder ab.

Variationen

LEICHT

Benutzen Sie zwei Kurzhanteln und richten Sie die Handflächen zueinander. So können die Gewichte einfacher gefasst und bewegt werden, ohne dass die Knie im Weg sind. Ziehen Sie die Hanteln zu den Rippen, die Ellbogen bleiben nahe an den Seiten. Senken Sie die Hanteln kontrolliert ab.

SCHWER

Fassen Sie eine Langhantel schulterbreit, wobei die Handflächen weg vom Körper zeigen, um den Latissimus dorsi und den Bizeps zu beanspruchen. Ziehen Sie die Hantel zu den Rippen, die Ellbogen bleiben nahe an den Körperseiten. Senken Sie die Hantel wieder ab, bis die Arme ausgestreckt sind.

Aktive Muskeln

❶ Trapezius
❷ Infraspinatus
❸ Hinterer Deltoideus
❹ Teres minor
❺ Teres major
❻ Biceps brachii
❼ Brachialis
❽ Brachioradialis
❾ Latissimus dorsi
⑩ Rhomboiden (unter Trapezius)

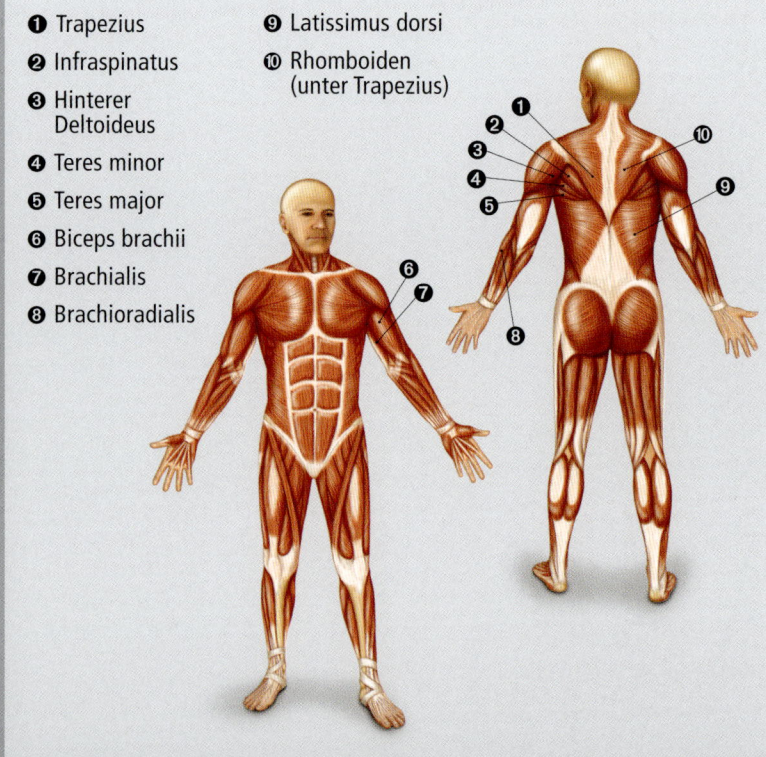

achtung

Beugen Sie sich nur so weit vor, wie es Ihre Gelenkigkeit erlaubt. Machen Sie keinen Rundrücken.

2

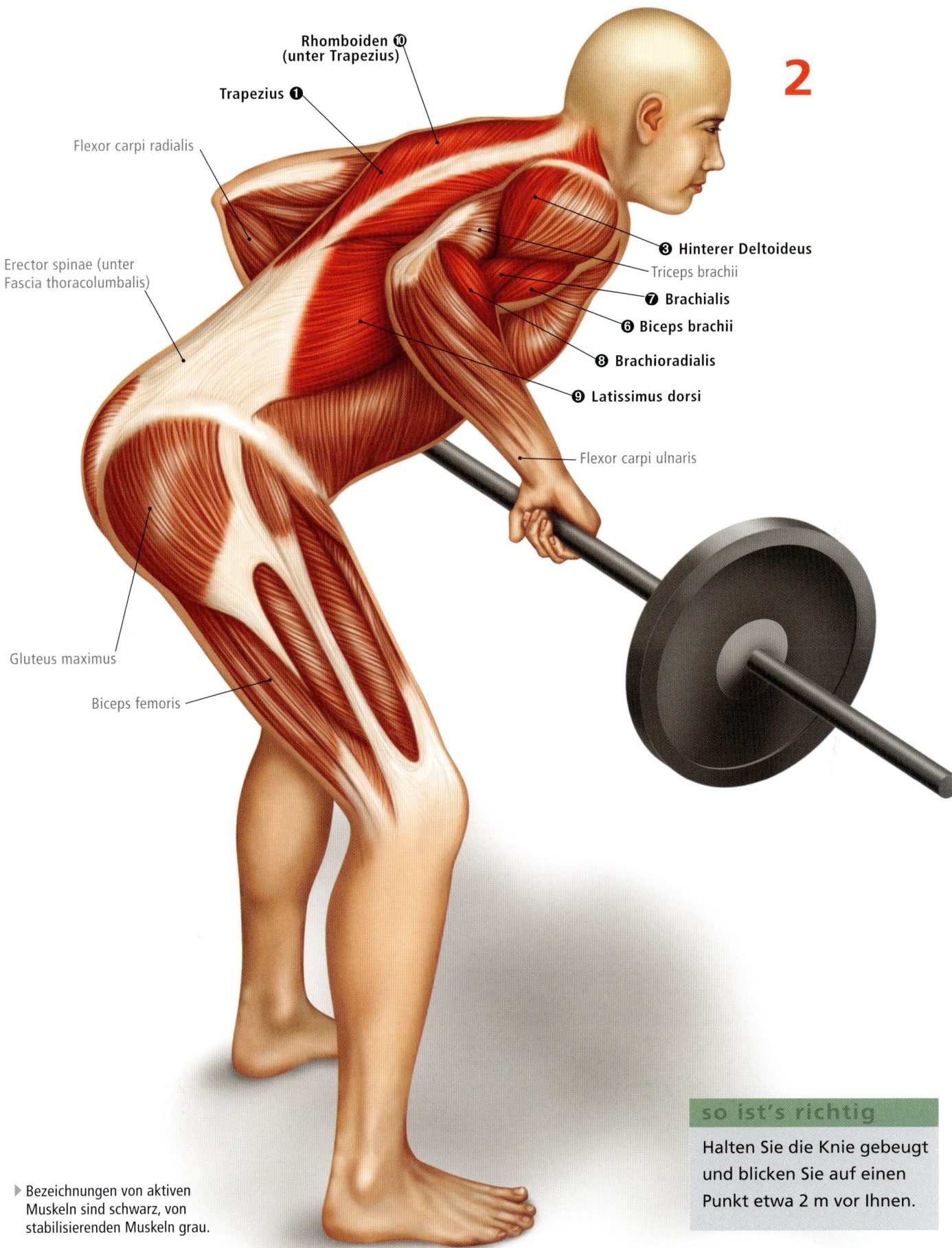

Rhomboiden ❿
(unter Trapezius)

Trapezius ❶

Flexor carpi radialis

Erector spinae (unter
Fascia thoracolumbalis)

❸ Hinterer Deltoideus

Triceps brachii

❼ Brachialis

❻ Biceps brachii

❽ Brachioradialis

❾ Latissimus dorsi

Flexor carpi ulnaris

Gluteus maximus

Biceps femoris

so ist's richtig

Halten Sie die Knie gebeugt
und blicken Sie auf einen
Punkt etwa 2 m vor Ihnen.

▶ Bezeichnungen von aktiven
Muskeln sind schwarz, von
stabilisierenden Muskeln grau.

Rudern im Sitzen

1

Diese Übung wird im Fitnesscenter durchgeführt. Sie bietet ein effektives Training für den gesamten Rücken. Besonders beansprucht werden die Muskeln, die das Schulterblatt kontrollieren, der Latissimus dorsi, der hintere Deltoideus und der Bizeps. Die Bein-, Gesäß- und untere Rückenmuskulatur werden ebenfalls gefordert, weil sie in der Sitzposition Halt geben müssen. Verwenden Sie diese Haltungsübung, um Abwechslung in Ihre Trainingsroutine zu bringen und um die Muskeln, die das Schulterblatt stabilisieren und oft schwach und unausgelastet sind, zu stärken. Benötigt wird ein angemessenes Rudergerät oder ein tiefer Kabelzug; die Übung ist für Anfänger ebenso wie für Fortgeschrittene gut geeignet.

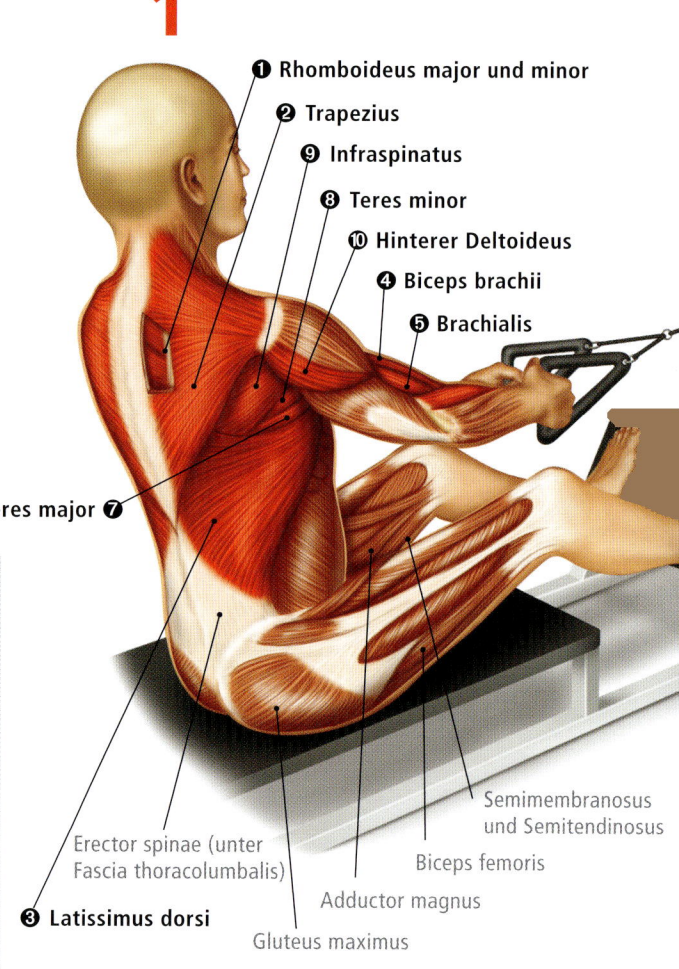

❶ Rhomboideus major und minor
❷ Trapezius
❾ Infraspinatus
❽ Teres minor
❿ Hinterer Deltoideus
❹ Biceps brachii
❺ Brachialis

Teres major ❼

Semimembranosus und Semitendinosus

Erector spinae (unter Fascia thoracolumbalis)

Biceps femoris

Adductor magnus

❸ Latissimus dorsi

Gluteus maximus

Anleitung

Fassen Sie den Griff des Kabelzugs; die Handflächen zeigen dabei zueinander. Legen Sie die Füße auf die Ablage und beugen Sie die Knie etwa 30 Grad. Beginnen Sie mit ausgestreckten Armen und drücken Sie die Schulterblätter zusammen, um die Gewichte zu den Rippen zu ziehen; die Ellbogen streifen dabei an den Körperseiten entlang. Bringen Sie das Gewicht langsam wieder in die Startposition.

Variationen

LEICHT

Verwenden Sie eine Maschine mit einer Bruststütze – so kann die Übung durchgeführt werden, ohne den unteren Rücken oder die Beine zu beanspruchen. Wenn Sie die einfache Version ausreichend trainiert haben, gehen Sie zur Standardversion über.

SHCWER

Benutzen Sie eine lange Stange. Fassen Sie diese etwas weiter als schulterbreit, die Handflächen zeigen nach unten. Dies reduziert die Belastung des Latissimus dorsi und beansprucht die hinteren Deltoiden und Rhomboiden. Drücken Sie die Schulterblätter zusammen und ziehen Sie die Stange zur Brust, wobei sich die Ellbogen auf einer Höhe mit der Stange befinden.

Aktive Muskeln

❶ Rhomboideus major und minor
❷ Trapezius
❸ Latissimus dorsi
❹ Biceps brachii
❺ Brachialis
❻ Brachioradialis
❼ Teres major
❽ Teres minor
❾ Infraspinatus
❿ Hinterer Deltoideus

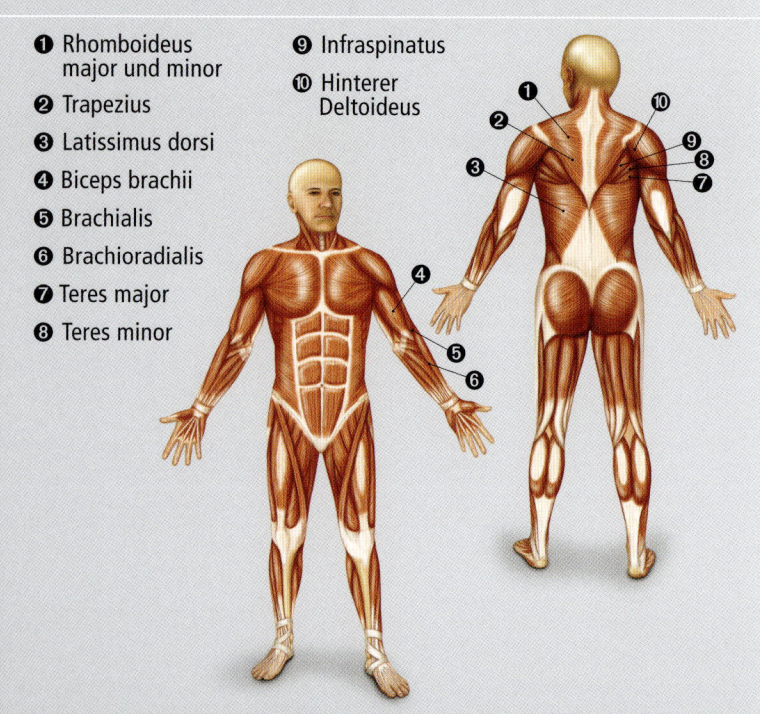

achtung

Zurück- oder Vorlehnen während der Übung belastet den unteren Rücken unnötig.

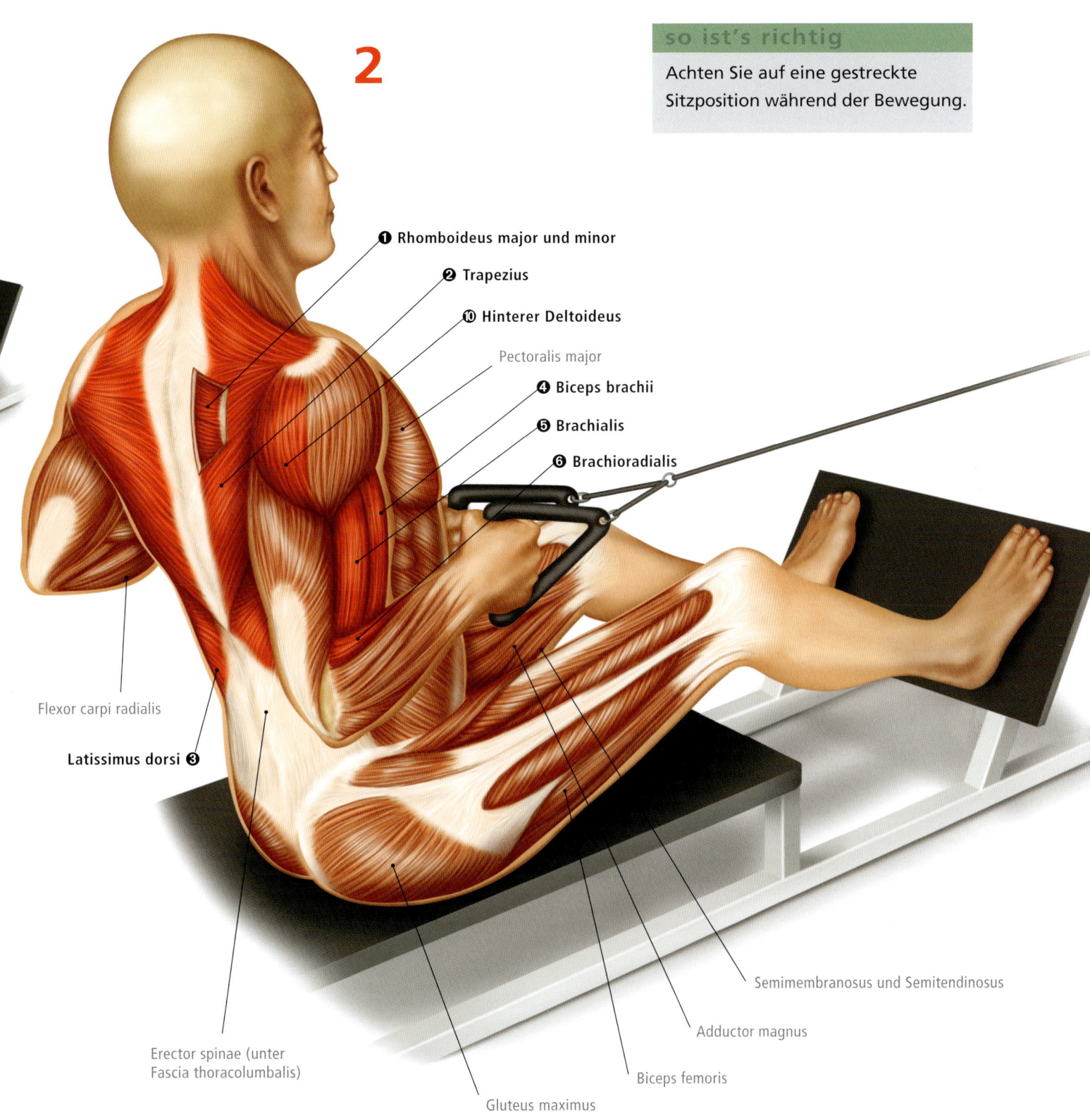

2

Achten Sie auf eine gestreckte
Sitzposition während der Bewegung.

❶ Rhomboideus major und minor

❷ Trapezius

❿ Hinterer Deltoideus

Pectoralis major

❹ Biceps brachii

❺ Brachialis

❻ Brachioradialis

Flexor carpi radialis

Latissimus dorsi ❸

Semimembranosus und Semitendinosus

Adductor magnus

Biceps femoris

Erector spinae (unter
Fascia thoracolumbalis)

Gluteus maximus

▸ Bezeichnungen von aktiven
Muskeln sind schwarz, von
stabilisierenden Muskeln grau.

Reverse Fly

Diese einfache, aber effektive Übung fordert die Muskeln des oberen
Rückens und der Schultern. Der hintere Deltoideus übernimmt das
Heben und wird dabei vom Infraspinatus, dem Teres minor, dem
Trapezius und den Rhomboiden unterstützt. Die Übung ist für
Anfänger und Fortgeschrittene geeignet und sollte am Ende eines
Trainings nach den Ziehübungen durchgeführt werden, um sicherzu-
stellen dass diese Muskeln ausreichend beansprucht wurden. Diese
Übung kann dazu beitragen, Schulterverletzungen in Schlägersport-
arten vorzubeugen, da sie die Muskeln rund um die Schulter festigt.
Alles was für den Reverse Fly gebraucht wird, sind zwei Kurzhanteln,
ein bisschen Platz und eine stabile Bank.

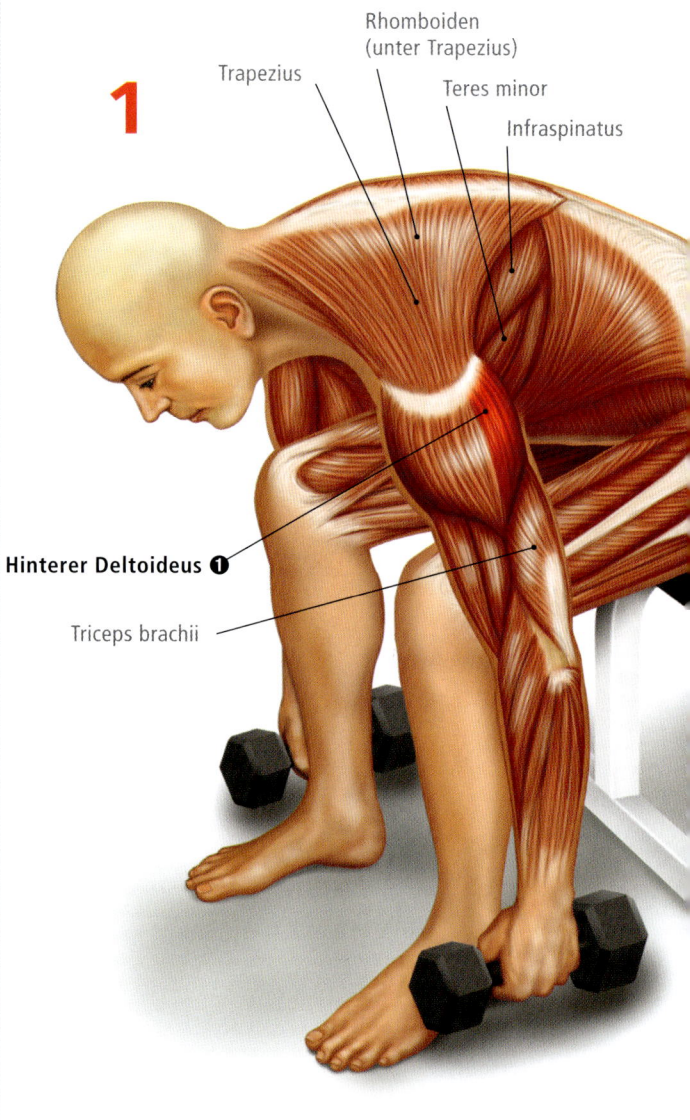

achtung

Halten Sie am Bewegungsende die
gestreckten Ellbogen im rechten Winkel zum Oberkörper, um die Rotatorenmanschette nicht zu belasten.

Anleitung

Setzen Sie sich an das Ende einer Bank und beugen sich so vor, dass
der Oberkörper auf den Schenkeln liegt. Fassen Sie die Hanteln
entweder unter den Beinen oder neben den Füßen, die Handflächen
sind zueinander gerichtet. Heben Sie die Arme zur Seite und drücken
Sie die Schulterblätter zusammen, bis die Ellbogen auf Schulterhöhe
sind. Senken Sie die Gewichte langsam und vorsichtig in die
Startposition ab.

Variationen

LEICHT

Legen Sie sich mit dem Gesicht nach unten auf eine Bank, um die
Übung durchzuführen, falls Sie keine bequeme Sitzposition finden.
Achten Sie darauf, dass Sie während der Übung keinen runden Rücken
machen.

SCHWER

Führen Sie die Übung im Stehen durch, wobei die Füße etwa hüftbreit
auseinander gestellt und die Knie leicht gebeugt sind. Lehnen Sie sich
mit den Hüften nach vorn und halten Sie den Rücken gerade.
Alternativ ersetzen Sie die Kurzhanteln durch einen tiefen Kabelzug
oder trainieren mit nur jeweils einem Arm.

Aktive Muskeln

❶ Hinterer Deltoideus

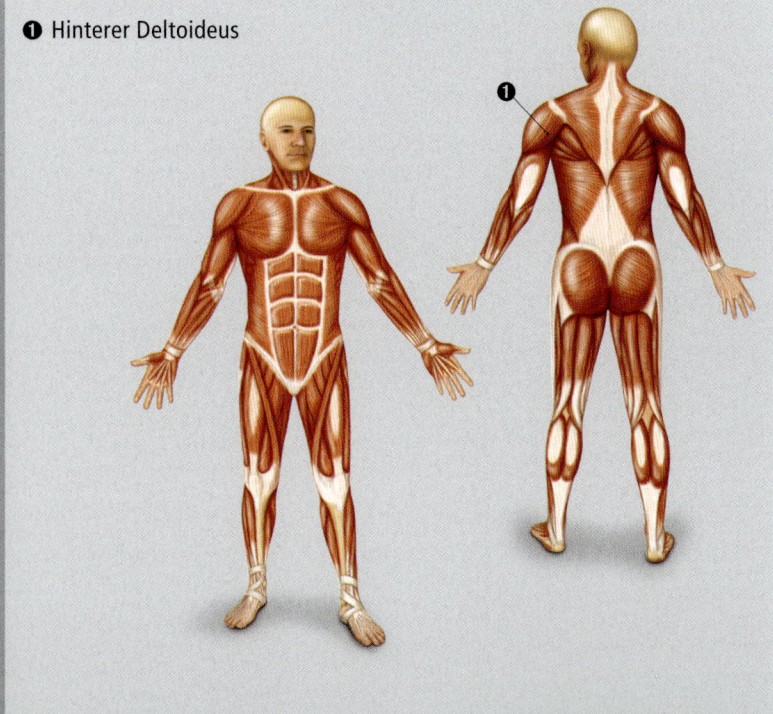

Rhomboiden
(unter Trapezius)

Trapezius

Teres minor

Infraspinatus

1

Hinterer Deltoideus ❶

Triceps brachii

2

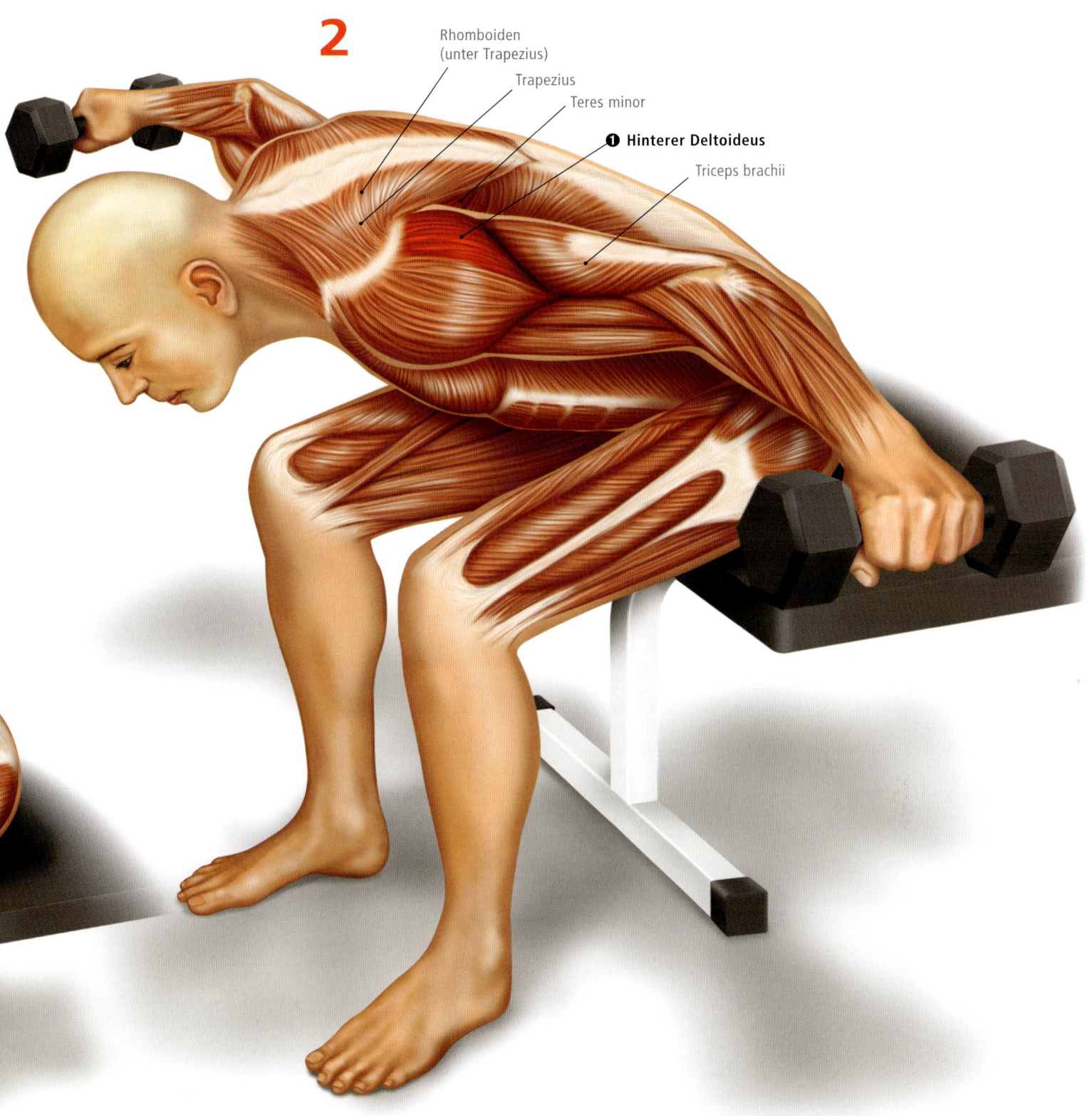

Rhomboiden
(unter Trapezius)

Trapezius

Teres minor

❶ **Hinterer Deltoideus**

Triceps brachii

▶ Bezeichnungen von aktiven
Muskeln sind schwarz, von
stabilisierenden Muskeln grau.

Einarmiges Rudern

Diese Übung bietet ein gutes Training für Rückenmuskeln in einer unterstützten, stabilen Position. Der große Rückenmuskel, die hinteren Deltamuskeln und die Bizepsmuskeln werden gestärkt, aber auch die Muskeln rund um das Schulterblatt und die Unterarme sowie die Griffkraft werden trainiert. Das einarmige Rudern wird in einer Position durchgeführt, die den unteren Rücken unterstützt. Die Übung, die für Anfänger ebenso wie für Fortgeschrittene geeignet ist, ist ideal für Sportarten, bei denen Greifen und Ziehen gefordert werden, wie etwa Kontaktsportarten, Rudern und Kajakfahren, und dient ganz generell dazu, Kraft aufzubauen. Benötigt werden eine stabile, etwa kniehohe Bank und eine Kurzhantel.

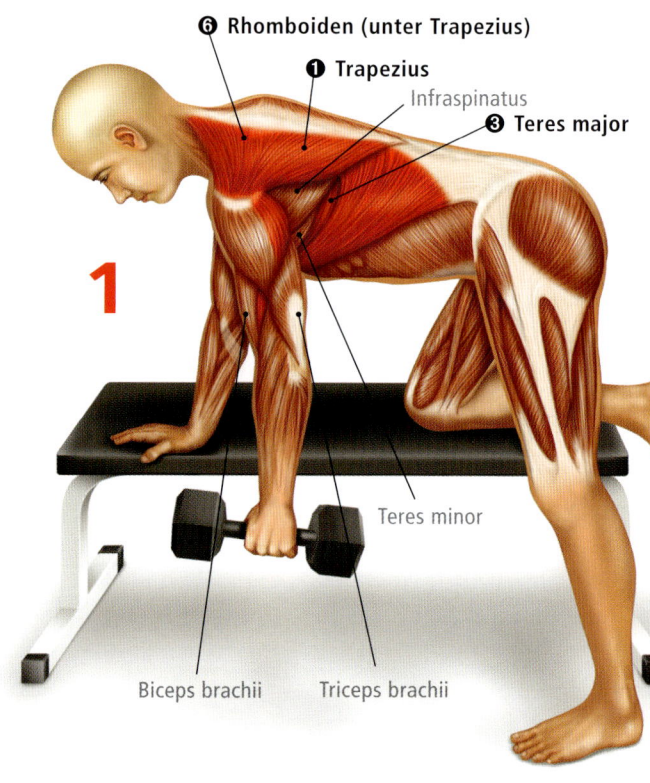

❻ Rhomboiden (unter Trapezius)
❶ Trapezius
Infraspinatus
❸ Teres major

1

Teres minor

Biceps brachii   Triceps brachii

Anleitung

Platzieren Sie das Knie und die Hand einer Körperhälfte so auf einer Bank, dass der Oberkörper horizontal ist. Stellen Sie den anderen Fuß ein Stück weiter hinten und seitlich auf den Boden. Fassen Sie die Hantel, wobei die Handfläche zur Bank zeigt. Ziehen Sie die Hantel zum Körper, bis sie den Oberkörper erreicht, der Ellbogen streift dabei an der Körperseite entlang. Senken Sie das Gewicht wieder ab, bis der Arm vollkommen ausgestreckt ist.

Variationen

LEICHT

Legen Sie sich mit dem Gesicht nach unten auf die Bank, wenn Sie sich in der knienden Position unsicher fühlen. Achten Sie darauf, dass Sie während der Übung keinen runden Rücken machen.

SCHWER

Führen Sie Übung stehend durch, dann wird es anspruchsvoller. Die Füße sind schulterbreit auseinander gestellt und die Knie gebeugt. Sie können auch stattdessen einen tiefen Kabelzug benutzen.

Aktive Muskeln

❶ Trapezius
❷ Hinterer Deltoideus
❸ Teres major
❹ Brachialis
❺ Latissimus dorsi

❻ Rhomboiden (unter Trapezius)

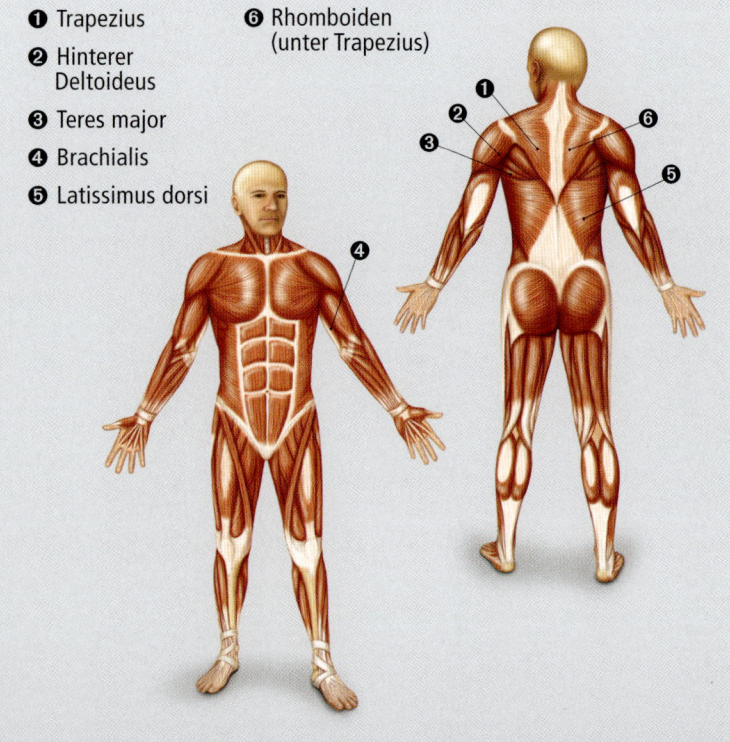

achtung

Drehen Sie den Körper nicht beim Hochziehen des Gewichts.

so ist's richtig

Halten Sie den Rücken beim Heben gerade und fixieren Sie einen Punkt etwa 1,5 m vor Ihnen.

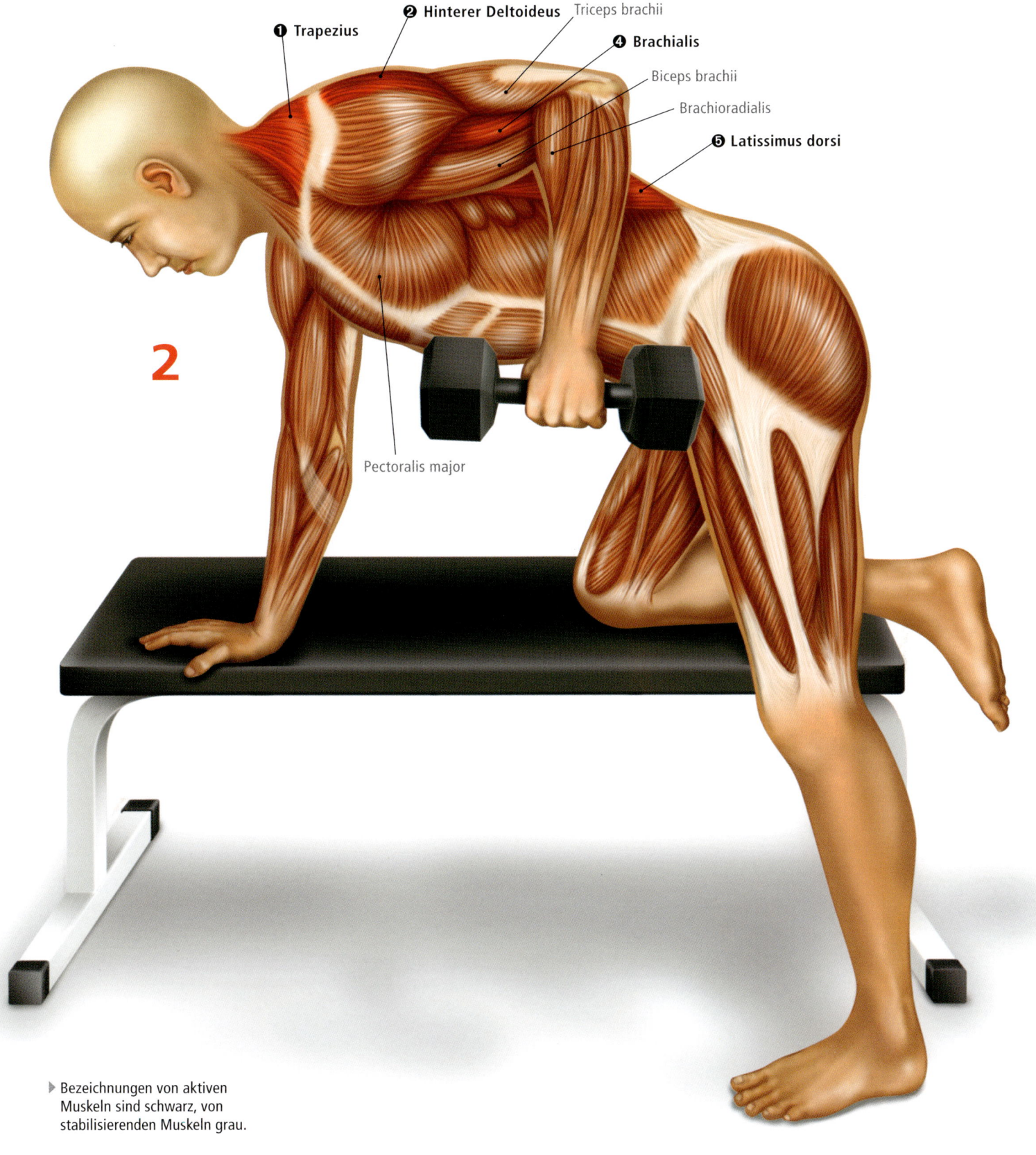

❶ **Trapezius**

❷ **Hinterer Deltoideus**   Triceps brachii

❹ **Brachialis**

Biceps brachii

Brachioradialis

❺ **Latissimus dorsi**

2

Pectoralis major

▸ Bezeichnungen von aktiven
Muskeln sind schwarz, von
stabilisierenden Muskeln grau.

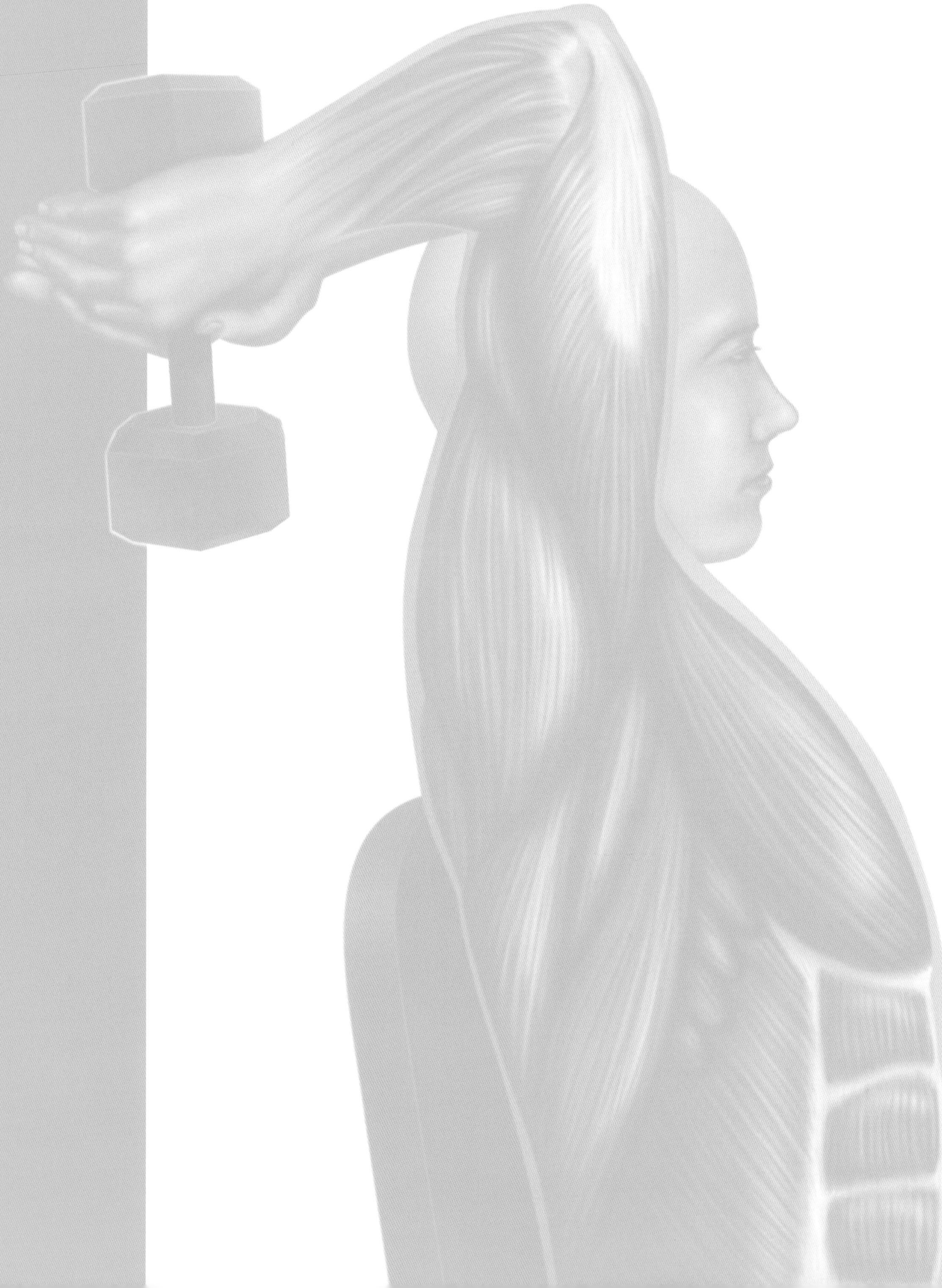

Arm- und Schulterübungen

Der Fokus der Übungen in diesem Abschnitt liegt auf dem Deltamuskel (Deltoideus). Während seine drei Faserschichten Kraft erzeugen, bietet die Rotatorenmanschette dynamische Stabilität und gibt Bewegungsspielraum rund um das Schultergelenk. Starke, feste Arme und Schultern verbessern die Leistung bei zahlreichen Sportarten. Armübungen beanspruchen die Beugemuskeln des Ellbogens – Biceps brachii, Brachialis, und Brachioradialis – sowie auch den Triceps brachii, der den Ellbogen streckt.

Da die Schulter- und Armmuskeln auch bei anderen Übungen gefordert werden, sorgen Sie für ausreichend Entspannung zwischen den Trainingseinheiten, um Überstrapazierungen zu vermeiden. Besonders anfällig sind der vordere Deltoideus und die Rotatorenmanschette, achten Sie daher besonders auf den hinteren Deltoideus.

Bizepscurl

Diese klassische Übung ist seit Jahrzenten Teil jedes Krafttraings-programms. Sie kann von Anfängern und Fortgeschrittenen ausgeführt werden und hat viele Varianten. Der Bizepscurl beansprucht den Biceps brachii, bildet aber auch für andere Muskeln des Oberarms, den Brachialis und den Brachioradialis, ein gutes Training. Die Muskeln der Schulter und des Unterarmes müssen ebenfalls angespannt werden, um die Bewegung zu unterstützen. Da nur etwas Platz am Boden sowie eine Lang- oder zwei Kurzhanteln benötigt werden, kann diese Übung praktisch überall durchgeführt werden.

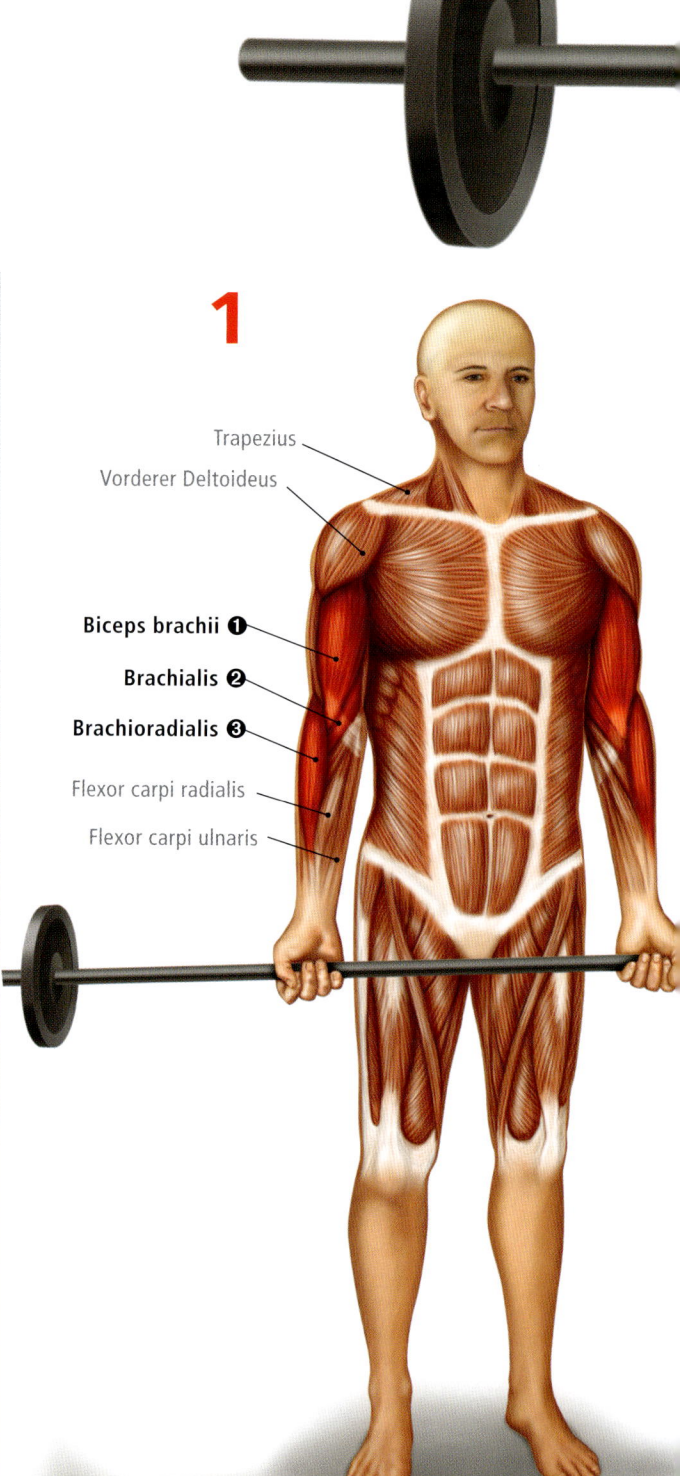

1

Anleitung	Stellen Sie Ihre Füße schulterbreit auseinander und beugen Sie leicht die Knie. Fassen Sie die Hantel mit den Händen schulterbreit, die Handflächen zeigen dabei weg vom Körper. Sie können die Hände in größerem oder kleinerem Abstand halten, wenn dies angenehmer ist. Heben Sie die Hantel, bis die Unterarme senkrecht aufgerichtet sind; die Ellbogen liegen dabei dicht am Körper. Senken Sie die Hantel, bis die Arme ausgestreckt sind.
Variationen LEICHT	Stellen Sie einen Fuß nach vorn und einen nach hinten, wenn Sie unsicher sind oder schwere Gewichte heben. Diese Position hält den Rumpf still und unterstützt den unteren Rücken.
Variationen SCHWER	Die Übung kann mit Kurzhanteln im Sitzen oder Stehen ausgeführt werden. Nehmen Sie die Hantel mit zueinander gerichteten Handflächen auf, dann drehen Sie die Handgelenke um 90 Grad, sodass die Handflächen am Ende der Bewegung zur Schulter zeigen.

Aktive Muskeln

❶ Biceps brachii
❷ Brachialis
❸ Brachioradialis

Trapezius
Vorderer Deltoideus

Biceps brachii ❶
Brachialis ❷
Brachioradialis ❸
Flexor carpi radialis
Flexor carpi ulnaris

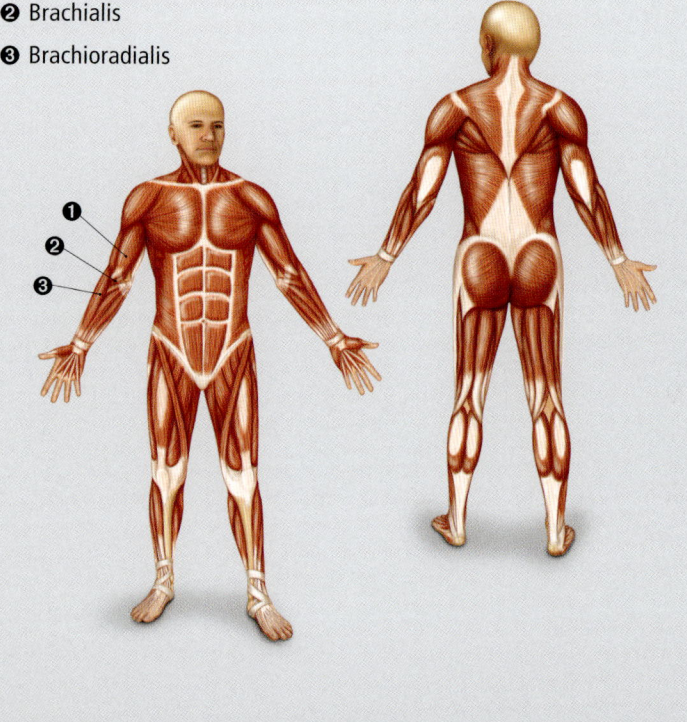

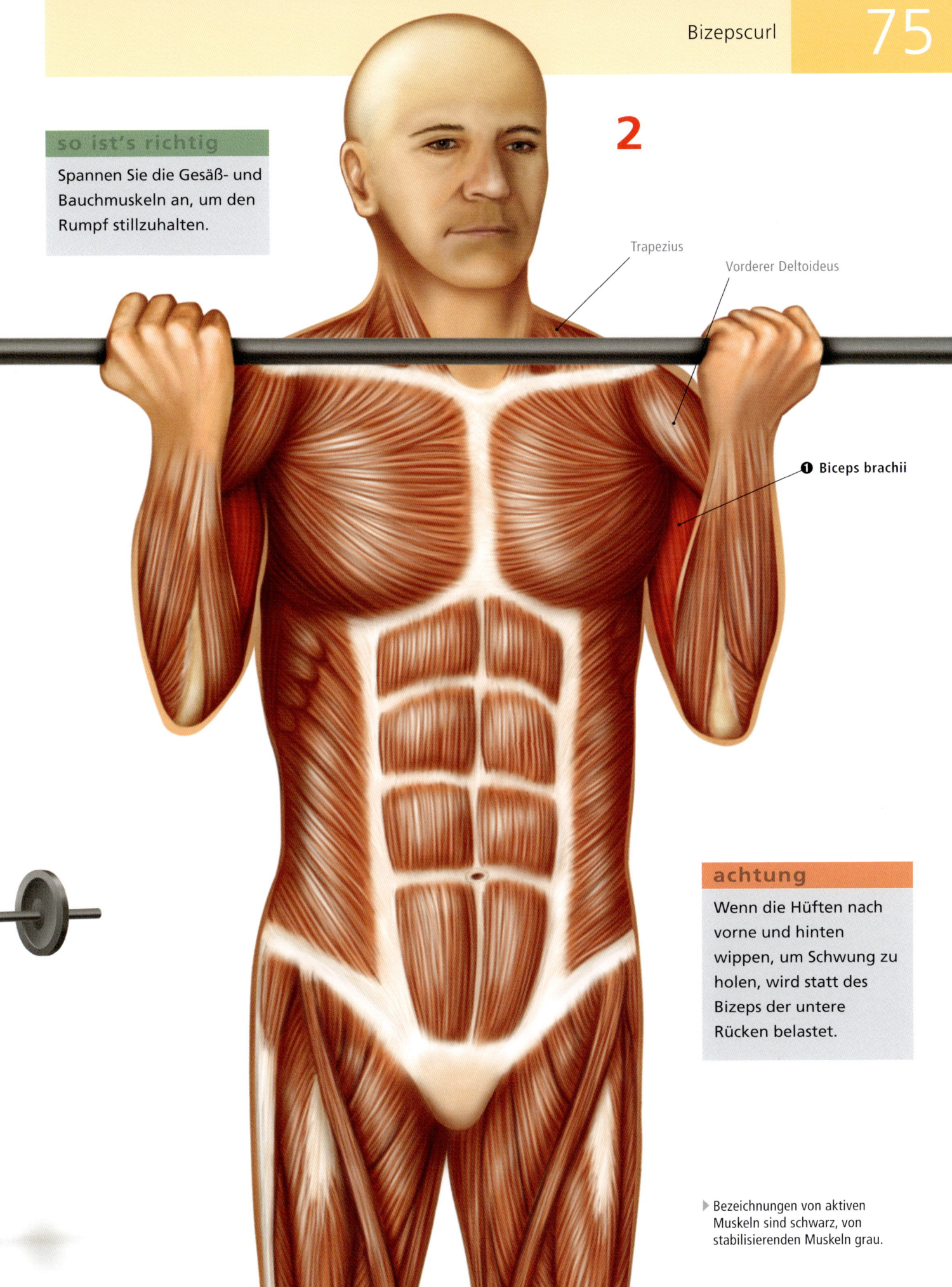

2

Trapezius

Vorderer Deltoideus

❶ Biceps brachii

▶ Bezeichnungen von aktiven Muskeln sind schwarz, von stabilisierenden Muskeln grau.

Konzentrationscurl

Diese einfache Übung beansprucht die Muskeln des Oberarms. Der Brachialis ist der aktivste dieser Muskeln, da der kurze Kopf des Biceps brachii durch die Schulterflexion benachteiligt wird. Der Konzentrationscurl ist somit eine gute Ergänzung oder gelegentliche Alternative zu traditionelleren Bizeps-Übungen und bietet ein optimales Training für den Oberarm. Die stabile Sitzposition reduziert die Belastung des unteren Rückens, verringert den Schwung und isoliert die Oberarmmuskeln.

achtung

Wenn Sie den Rumpf während der Übung verdrehen oder aufrichten müssen, um die Hantel zu beugen, dann ist diese zu schwer.

so ist's richtig

Die zweite Hand liegt zur Stabilisation auf dem Oberschenkel.

Anleitung

Setzen Sie sich auf eine Bank und legen Sie eine Kurzhantel zwischen Ihre Füße. Beugen Sie sich leicht nach vorne, sodass der Ellbogen am Schenkel lehnt. Fassen Sie die Hantel so, dass die Handfläche vom Körper weg zeigt, und beugen Sie den Arm zur Schulter. Halten Sie den Ellbogen mithilfe des Oberschenkels still. Senken Sie dann das Gewicht, bis der Arm wieder ausgestreckt ist.

Variationen

LEICHT

Statt den Ellbogen am Oberschenkel zu platzieren, stellen Sie ihn darauf, um das Anheben des Gewichts zu erleichtern.

SCHWER

Bei einem Hammer-Curl drehen sich die Handgelenke während der Übung so, dass der Daumen am Ende der Bewegung nach oben zeigt. Diese Variation beansprucht den Beugemuskel Brachioradialis.

Aktive Muskeln

❶ Brachialis
❷ Biceps brachii
❸ Brachioradialis

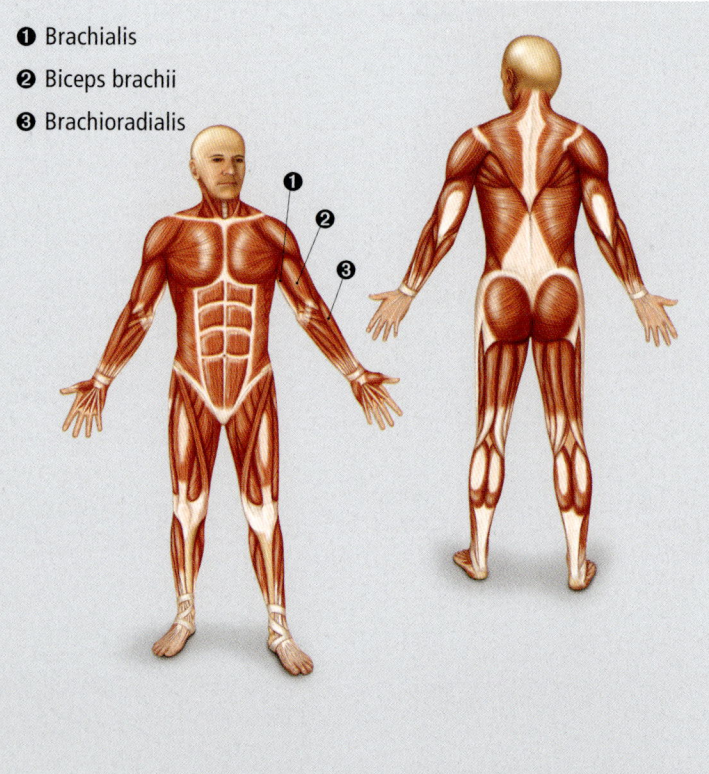

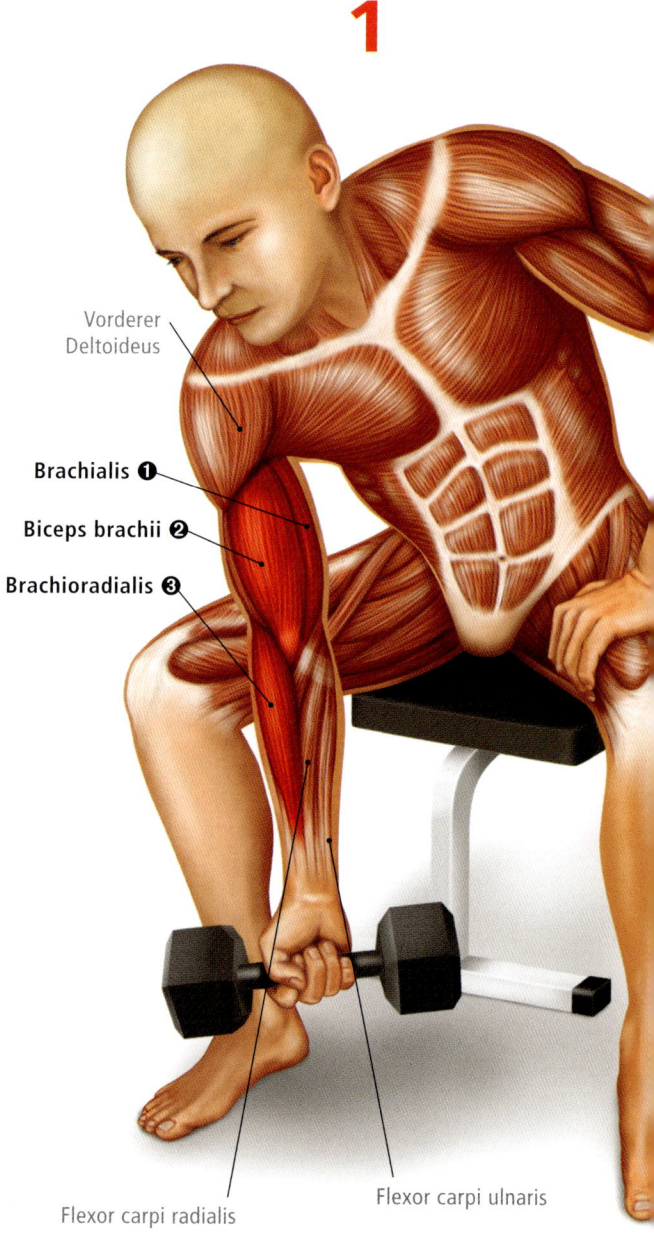

1

Vorderer Deltoideus

Brachialis ❶
Biceps brachii ❷
Brachioradialis ❸

Flexor carpi radialis

Flexor carpi ulnaris

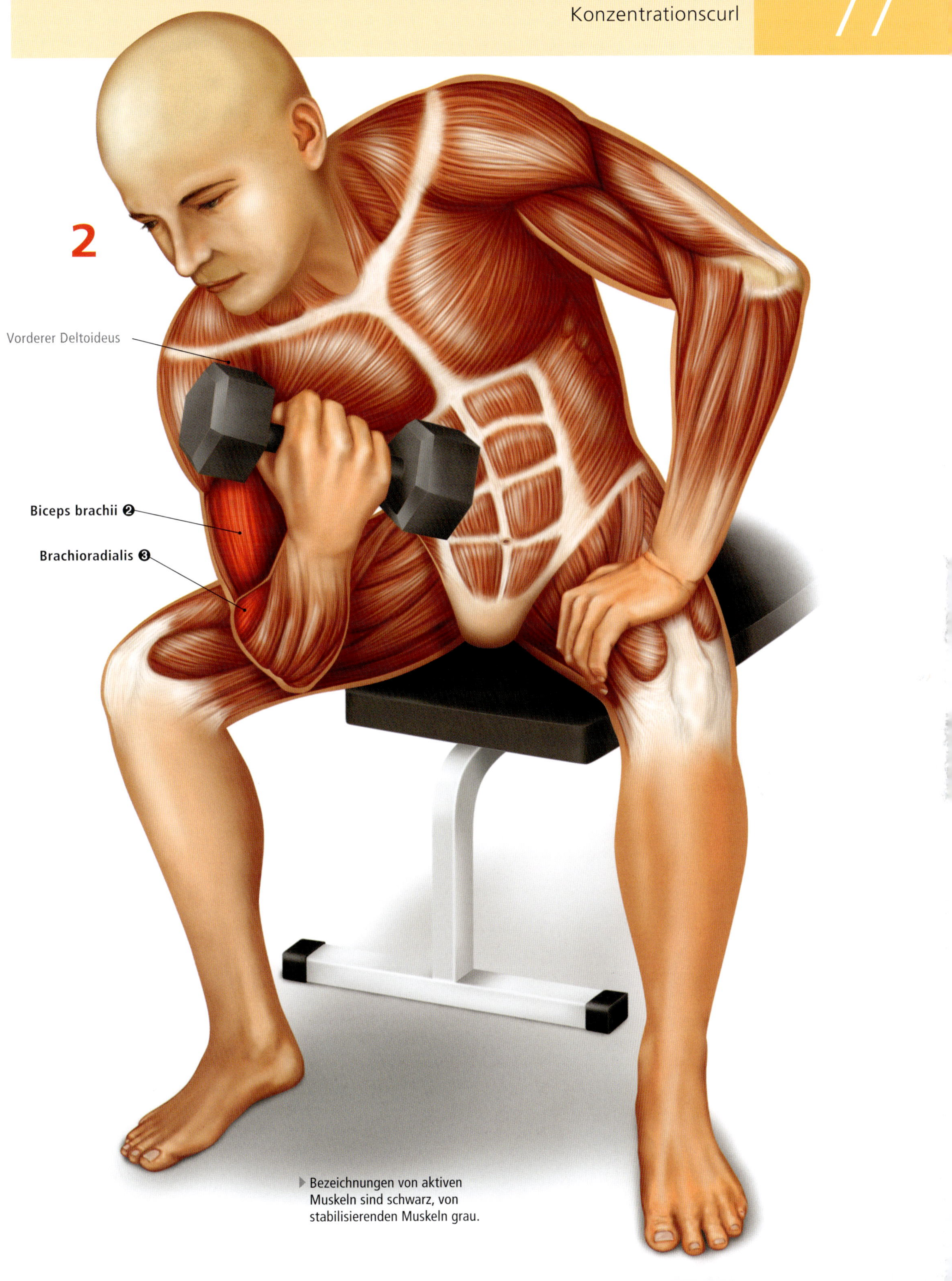

2

Vorderer Deltoideus

Biceps brachii ❷

Brachioradialis ❸

▶ Bezeichnungen von aktiven
Muskeln sind schwarz, von
stabilisierenden Muskeln grau.

Kabelcurl

Diese Biezepsübung steht für gewöhnlich am Ende eines Trainings. Beansprucht werden Brachialis und Caput longum des Biceps brachii, allerdings werden wie bei jeder stehenden Übung auch die Bauchmuskeln und unteren Rückenmuskeln benötigt, um den Rumpf zu stabilisieren; außerdem muss sich die Rotatorenmanschette zusammenziehen, um die Schulter zu stützen. Der Kabelcurl ist eine gute Übung für Wurfsportarten wie Handball, Basketball oder Wasserball, da die Bizepsmuskeln in einer Position gestärkt werden, in der sie zur Stabilität der Schultern in der Überkopf-Wurfposition beitragen. Die Übung sollte in einem Fitnesscenter durchgeführt werden, da zwei hohe Kabelzüge benötigt werden.

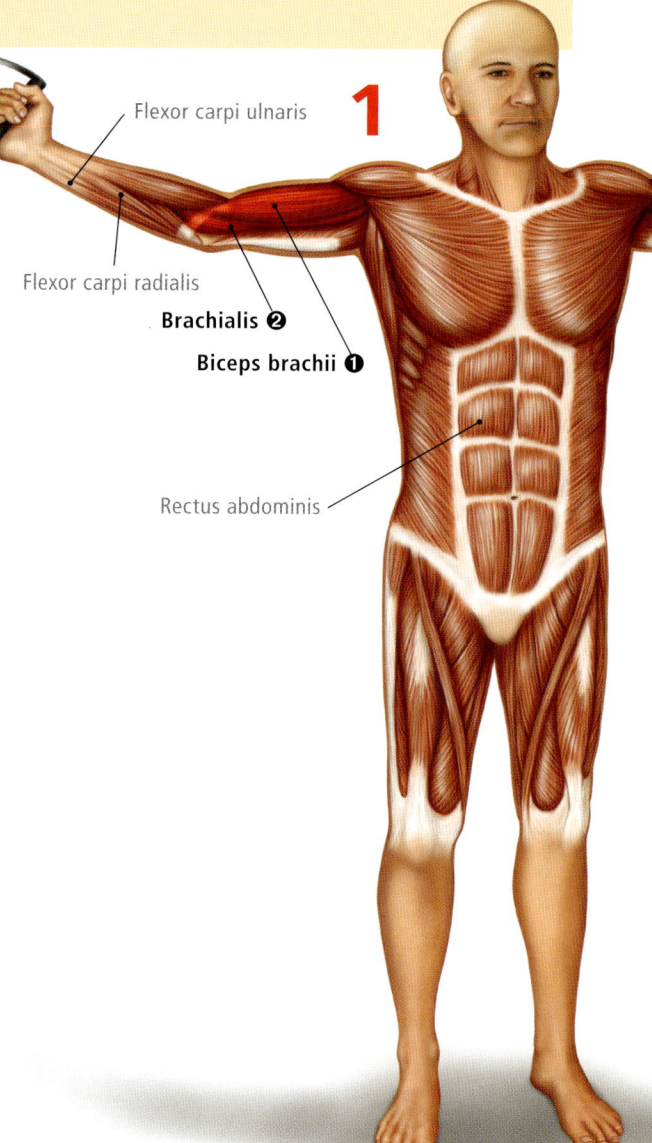

Flexor carpi ulnaris

1

Flexor carpi radialis

Brachialis ❷

Biceps brachii ❶

Rectus abdominis

Variationen

Anleitung

Fassen Sie die Kabel so, dass Sie mit ausgestreckten Armen in der Mitte stehen können. Die Handfächen zeigen nach oben. Ziehen Sie die Griffe zu den Schultern, die Oberarme und der Körper bleiben ruhig. Kehren Sie anschließend zur Ausgangsposition zurück.

LEICHT

Fassen Sie die Griffe und treten Sie einen Schritt zurück, sodass die Arme 45 Grad angewinkelt sind. Dies verringert die Belastung der Schultern. Ziehen Sie dann die Griffe zu den Schultern; Oberarme und Körper bleiben ruhig.

SCHWER

Verwenden Sie statt Kabeln Zugseile. Die Handflächen weisen anfangs vom Körper weg, werden aber am Ende der Bewegung so gedreht, dass sie zu den Schultern zeigen.

Aktive Muskeln

❶ Biceps brachii
❷ Brachialis

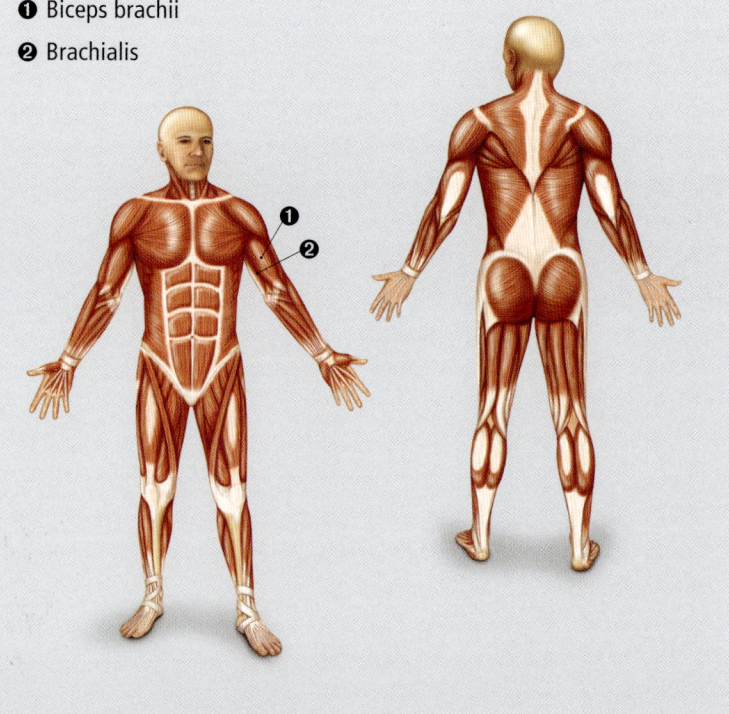

so ist's richtig

Halten Sie den Rumpf und die Oberarme während der gesamten Übung still.

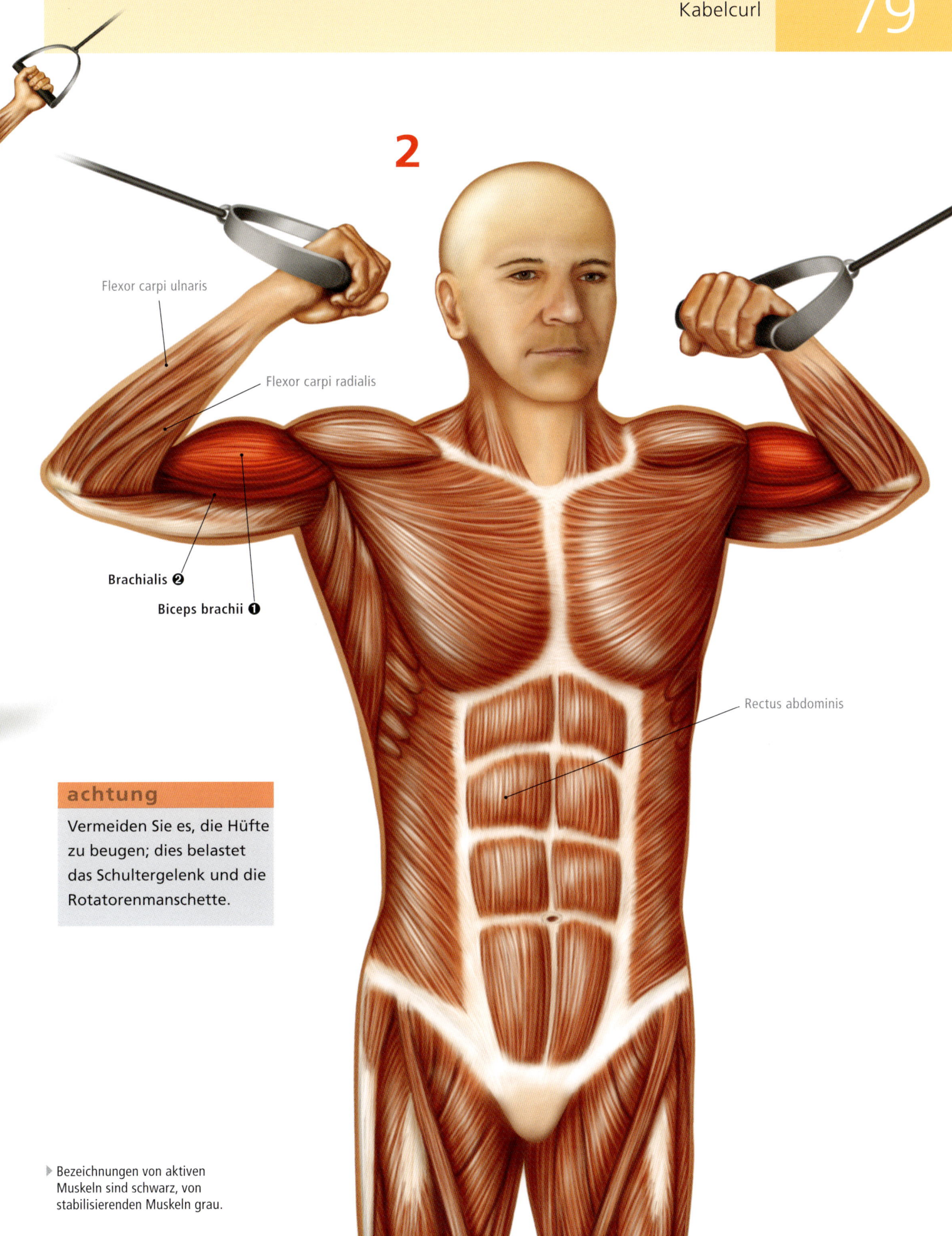

2

Flexor carpi ulnaris

Flexor carpi radialis

Brachialis ❷

Biceps brachii ❶

Rectus abdominis

achtung

Vermeiden Sie es, die Hüfte zu beugen; dies belastet das Schultergelenk und die Rotatorenmanschette.

▶ Bezeichnungen von aktiven Muskeln sind schwarz, von stabilisierenden Muskeln grau.

Trizepsdrücken

Diese Übung wird besonders häufig benutzt, um Größe und Stärke der Trizepsmuskeln zu verbessern. Das vielseitige Trizepsdrücken beansprucht den Triceps brachii und kann mit verschiedenen Griffen und Aufsätzen absolviert werden. Mit zunehmender Dauer und stets steigenden Gewichten erhalten die Bauchmuskeln ein gutes Nebentraining. Die Übung ist für Anfänger und Fortgeschrittene geeignet und kann am besten im Fitnesscenter ausgeführt werden.

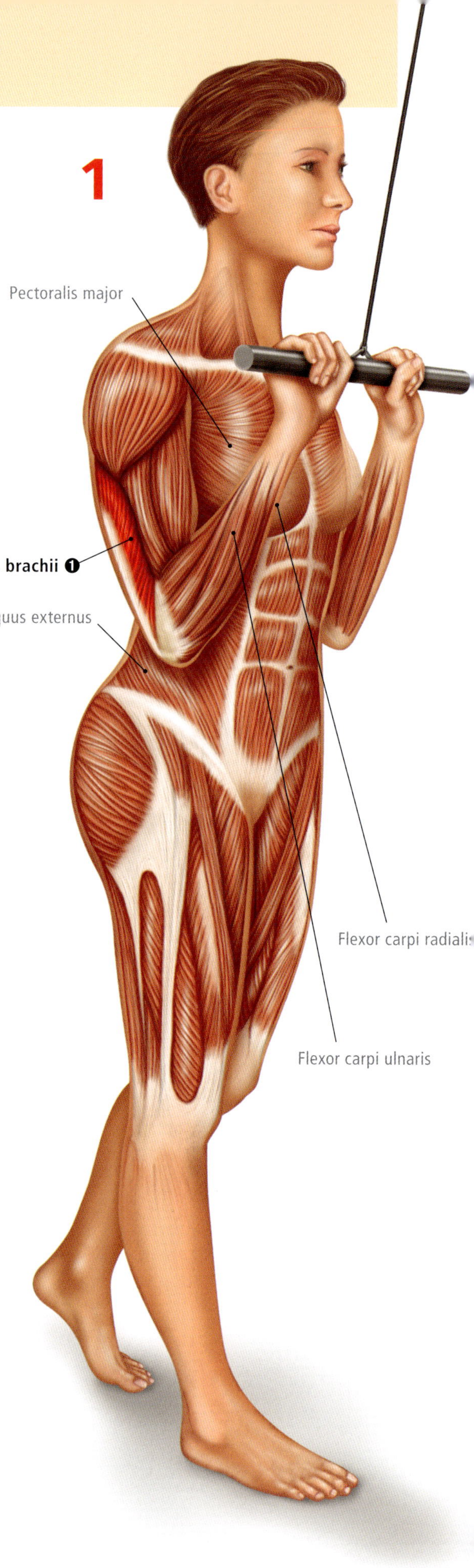

1

Pectoralis major

Triceps brachii ❶

Obliquus externus

Flexor carpi radialis

Flexor carpi ulnaris

Anleitung

Fassen Sie den Griff des Seilzugs etwas enger als schulterbreit. Die Handflächen zeigen zum Boden. Strecken Sie die Arme und ziehen Sie den Griff zum Boden; die Ellbogen liegen nahe am Körper und die Bauchmuskeln sind angespannt. Kehren Sie dann zur Ausgangsposition zurück.

Variationen

LEICHT

Stellen Sie einen Fuß vor den anderen, um eine bessere Stabilität zu erreichen – dies hält auch den Rumpf still. Ein Seilzug mit einem 45-Grad-Winkel nimmt Druck von den Handgelenken.

SCHWER

Verwenden Sie ein Zugseil statt eines Kabels und fassen Sie dieses mit nach oben weisenden Handflächen. Halten Sie die Hände am Ende der Bewegung eng zusammen und drehen Sie die Handgelenke so, dass die Handflächen unten zum Boden zeigen. So wird der Trizepsmuskel stärker beansprucht.

Aktive Muskeln

❶ Triceps brachii

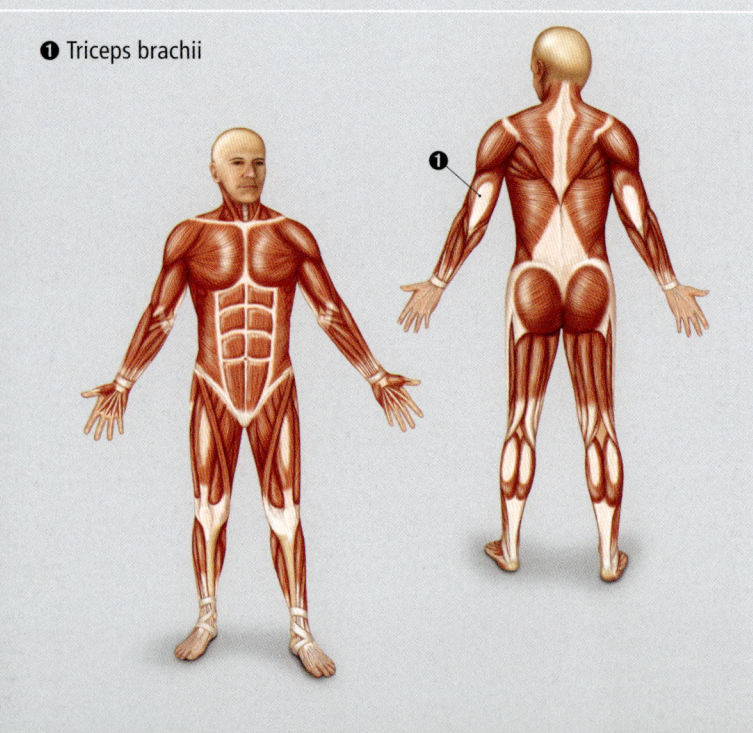

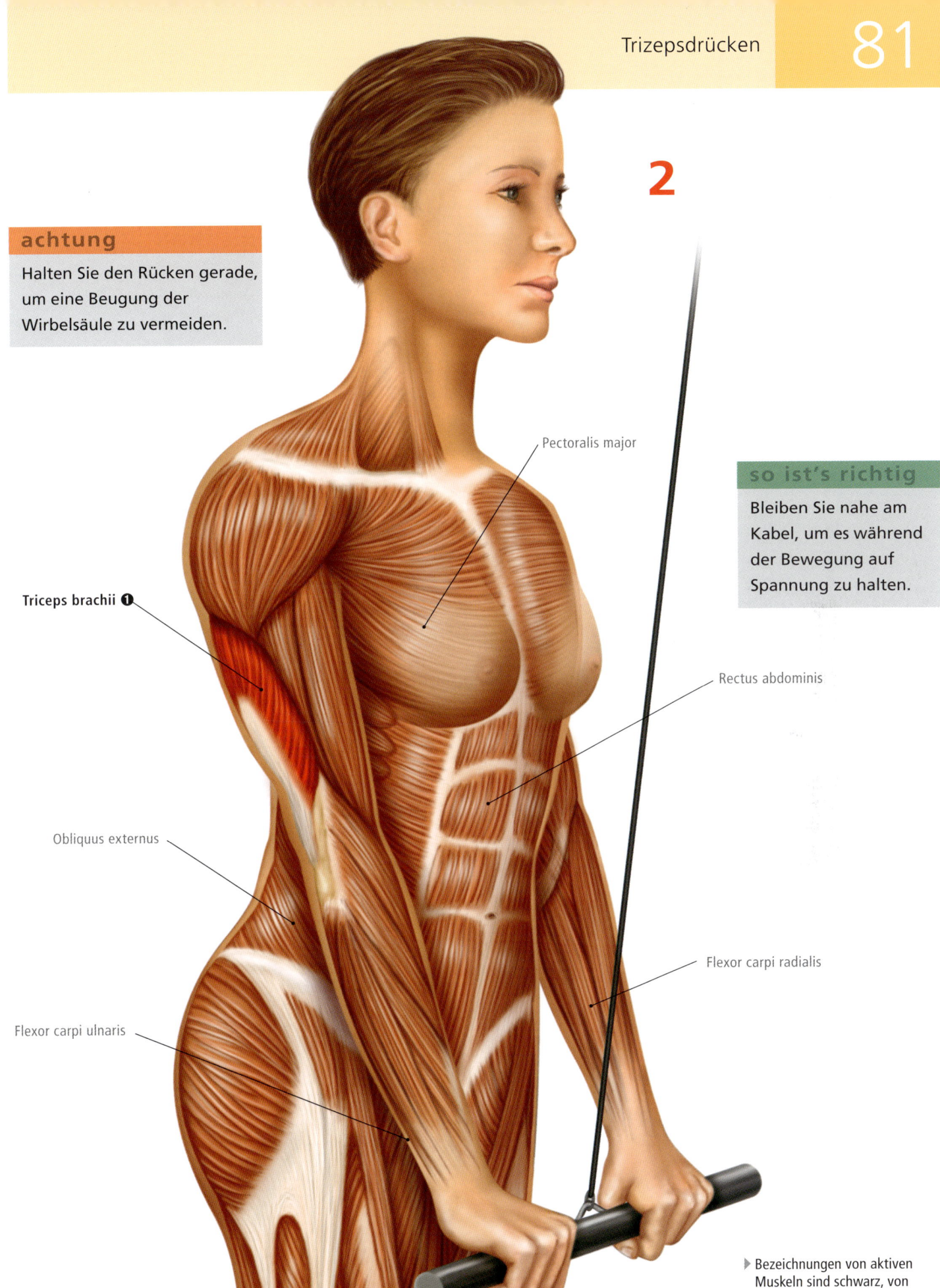

2

achtung

Halten Sie den Rücken gerade, um eine Beugung der Wirbelsäule zu vermeiden.

Pectoralis major

so ist's richtig

Bleiben Sie nahe am Kabel, um es während der Bewegung auf Spannung zu halten.

Triceps brachii ❶

Rectus abdominis

Obliquus externus

Flexor carpi radialis

Flexor carpi ulnaris

▶ Bezeichnungen von aktiven Muskeln sind schwarz, von stabilisierenden Muskeln grau.

Trizeps-Extension

Bei dieser Übung wird der Triceps brachii mithilfe einer Kurzhantel effizient beansprucht. Das Handgelenk und der Deltamuskel stabilisieren den Arm, während der Trizeps nach einer Anfangsphase größtmöglicher Dehnung am Ende der Übung in die Streckung übergeht. Die Trizeps-Extension ist besonders geeignet für Sportarten, bei denen Überkopf-Bewegungen wichtig sind, wie etwa beim Aufschlagen oder Schmettern im Tennis oder Volleyball. Die Übung kann zuhause oder im Fitnesscenter durchgeführt werden, sie sollte aber bei Ungeübten zunächst unter Aufsicht stattfinden, da ein Gewicht über den Kopf gehoben wird.

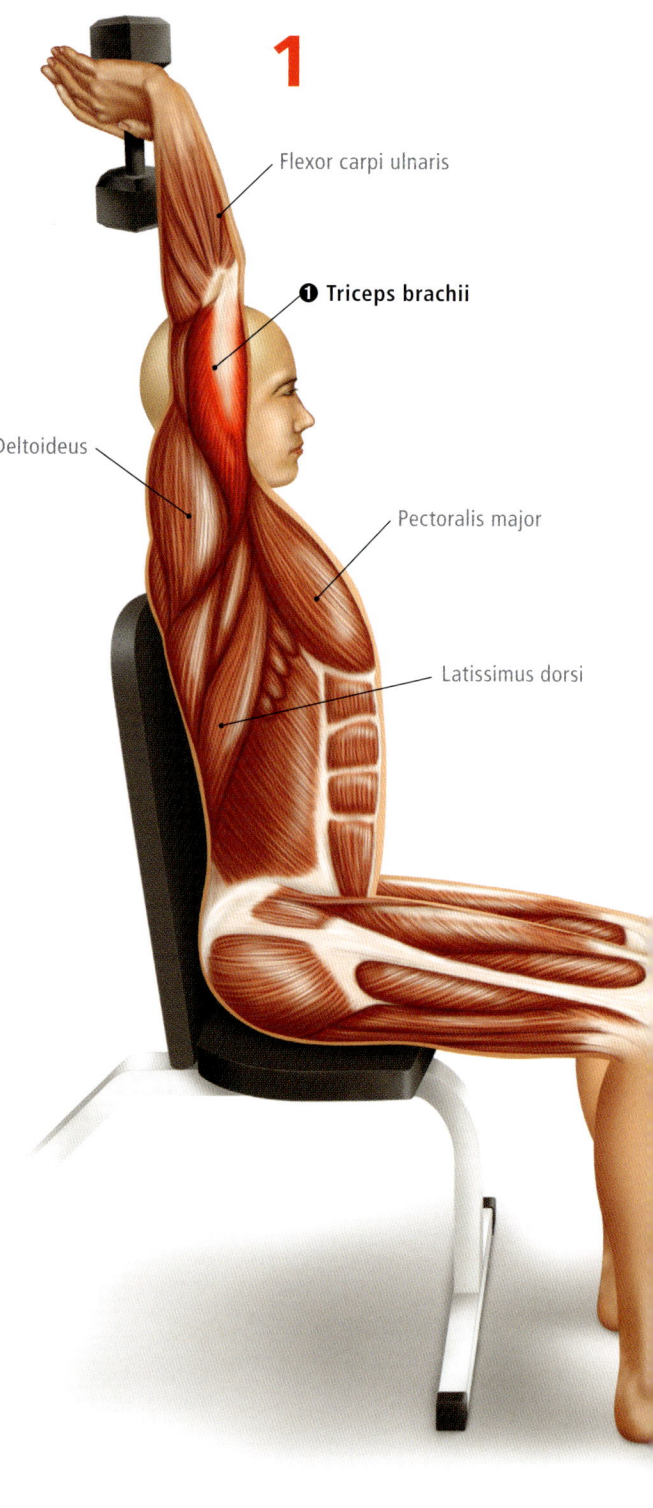

1

Flexor carpi ulnaris

❶ Triceps brachii

Deltoideus

Pectoralis major

Latissimus dorsi

Anleitung	Setzen Sie sich auf eine Bank mit Rückenlehne und halten Sie eine Hantel mit ausgestreckten Armen über dem Kopf. Die Handflächen werden dazu an einer Seite der Hantel gegen das Gewicht gestemmt, die Daumen umfassen dabei die Stange. Beugen Sie die Ellbogen und führen Sie das Gewicht hinter den Kopf, dann bewegen Sie die Hantel wieder zurück in die Ausgangsposition.
Variationen — LEICHT	Legen Sie sich rücklings auf eine Bank und nehmen Sie eine Hantel in jede Hand, die Handflächen zeigen zueinander. Strecken Sie die Arme nach oben und führen Sie die Hanteln hinter den Kopf, wobei die Ellbogen fixiert bleiben. Bewegen Sie die Hanteln wieder zurück, bis die Arme ausgestreckt sind.
Variationen — SCHWER	Halten Sie die Hantel mit nur einer Hand, die Handfläche zeigt nach vorne. Strecken Sie den Arm in einer sitzenden Position aus, sodass sich die Hantel über Ihrem Kopf befindet. Beugen Sie dann den Ellbogen und führen Sie die Hantel hinter den Kopf. Bewegen Sie die Hantel wieder zurück in die Ausgangsposition über dem Kopf.

Aktive Muskeln

❶ Triceps brachii

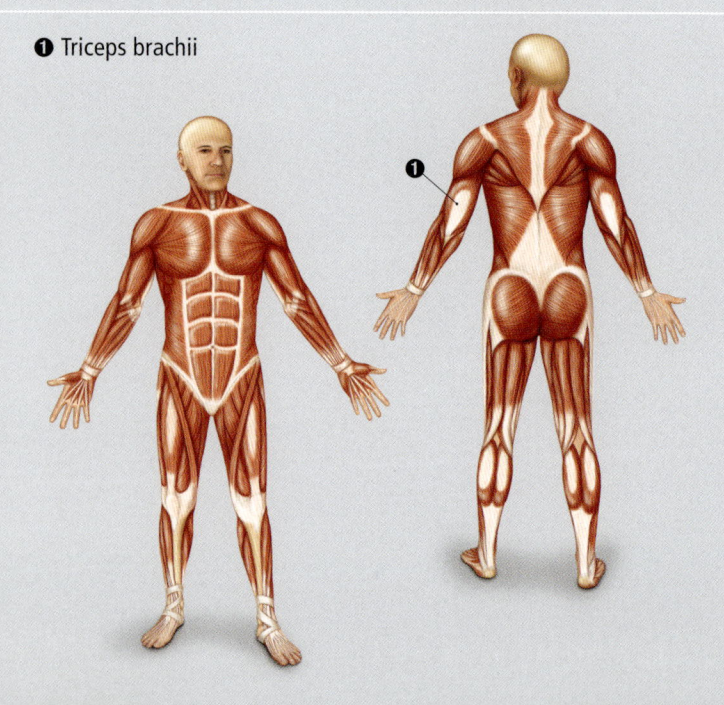

❶

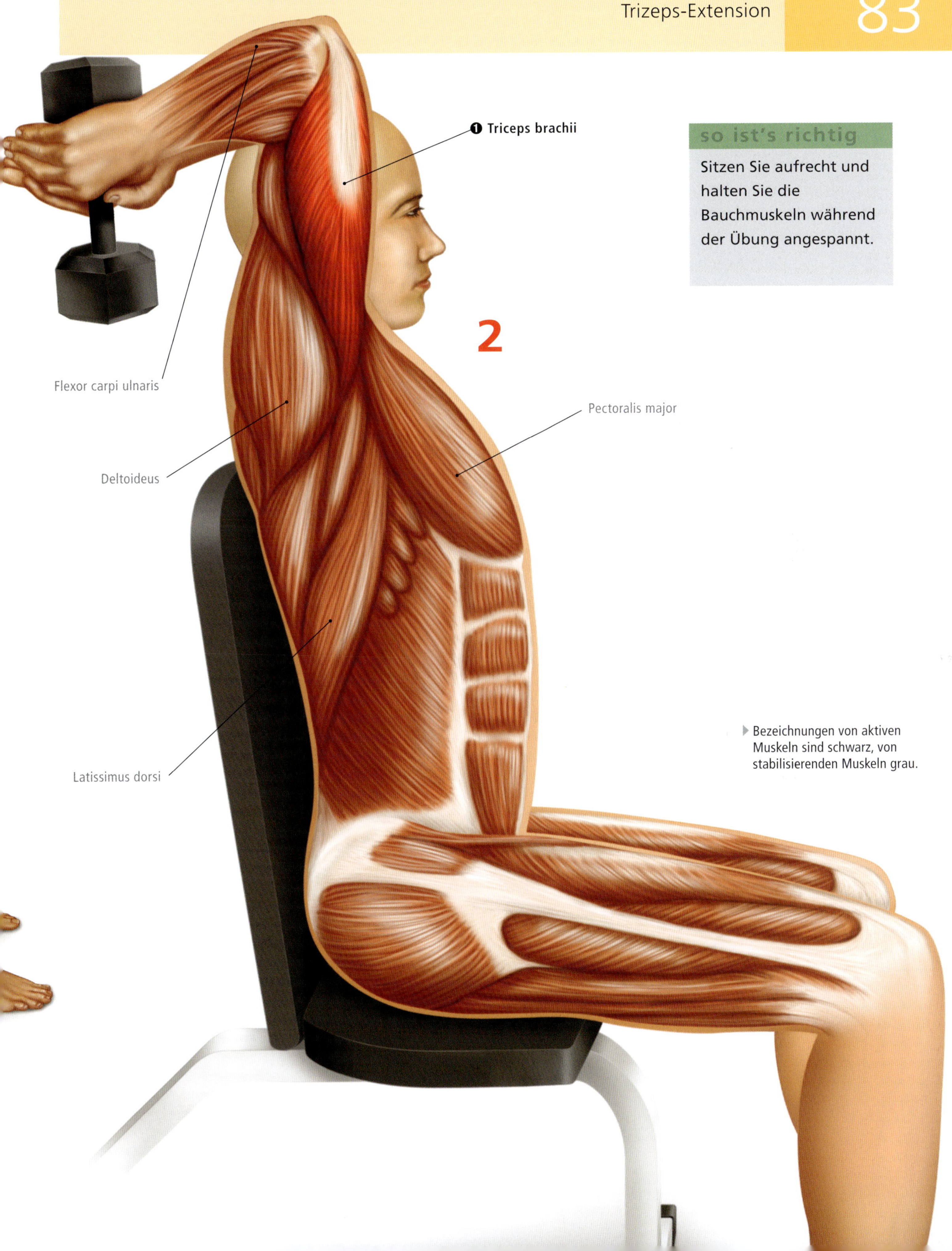

❶ Triceps brachii

Flexor carpi ulnaris

Deltoideus

Latissimus dorsi

Pectoralis major

2

Sitzen Sie aufrecht und halten Sie die Bauchmuskeln während der Übung angespannt.

▸ Bezeichnungen von aktiven Muskeln sind schwarz, von stabilisierenden Muskeln grau.

Trizeps-Kickback

Bei dieser einfachen Übung werden eine Bank und eine Kurzhantel benötigt. Sie trainiert den Triceps brachii, besitzt aber einen eingeschränkten Bewegungsradius, wodurch sie für Anfänger gut geeignet ist, aber auch für Fortgeschrittene eine gute Ergänzung zu traditionellen Trizeps-Übungen darstellt. Die Bank stützt den Rumpf, sodass wenig bis gar keine Belastung für den unteren Rücken entsteht. Der Triceps brachii arbeitet in der verkürzten Position besonders effizient, was am Ende dieser Bewegung deutlich spürbar wird.

achtung

Halten Sie den Rumpf während der Übung still.

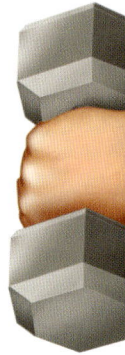

Anleitung

Platzieren Sie Knie und Hand einer Körperhälfte so auf einer Bank, dass der Rumpf horizontal ist. Stellen Sie den anderen Fuß etwas nach hinten und seitlich versetzt auf den Boden. Fassen Sie die Hantel so, dass die Handfläche zur Bank zeigt. Der Ellbogen liegt an der Körperseite an, der Arm ist im rechten Winkel gebogen. Strecken Sie nun den Arm vom fixierten Ellbogen aus gerade nach hinten. Bringen Sie die Hantel dann wieder in die Ausgangsposition zurück.

Variationen

LEICHT

Senken Sie den Ellbogen herab, sodass er etwas unter dem Körper liegt. Dies reduziert den Bewegungsradius des Trizeps, verringert aber auch die Effektivität der Übung.

SCHWER

Fassen Sie die Hantel so, dass die Handfläche nach vorn zeigt. Der Ellbogen liegt dicht an der Körperseite und der Arm bildet einen rechten Winkel. Dieser Griff beansprucht den Trizeps stärker. Strecken Sie den Arm vom fixierten Ellbogen aus gerade nach hinten und kehren Sie dann wieder zur Ausgangsposition zurück.

Aktive Muskeln

❶ Triceps brachii

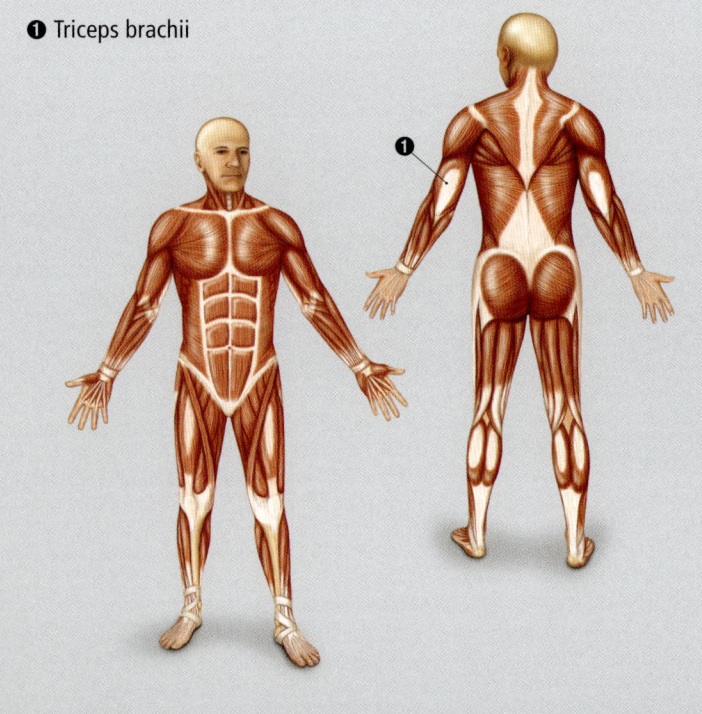

❶ Triceps brachii

Extensor carpi ulnaris

Hinterer Deltoideus

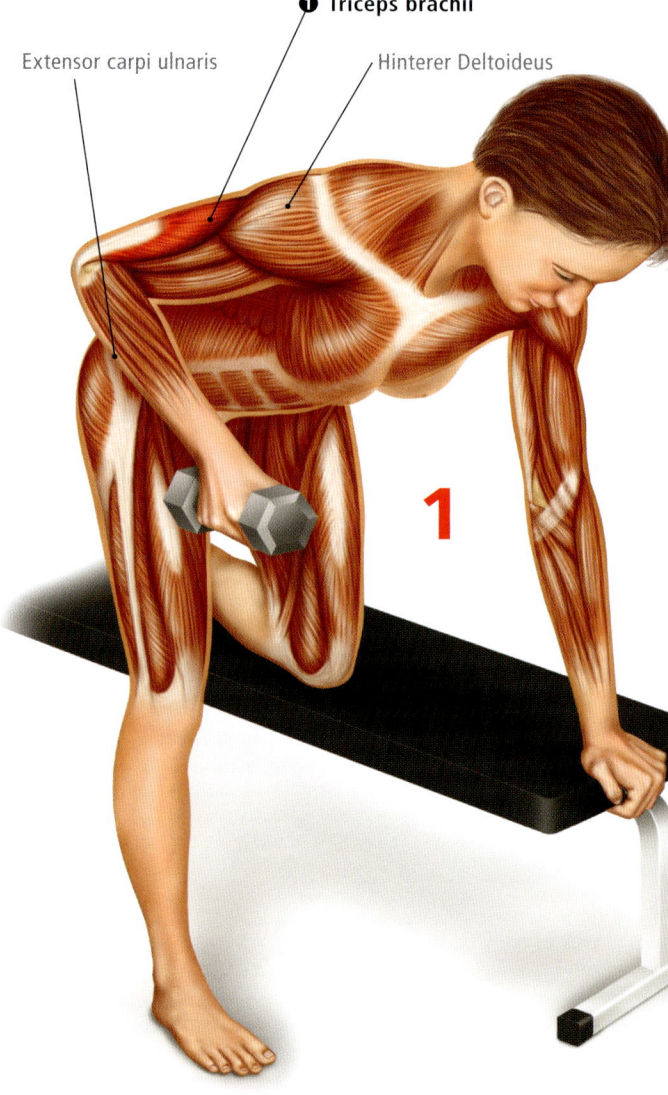

1

2

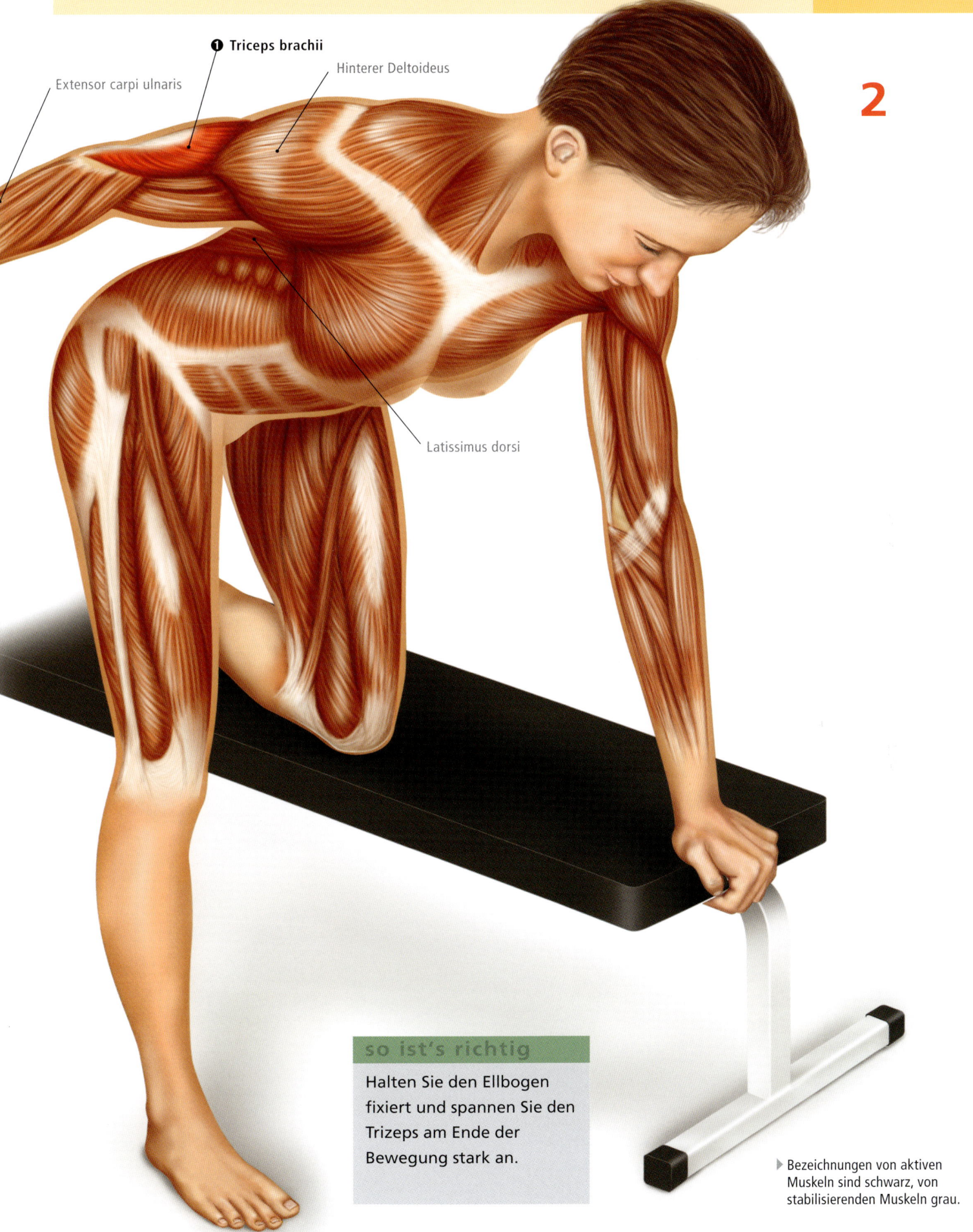

❶ **Triceps brachii**

Hinterer Deltoideus

Extensor carpi ulnaris

Latissimus dorsi

so ist's richtig

Halten Sie den Ellbogen fixiert und spannen Sie den Trizeps am Ende der Bewegung stark an.

▸ Bezeichnungen von aktiven Muskeln sind schwarz, von stabilisierenden Muskeln grau.

Schulterdrücken

Diese Basisübung gehört zu jedem Trainingsprogramm für Geübte und Fortgeschrittene – Schulterdrücken beansprucht den vorderen und seitlichen Deltoideus, aber auch den Triceps brachii. Das Heben von Hanteln über den Kopf erfordert darüber hinaus viel Stabilität von Rumpf und Schultern, wodurch auch der Supraspinatus, der Trapezius, der Serratus anterior und die Bauch- sowie die unteren Rückenmuskeln trainiert werden. Diese Übung eignet sich besonders für Sportarten, bei denen Drücken oder Heben über den Kopf gefordert sind, wie etwa Rugby, Kampfsportarten oder Tanzen. Die Übung kann im Fitnesscenter oder zuhause durchgeführt werden, sie sollte jedoch möglichst unter Aufsicht erfolgen.

Anleitung

Setzen Sie sich auf eine Bank mit Rückenlehne und halten Sie beide Hanteln auf Ohrhöhe, wobei die Handflächen nach vorn zeigen. Die Unterarme sind senkrecht zum Boden ausgerichtet. Drücken Sie die Hanteln über den Kopf, bis sie oben zusammentreffen und die Arme voll ausgestreckt sind. Bringen Sie die Gewichte langsam wieder zurück in die Anfangsstellung. Bei schweren Gewichten kann ein Trainer helfen, die richtige Ausgangsposition zu finden.

Variationen

LEICHT

Benutzen Sie beim Millitary Press eine Bank mit Rückenlehne. Fassen Sie eine Langhantel mit den Händen etwas weiter als schulterbreit, wobei die Handflächen nach vorn zeigen. Drücken Sie die Hantel über den Kopf, bis die Arme voll ausgestreckt sind und senken Sie sie dann langsam wieder ab.

SCHWER

Bei einem Arnold Press halten Sie zwei Kurzhanteln vor den Schultern, die Handflächen weisen zum Körper und die Ellbogen liegen unter den Handgelenken. Drücken Sie die Hanteln nach oben und drehen Sie die Arme dabei so, dass die Handflächen am Ende nach vorn zeigen. Drehen Sie die Arme wieder zurück und senken Sie die Gewichte in die Startposition.

Aktive Muskeln

❶ Vorderer und seitlicher Deltoideus

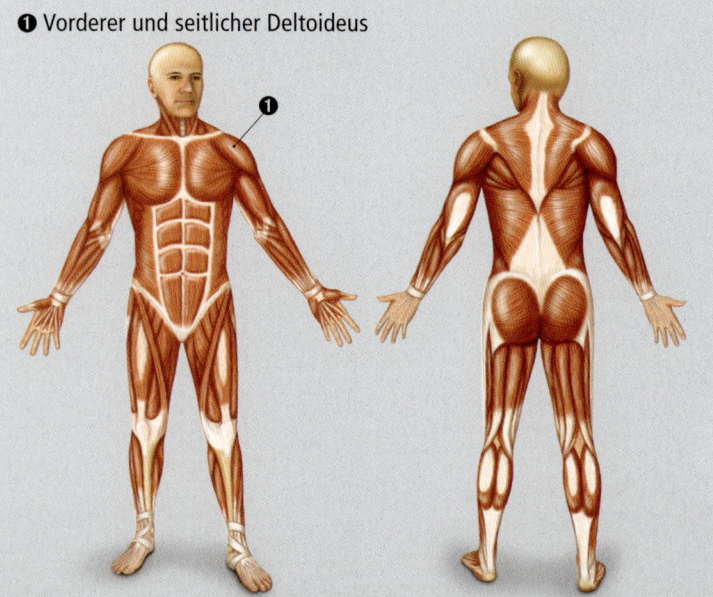

1

Vorderer und seitlicher Deltoideus ❶

Trapezius

Biceps brachii

Triceps brachii

Serratus anterior

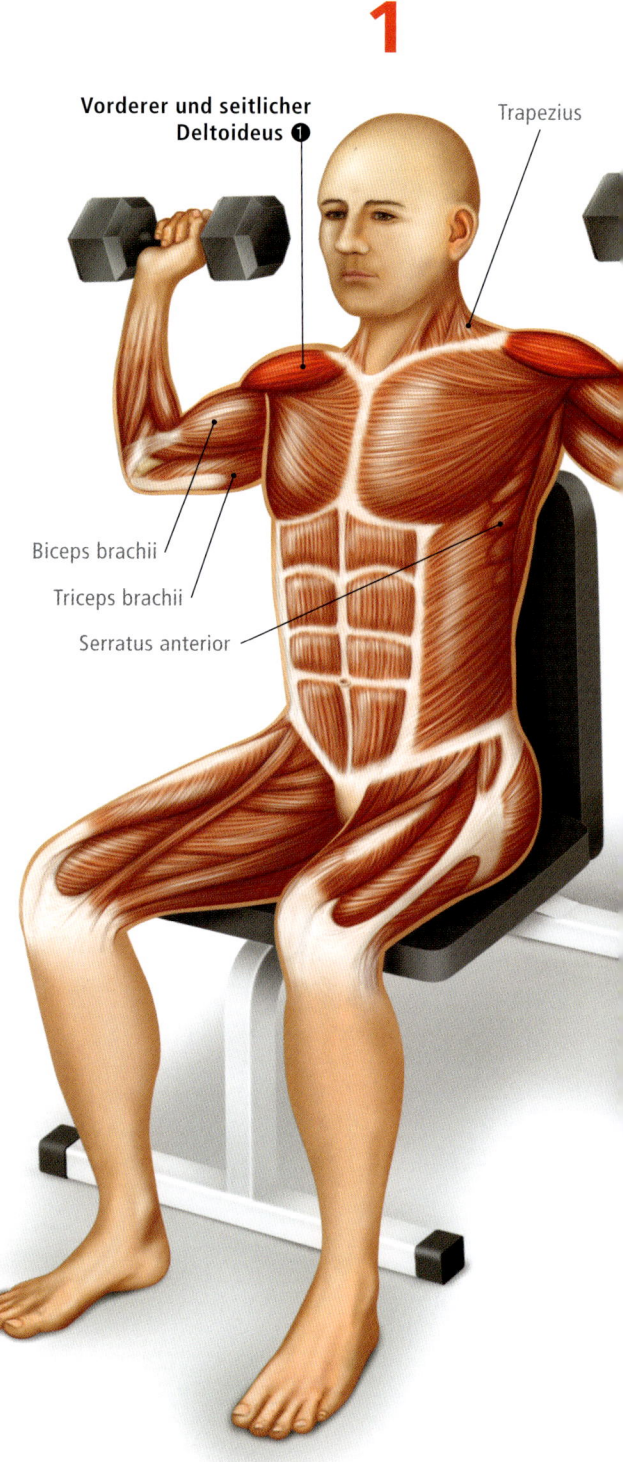

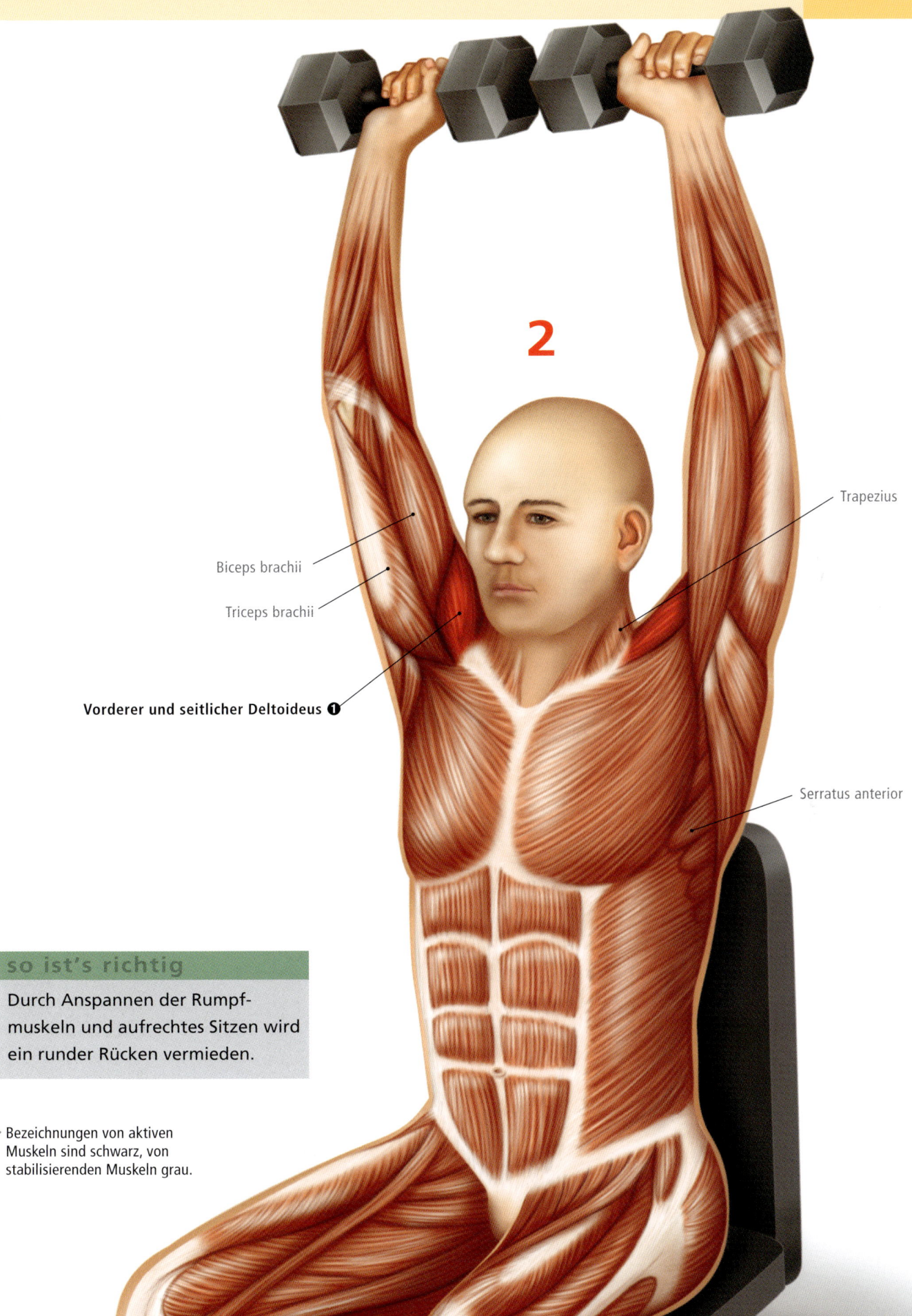

2

Biceps brachii

Triceps brachii

Trapezius

Vorderer und seitlicher Deltoideus ❶

Serratus anterior

so ist's richtig
Durch Anspannen der Rumpfmuskeln und aufrechtes Sitzen wird
ein runder Rücken vermieden.

▸ Bezeichnungen von aktiven
  Muskeln sind schwarz, von
  stabilisierenden Muskeln grau.

Frontheben

Diese Übung dient der Kräftigung des vorderen Teils der Schulter. Beansprucht wird der vordere Deltoideus, während die Rhomboiden und der Trapezius die Schulter stabilisieren. Ein gutes Nebentraining erhalten außerdem die Bauch- und unteren Rückenmuskeln, die die aufrechte Haltung stützen. Frontheben empfiehlt sich für eine Reihe von Sportarten, besonders für Kampfsportarten und Boxen, bei denen ein kräftiger vorderer Deltoideus etwa für die Deckungsarbeit wichtig ist. Da der Bewegungsradius sicher und kontrolliert ist, kann die Übung auch zur Rehabilitation der Schulter verwendet werden. Frontheben ist für Anfänger und Fortgeschrittene geeignet und kann zuhause oder im Fitnesscenter durchgeführt werden.

achtung

Heben Sie die Gewichte nur bis zur Schulter, nicht höher.

Anleitung	Stellen Sie die Füße schulterbreit auseinander und beugen Sie leicht die Knie. Fassen Sie die Langhantel schulterbreit. Die Handflächen zeigen dabei zum Körper und die Ellbogen sind gerade oder leicht gebeugt. Heben Sie die Hantel bis zur Schulter und senken Sie sie dann wieder langsam ab.
Variationen — LEICHT	Nehmen Sie eine Kurzhantel in jede Hand, die Handflächen zeigen dabei zum Körper, die Ellbogen sind gerade oder leicht gebeugt. Heben Sie eine Hantel nach vorn bis zur Schulter, senken Sie sie dann wieder und wiederholen Sie die Bewegung auf der anderen Seite.
SCHWER	Führen Sie die Übung mit einem tiefen Kabelzug durch. Stellen Sie sich mit dem Rücken zum Kabelzug, wobei die Füße schulterbreit ausgestellt sind und die Knie leicht gebeugt. Spannen Sie die Bauchmuskeln an und ziehen Sie den Griff durch die Beine zu den Schultern – diese Variation betont insbesondere den Anfang der Hebebewegung.

Aktive Muskeln

❶ Vorderer Deltoideus
❷ Seitlicher Deltoideus
❸ Trapezius

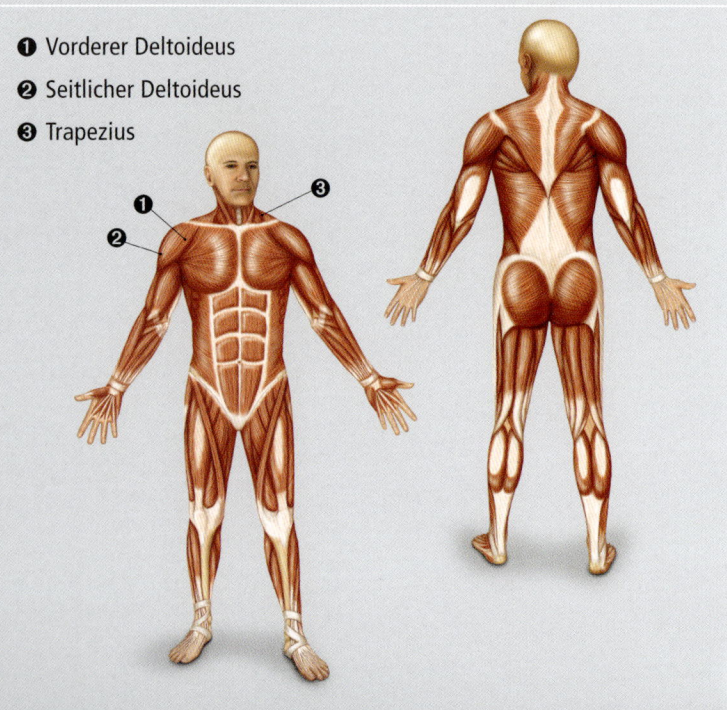

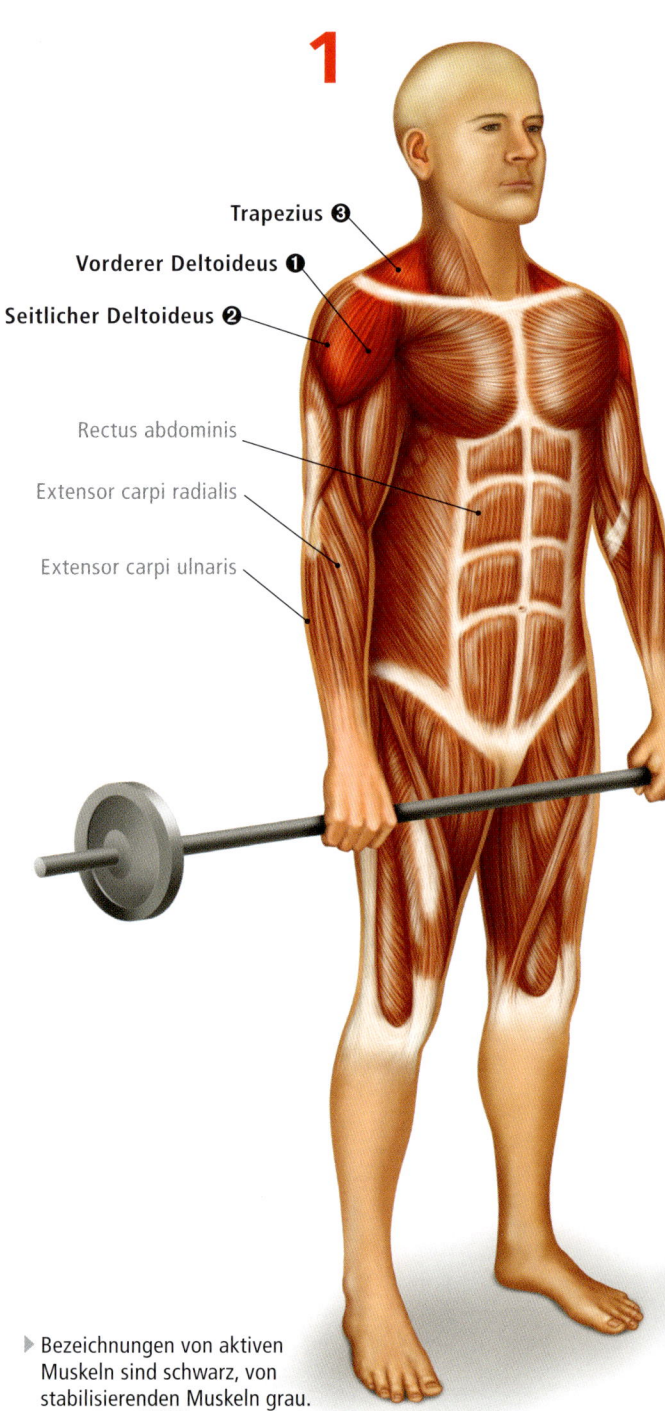

Trapezius ❸
Vorderer Deltoideus ❶
Seitlicher Deltoideus ❷

Rectus abdominis

Extensor carpi radialis

Extensor carpi ulnaris

▸ Bezeichnungen von aktiven Muskeln sind schwarz, von stabilisierenden Muskeln grau.

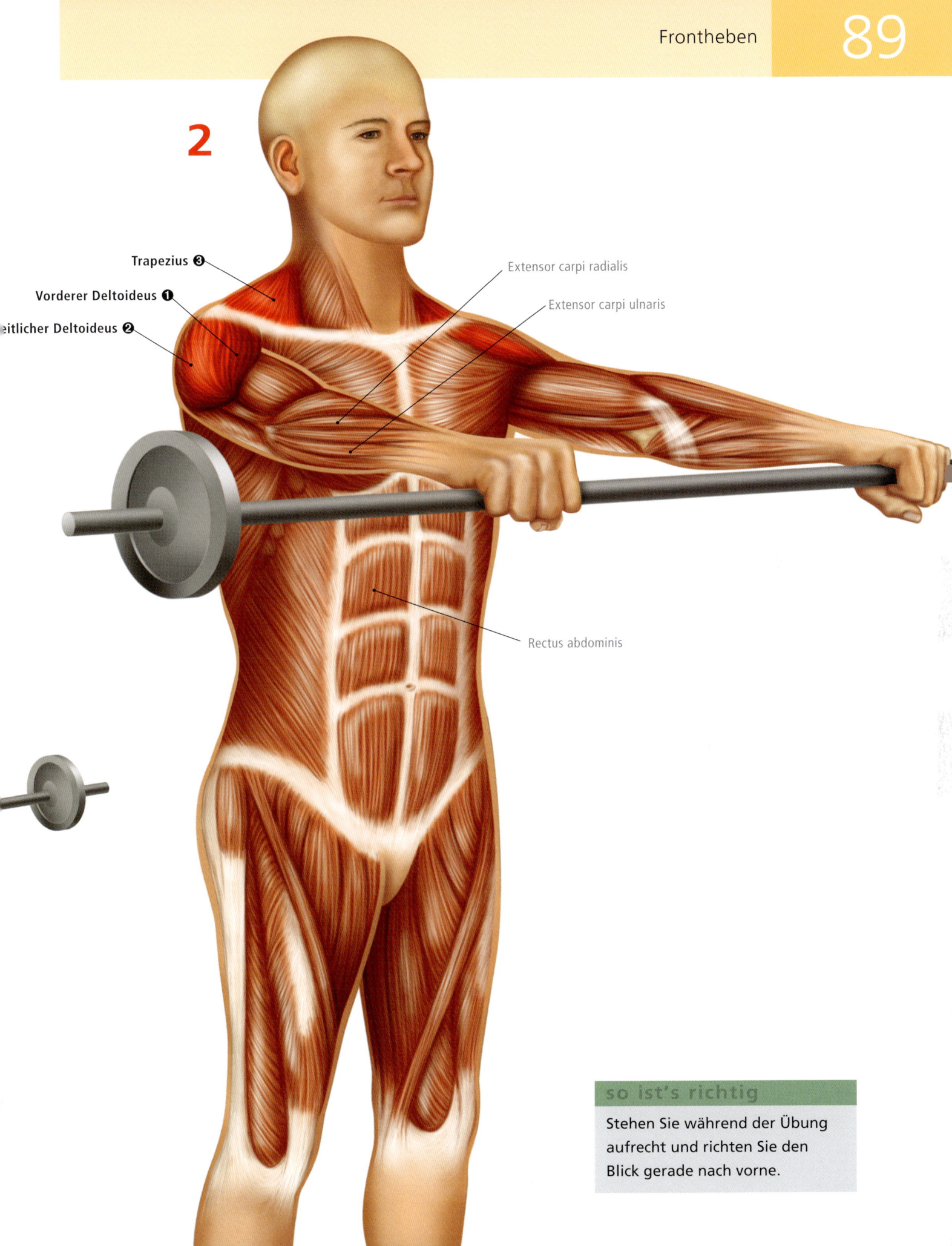

2

Trapezius ❸

Vorderer Deltoideus ❶

eitlicher Deltoideus ❷

Extensor carpi radialis

Extensor carpi ulnaris

Rectus abdominis

so ist's richtig

Stehen Sie während der Übung aufrecht und richten Sie den Blick gerade nach vorne.

Seitheben

Diese Übung stärkt vor allem die seitlichen Schultermuskeln. Während der Trapezius und die Handgelenksextensoren trainiert werden, stabilisiert die Rotatorenmanschette die Schulter. Die Übung ist für Anfänger ebenso wie für Fortgeschrittene geeignet. Der seitliche Deltoideus ist ein wichtiger Muskel in vielen Sportarten und darüber hinaus lässt seine Vergrößerung die Schultern breiter und die Taille schmaler aussehen. Das Seitheben ist somit eine hervorragende Übung, um die Körperform perfekt zu modellieren. Da nur zwei Kurzhanteln benötigt werden, kann die Übung zuhause oder im Fitnesscenter durchgeführt werden.

Anleitung

Stellen Sie die Füße schulterbreit auseinander, beugen Sie die Knie leicht und neigen Sie die Hüften etwas nach vorn, während der Rücken gerade bleibt. Halten Sie die Kurzhanteln vor den Schenkeln, die Handflächen zeigen zueinander. Heben Sie die Arme seitlich bis zu den Schultern, wobei die Ellbogen immer höher stehen sollten als die Handgelenke. Kehren Sie dann langsam in die Anfangsposition zurück.

Variationen

LEICHT

Trainieren Sie nur jeweils eine Seite, indem Sie eine Hantel in eine Hand nehmen und sich mit der anderen Hand an einem stabilen Gegenstand festhalten. Führen Sie die Übung so durch wie in der Standardversion beschrieben.

SCHWER

Verwenden Sie zwei tiefe Kabelzüge. Stellen Sie sich zwischen die beiden Kabel und nehmen Sie den rechten Griff in die linke Hand, den linken in die rechte Hand. Heben Sie die Arme seitlich zur Schulter und achten Sie darauf, dass die Ellbogen höher als die Handgelenke stehen.

Aktive Muskeln

❶ Trapezius

❷ Supraspinatus (unter Trapezius)

❸ Seitlicher Deltoideus

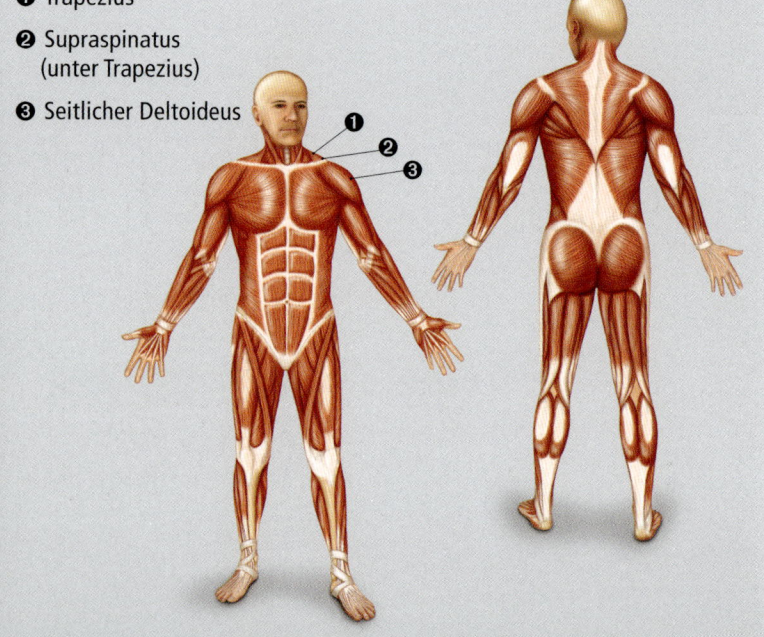

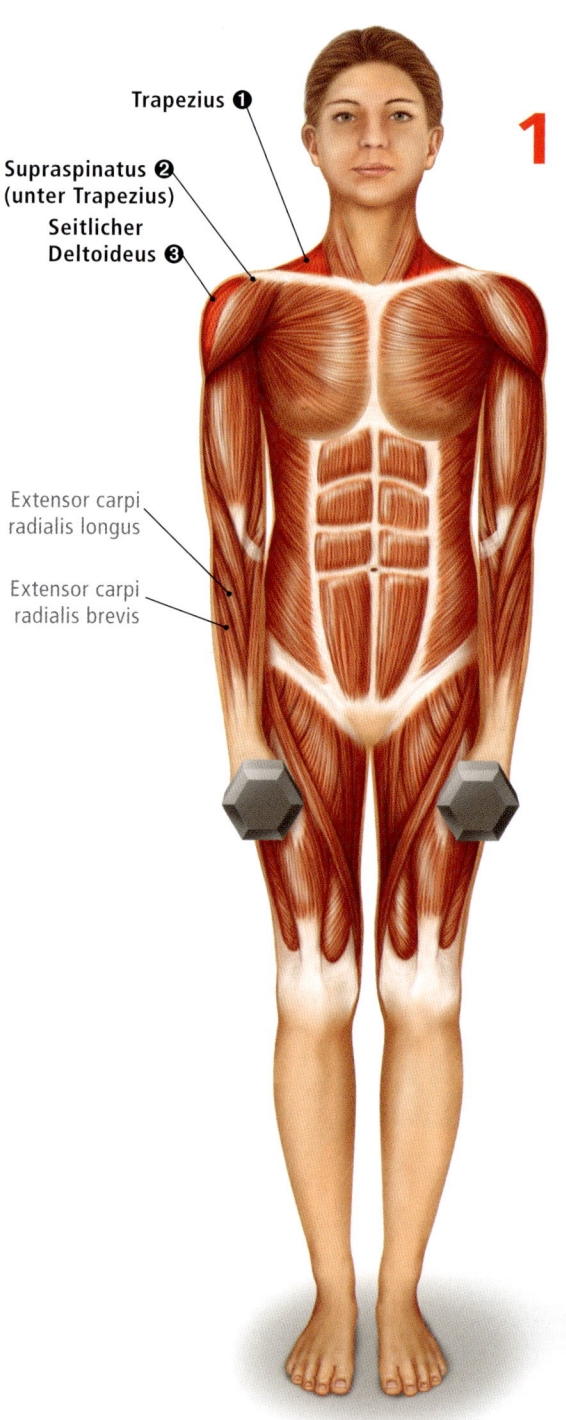

Extensor carpi radialis longus

Extensor carpi radialis brevis

Trapezius ❶

Supraspinatus ❷ (unter Trapezius)

Seitlicher Deltoideus ❸

Extensor carpi radialis longus

Extensor carpi radialis brevis

1

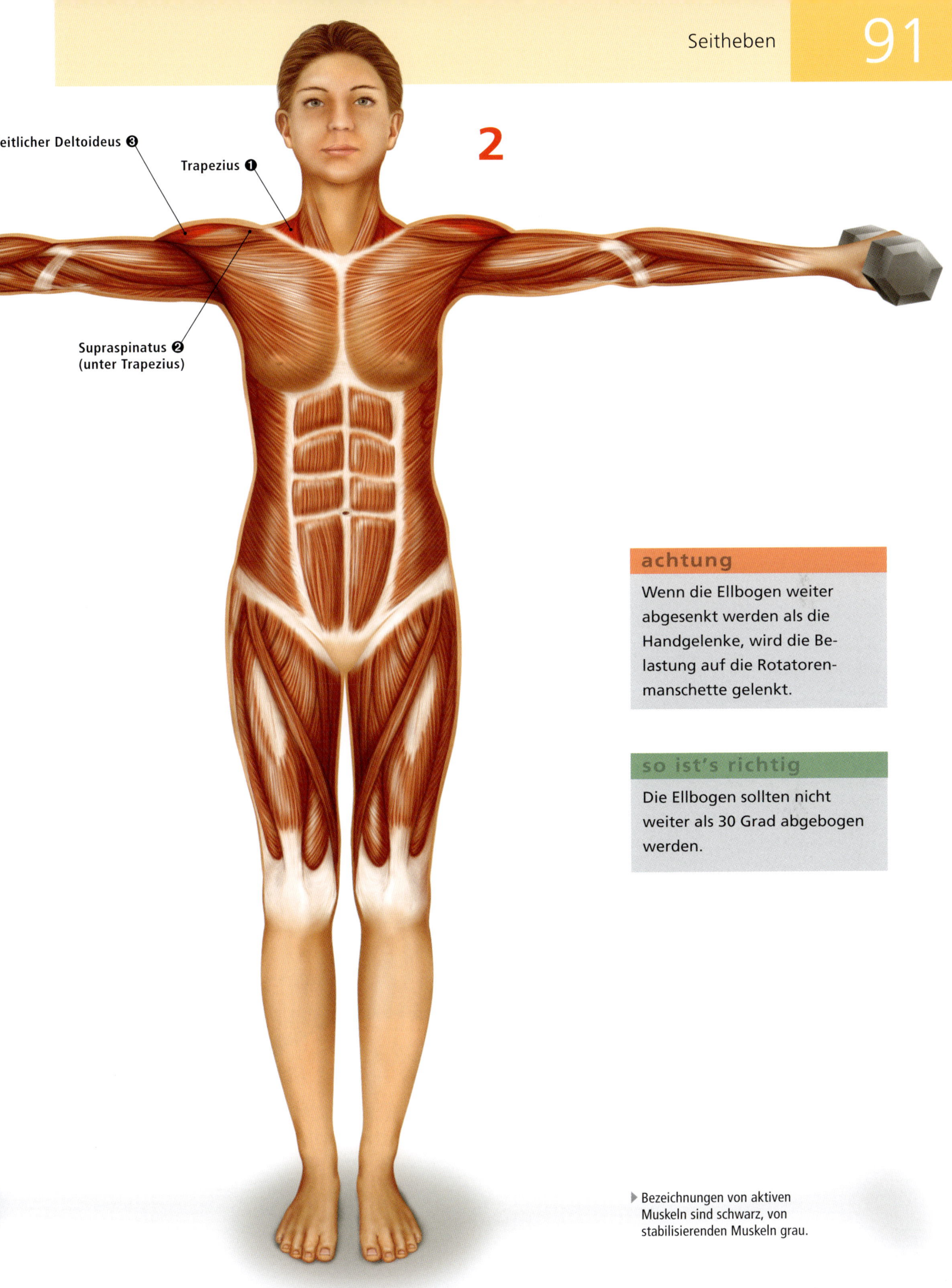

2

Seitlicher Deltoideus ❸

Trapezius ❶

Supraspinatus ❷
(unter Trapezius)

achtung

Wenn die Ellbogen weiter abgesenkt werden als die Handgelenke, wird die Belastung auf die Rotatorenmanschette gelenkt.

so ist's richtig

Die Ellbogen sollten nicht weiter als 30 Grad abgebogen werden.

▶ Bezeichnungen von aktiven Muskeln sind schwarz, von stabilisierenden Muskeln grau.

Aufrechtes Rudern

Diese Übung kräftigt insbesondere die Schultern und beansprucht den seitlichen Deltoideus. Der vordere Deltoideus, der Trapezius und die Bizepsmuskeln unterstützen die Hebebewegung, die Muskeln des unteren Rückens den Oberkörper. Die Übung ist für Anfänger und Fortgeschrittene geeignet und empfiehlt sich für Sportarten und Tätigkeiten, die Heben oder Ziehen erfordern. Aufrechtes Rudern zählt auch zu den Grundübungen von Gewichthebern, die Reißen oder Stoßen trainieren.

achtung

Machen Sie keinen Rundrücken oder schwingen Sie nicht vor und zurück, da dies den Rücken belastet.

Anleitung

Stellen Sie die Füße schulterbreit auseinander und beugen Sie die Knie leicht. Fassen Sie die Langhantel schulterbreit, wobei die Handflächen zum Körper zeigen und die Arme ausgestreckt sind. Beugen Sie nun die Ellbogen, heben Sie die Hantel bis zu den Schultern und halten Sie dabei die Handgelenke ebenfalls gebeugt. Kehren Sie dann langsam wieder zur Ausgangsposition zurück.

Variationen

LEICHT

Führen Sie die Übung einseitig mit einer Kurzhantel durch. Nehmen Sie die Hantel in eine Hand und halten Sie sich mit der anderen an einem stabilen Objekt fest. Absolvieren Sie die Übung wie oben beschrieben, die Ellbogen sollten dabei zur Seite gerichtet sein.

SCHWER

Verwenden Sie zwei Kurzhanteln. Fassen Sie die Hanteln schulterbreit, wobei die Handflächen zum Körper zeigen und die Arme ausgestreckt sind. Beugen Sie die Ellbogen und heben Sie die Hanteln gerade zu den Schultern. In der Hebeposition sollten sich die Handgelenke genau unter den Schultern befinden und die Ellbogen zur Seite gerichtet sein.

Aktive Muskeln

❶ Seitlicher Deltoideus
❷ Biceps brachii
❸ Brachioradialis
❹ Trapezius
❺ Supraspinatus (unter Trapezius)

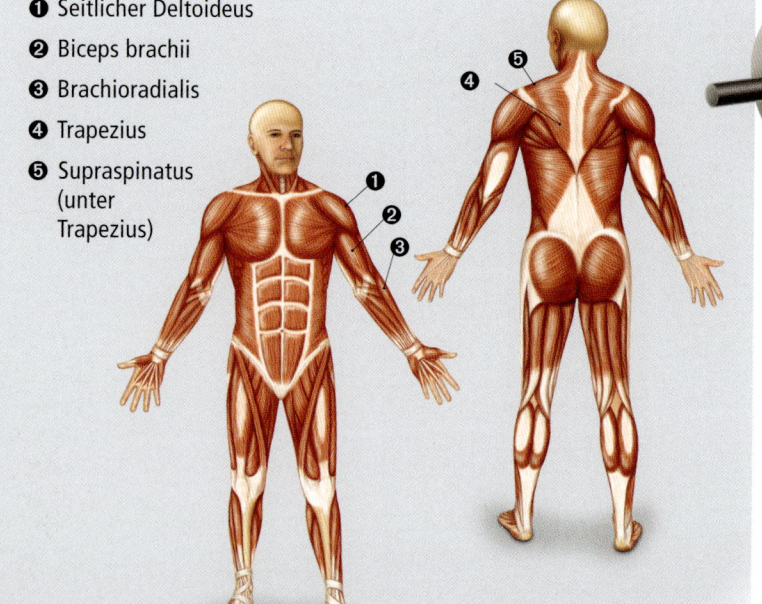

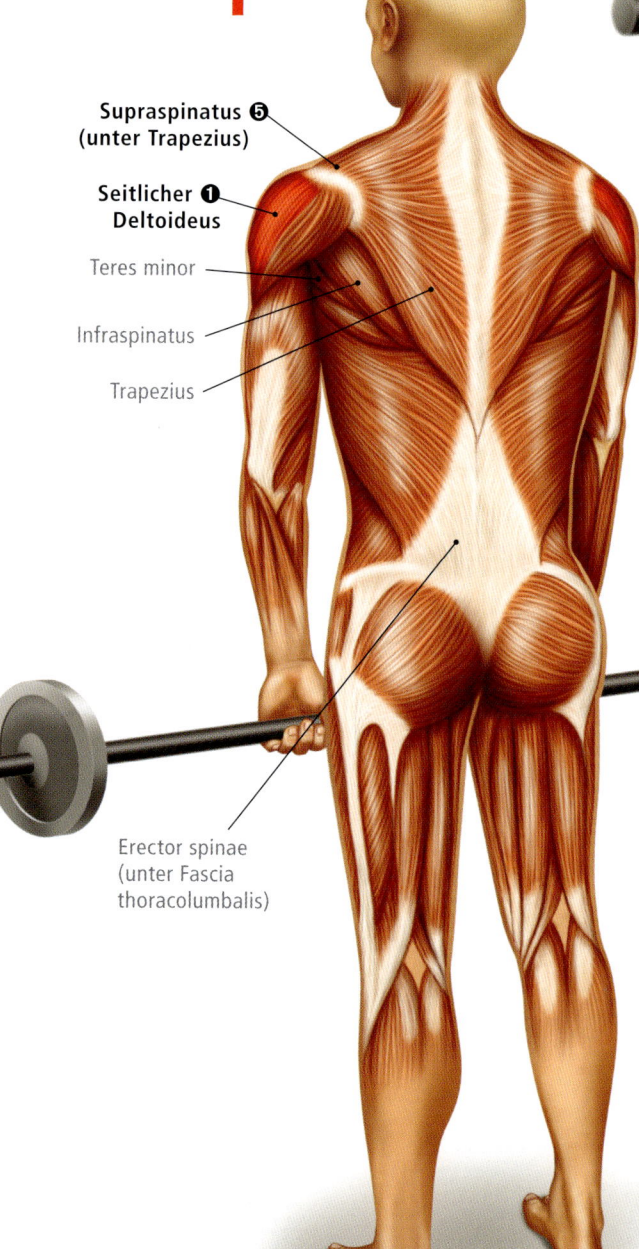

1

Supraspinatus ❺ (unter Trapezius)

Seitlicher ❶ Deltoideus

Teres minor

Infraspinatus

Trapezius

Erector spinae (unter Fascia thoracolumbalis)

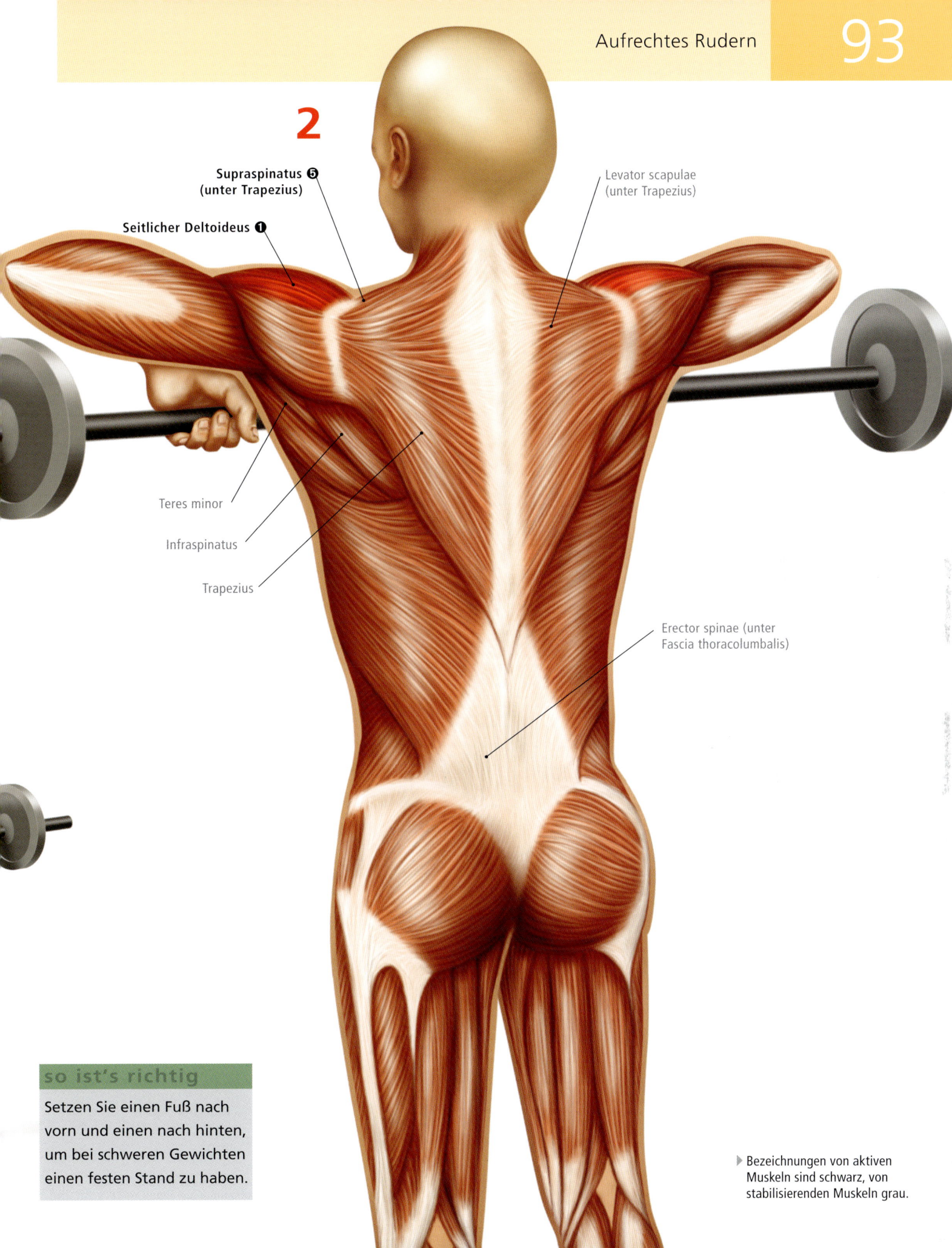

2

**Supraspinatus ❺
(unter Trapezius)**

Seitlicher Deltoideus ❶

Levator scapulae
(unter Trapezius)

Teres minor

Infraspinatus

Trapezius

Erector spinae (unter
Fascia thoracolumbalis)

so ist's richtig

Setzen Sie einen Fuß nach
vorn und einen nach hinten,
um bei schweren Gewichten
einen festen Stand zu haben.

▶ Bezeichnungen von aktiven
Muskeln sind schwarz, von
stabilisierenden Muskeln grau.

Schulterheben

Diese einfache und effektive Übung beansprucht den hinteren Schulterbereich und den oberen Rücken. Die oberen Fasern des Trapezius sind, unterstützt vom Levator scapulae, für das Heben zuständig. Schulterheben trainiert auch die Unterarme, da ein starker Griff benötigt wird. Diese Übung steigert die Kraft bei Bewegungen wie Tragen, Heben oder Ziehen und eignet sich somit für Sportarten, bei denen ein starker Griff erforderlich ist, wie etwa Rugby, Wrestling oder Kampfsport. Es wird nur eine Langhantel gebraucht und eventuell eine stabile Ablage, um die Hantel auf Schenkelhöhe fassen zu können, wenn man mit der Übung beginnt. So lassen sich Verletzungen vermeiden.

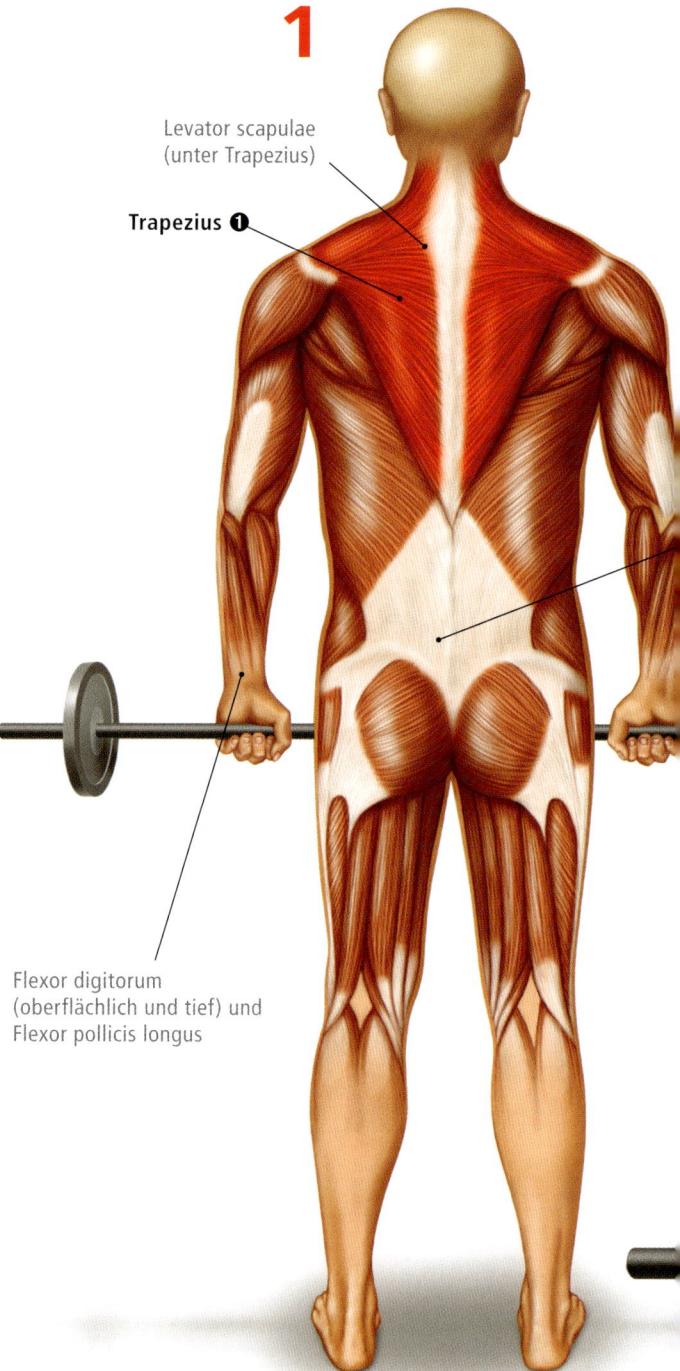

1

Levator scapulae
(unter Trapezius)

Trapezius ❶

Flexor digitorum
(oberflächlich und tief) und
Flexor pollicis longus

Anleitung

Stellen Sie die Füße schulterbreit auseinander und stehen Sie gerade. Fassen Sie die Hantel schulterbreit, wobei die Handflächen zum Körper zeigen und die Ellbogen gestreckt sind. Ziehen Sie die Hantel nahe am Körper mit den Schultern bis auf Ohrhöhe und senken Sie sie langsam wieder ab.

Variationen

LEICHT

Benutzen Sie einen sogenannten Kreuzgriff, bei dem die Hantelstange mit der einen Hand von oben, mit der anderen von unten gefasst wird. Auf diese Weise lässt sich die Hantel besser greifen. Ziehen Sie die Hantel mit den Schultern bis auf Ohrhöhe und senken Sie sie langsam wieder ab.

SCHWER

Benutzen Sie einen oder zwei tiefe Kabelzüge oder zwei Kurzhanteln, um den Bewegungsradius zu vergrößern und den Griff zu erschweren. Fassen Sie dazu die Hanteln oder die Griffe der Kabelzüge, wobei die Hände seitlich zu den Beinen sind und die Handflächen zum Körper zeigen; die Ellbogen sind gestreckt.

Aktive Muskeln

❶ Trapezius

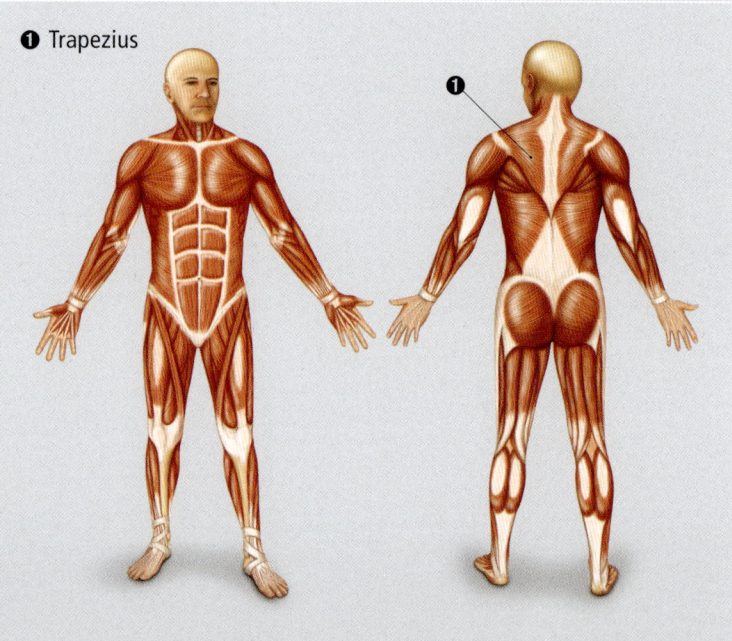

❶

achtung

Verwenden Sie für die Startposition eine Ablage und stehen Sie während der Übung aufrecht.

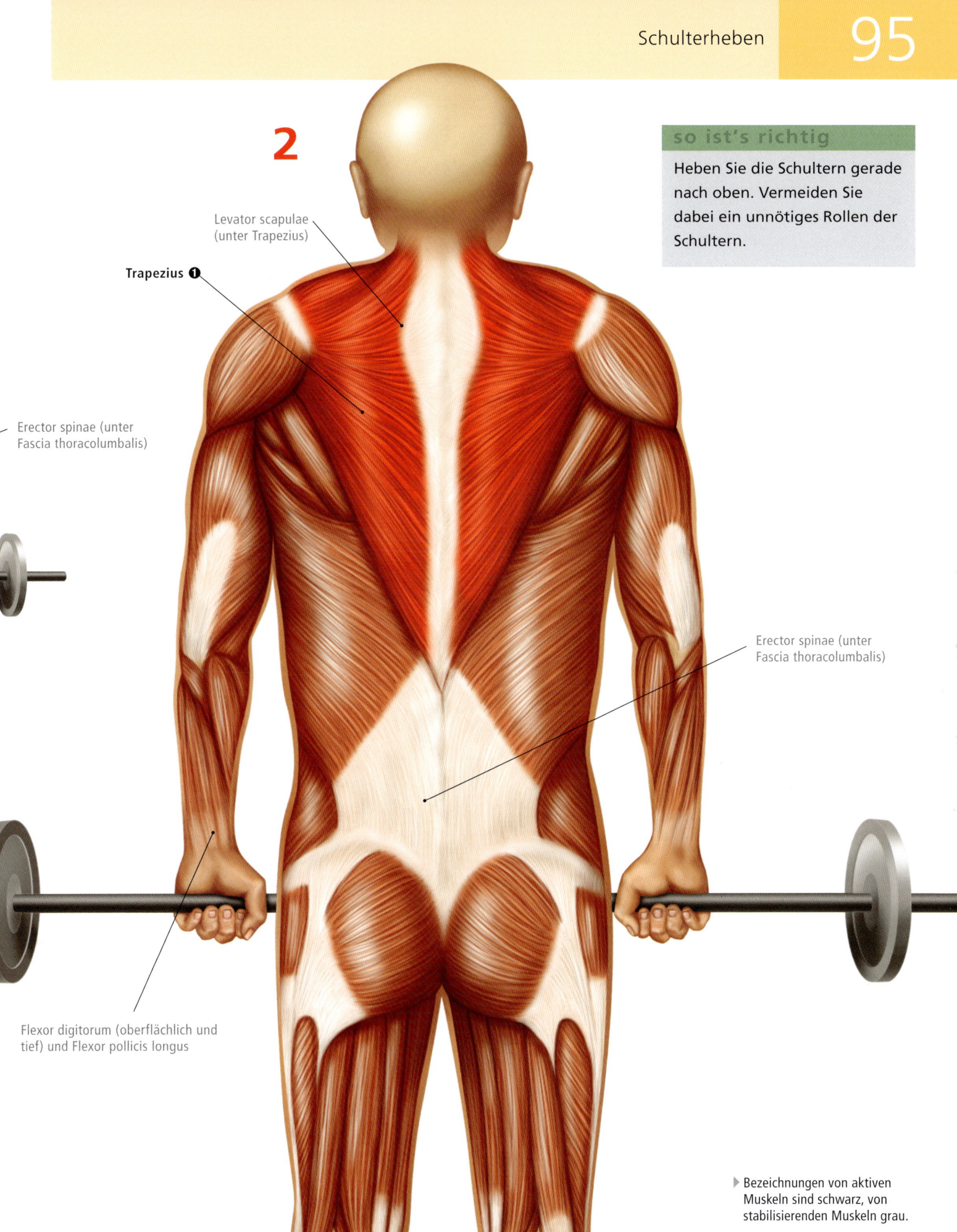

2

Levator scapulae
(unter Trapezius)

Trapezius ❶

Erector spinae (unter
Fascia thoracolumbalis)

Flexor digitorum (oberflächlich und
tief) und Flexor pollicis longus

so ist's richtig

Heben Sie die Schultern gerade
nach oben. Vermeiden Sie
dabei ein unnötiges Rollen der
Schultern.

Erector spinae (unter
Fascia thoracolumbalis)

▸ Bezeichnungen von aktiven
Muskeln sind schwarz, von
stabilisierenden Muskeln grau.

Handgelenkcurl

Diese einfache Übung kräftigt die Handgelenksflexoren. Hauptsächlich beansprucht werden der Flexor carpi ulnaris und der Flexor carpi radialis, aber auch die für den Griff verantwortlichen Muskeln erhalten ein gutes Training. Für Fortgeschrittene ist der Handgelenkcurl eine gute Ergänzung zum Ende eines Trainingsprogramms, um sicherzustellen, dass der Griff stark genug für andere Übungen mit schwereren Gewichten ist. Sportarten wie Klettern, Rugby oder Kampfsport, aber auch Schlägersportarten profitieren von der Kraft des Unterarms und des Griffs, die aus dem Handgelenkcurl resultiert.

1

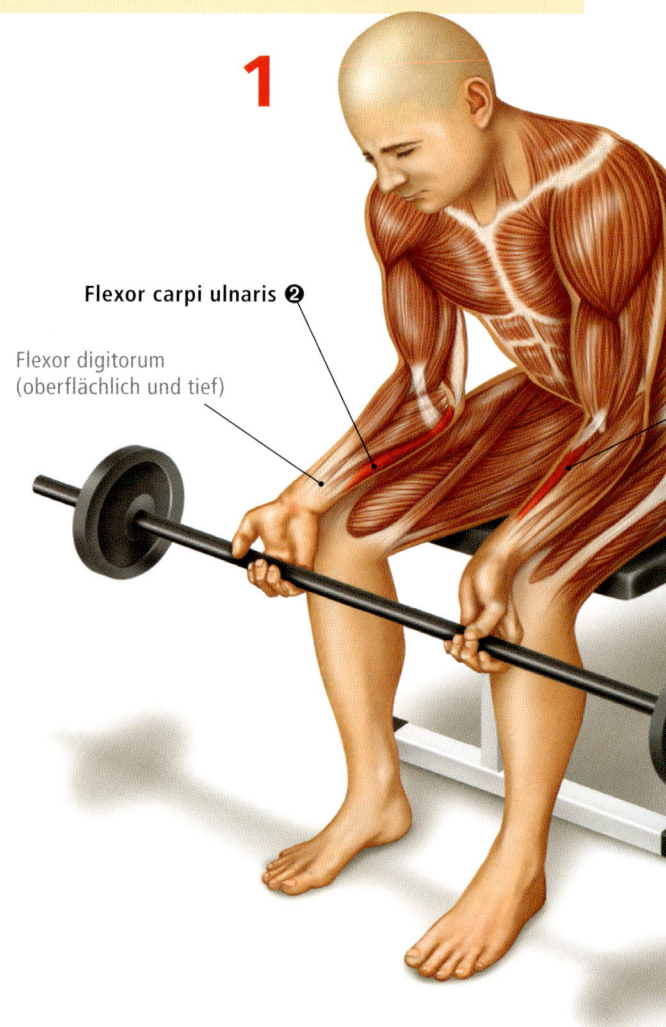

Flexor carpi ulnaris ❷

Flexor digitorum
(oberflächlich und tief)

Anleitung

Setzen Sie sich auf eine Bank und fassen Sie eine Langhantel mit den Händen etwas enger als schulterbreit, wobei die Handflächen nach oben zeigen. Legen Sie die Unterarme auf die Schenkel, die Handgelenke sollten dabei vor den Knien liegen. Senken Sie die Hantel zum Boden, sodass sie von den Handflächen in die Finger rollt. Bringen Sie die Hantel anschließend wieder zurück in die Ausgangsposition.

Variationen

LEICHT

Führen Sie die Übung im Stehen aus. Halten Sie die Hantel unter den Gesäßmuskeln hinter dem Körper und fassen Sie sie schulterbreit, wobei die Handflächen vom Körper weg zeigen. Rollen Sie die Hantel mit den Händen wieder nach oben.

SCHWER

Führen Sie die Übung mit einer Hantel in jeder Hand durch; dies erfordert mehr Kontrolle von anderen Muskeln im Unterarm. Alternativ können Sie auch eine Langhantel verwenden. Die Handflächen zeigen dabei nach unten, um die Handgelenksextensoren und den Unterarm besser zu trainieren.

Aktive Muskeln

❶ Flexor carpi radialis
❷ Flexor carpi ulnaris

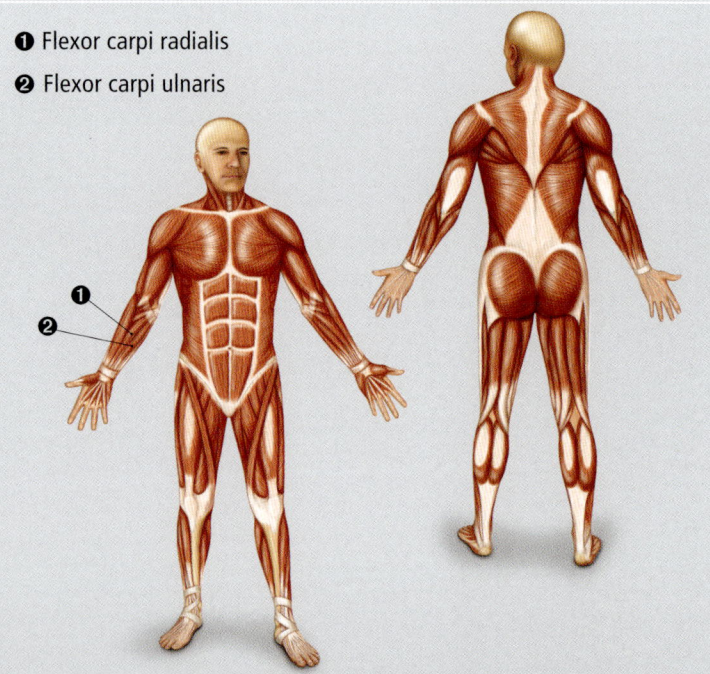

> **achtung**
>
> Achten Sie darauf, dass die Hantel niemandem auf die Füße fallen kann, falls sie Ihnen aus den Händen rollt.

> **so ist's richtig**
>
> Handgelenke und Ellbogen müssen auf gleicher Höhe sein, um die Handgelenksflexoren anzuspannen.

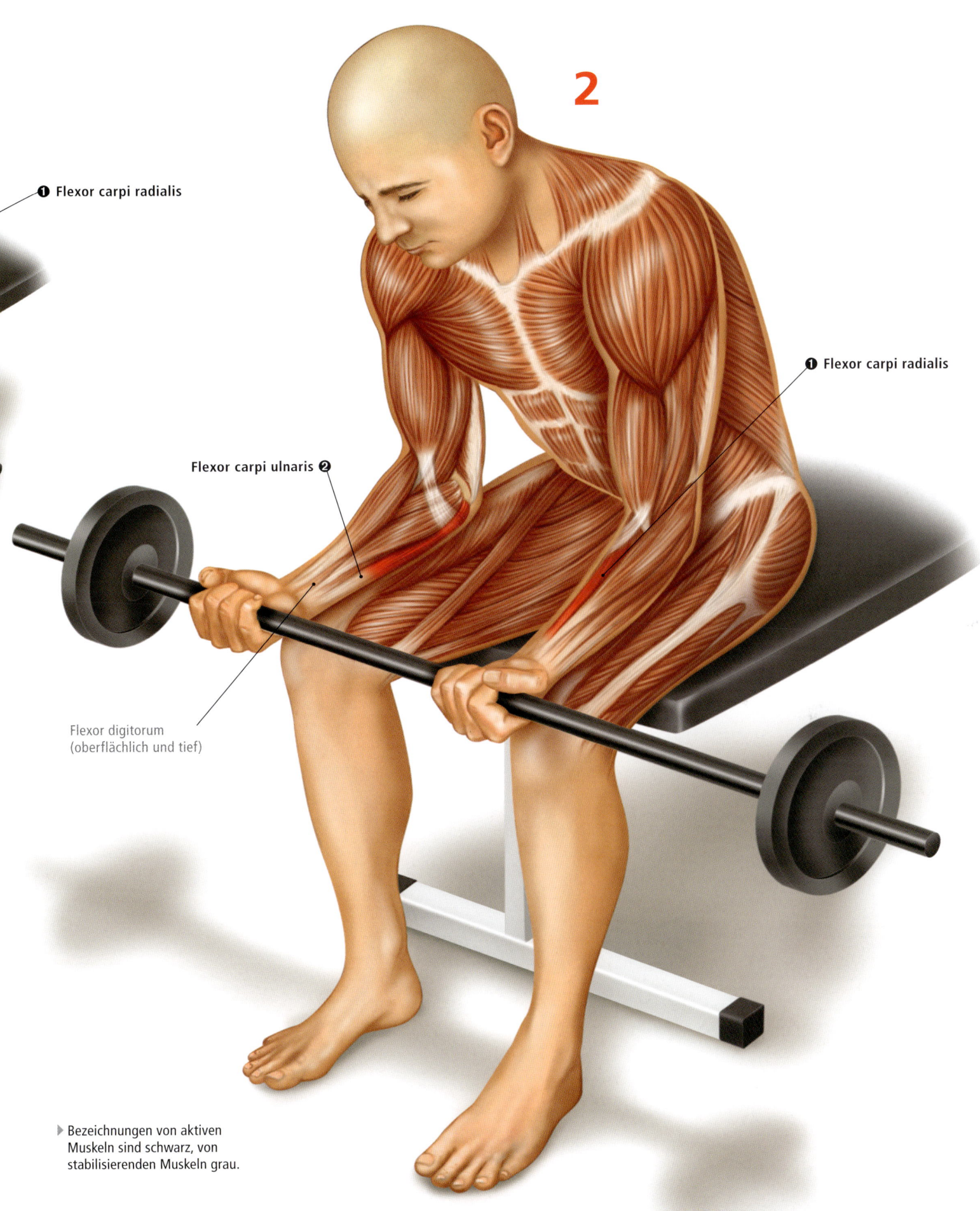

2

❶ Flexor carpi radialis

❶ Flexor carpi radialis

Flexor carpi ulnaris ❷

Flexor digitorum
(oberflächlich und tief)

▸ Bezeichnungen von aktiven
Muskeln sind schwarz, von
stabilisierenden Muskeln grau.

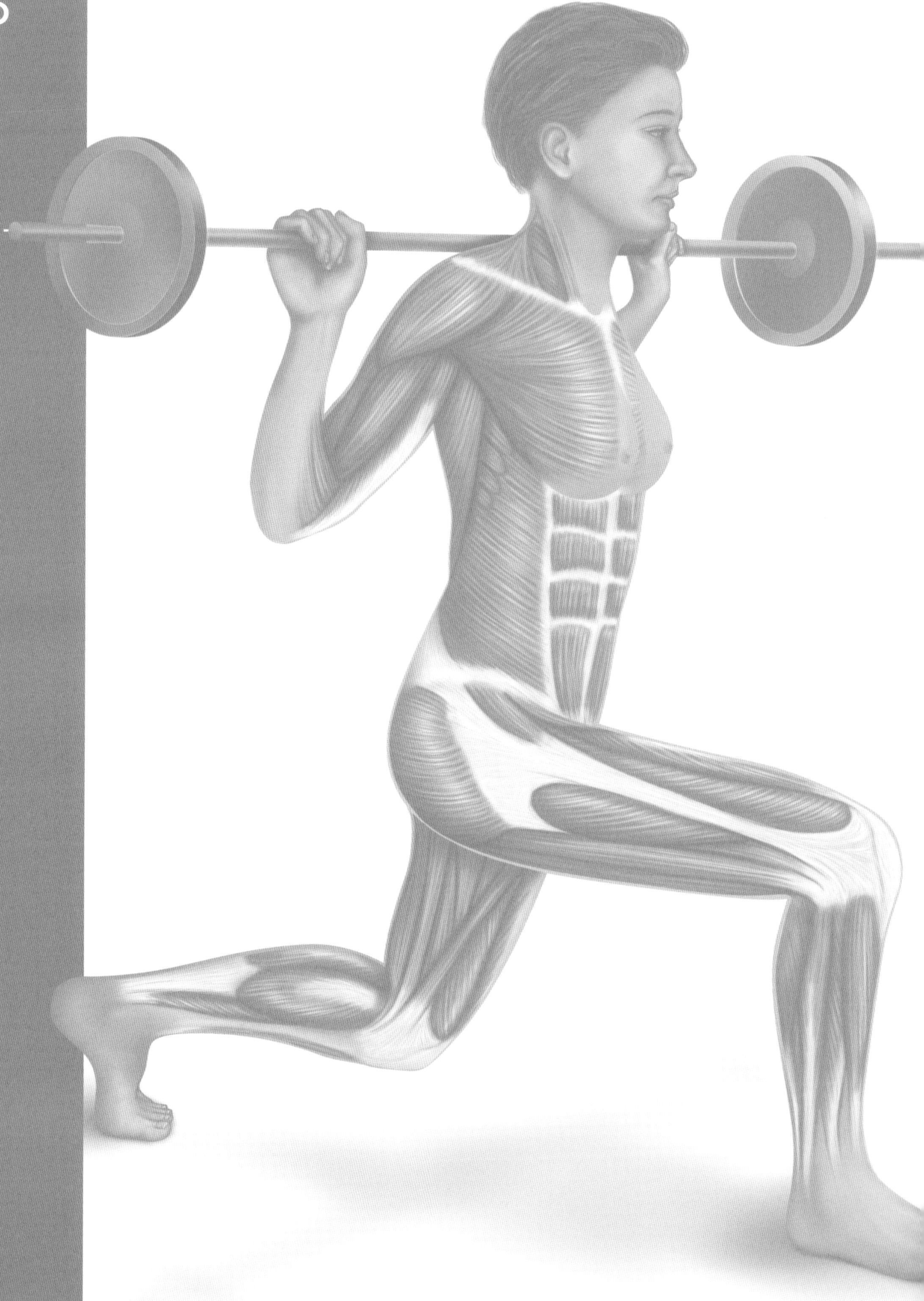

Bein- und Gesäßübungen

Dieses Kapitel beschäftigt sich mit den Muskeln, die zum Gehen, Laufen, Springen und Treten gebraucht werden. Schwache oder verletzte Bein- und Gesäßmuskeln können die Leistungsfähigkeit enorm beeinträchtigen. Anfänger und Fortgeschrittene sollten diese Bereiche regelmäßig trainieren, um Kraft, Ausdauer und Größe der Muskeln zu verbessern. Mit therapeutischer Begleitung sind die Übungen auch zur Rehabilitation geeignet.

Vergessen Sie nicht, auch die Rückseite der Beine zu trainieren, damit es nicht zu einem Ungleichgewicht zwischen ischiocruraler Muskulatur und Quadrizeps kommt. Ein ausgewogenes Training sollte beide Seiten des Beines ausreichend berücksichtigen.

Kurzhantel-Kniebeugen

Diese effektive Übung trainiert den Quadrizeps, die Adduktoren, das Gesäß und sekundär auch die ischiocrurale- und untere Rückenmuskulatur. Sie eignet sich für Sportarten, bei denen Springen, Laufen oder Treten wichtig sind, und sie ist unter Fitness-Fans sehr beliebt, um den unteren Körper zu formen. Obwohl die Kniebeugen mit Kurzhanteln für Anfänger, Geübte und Fortgeschrittene geeignet sind, können bei falscher Ausführung Verletzungen entstehen – achten Sie also auf die Technik. Anfänger werden sich bei dieser Übung sicherer fühlen als bei der Langhantel-Variante, da die Hanteln dem Körperschwerpunkt näher sind.

1

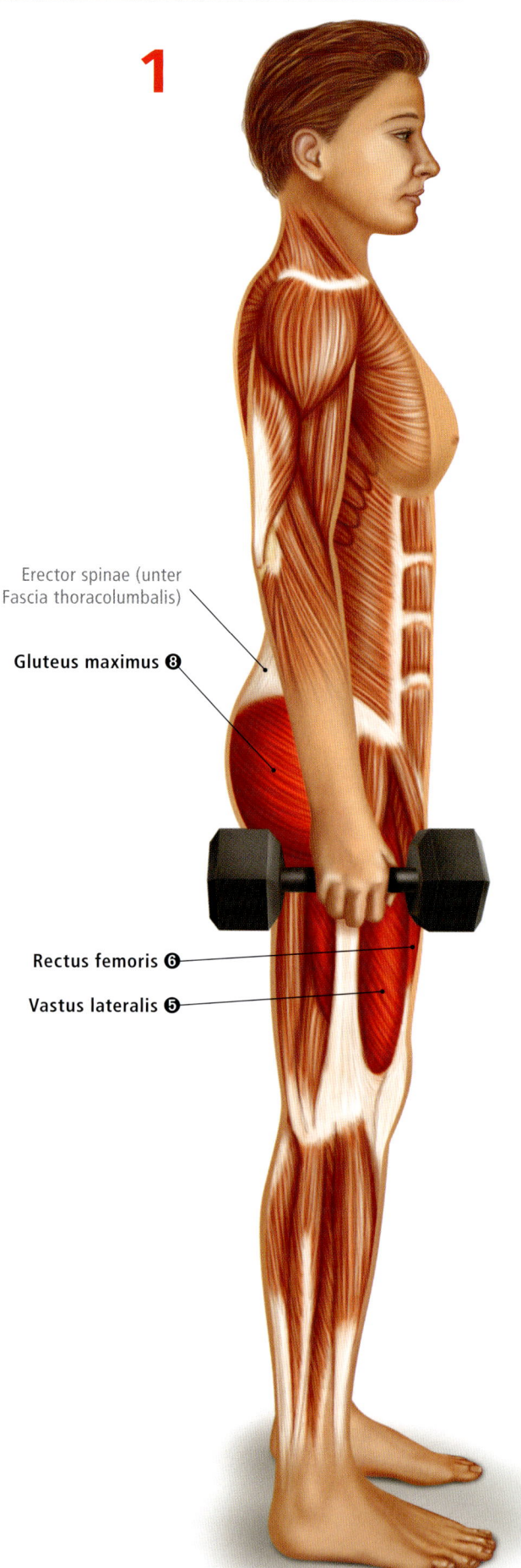

Erector spinae (unter Fascia thoracolumbalis)

Gluteus maximus ❽

Rectus femoris ❻

Vastus lateralis ❺

Anleitung

Stellen Sie Ihre Füße schulterbreit auseinander. Blicken Sie gerade nach vorn, beugen Sie die Knie und gehen Sie so weit herunter, bis die Oberschenkel parallel zum Boden sind. Kehren Sie dann in die Ausgangsposition zurück. Achten Sie darauf, dass der Rücken während der Bewegung gerade ist und die Fersen am Boden bleiben. Wenn sich die Fersen heben, unterbrechen Sie die Ausführung der Übung.

Variationen

LEICHT

Platzieren Sie einen Gymnastikball zwischen Wand und unterem Rücken und lehnen Sie sich gegen den Ball. Lassen Sie den Ball während des Absenkens und Aufrichtens den Rücken entlang rollen.

SCHWER

Stellen Sie sich an den Rand einer Bank und machen Sie eine einbeinige Kniebeuge mit Kurzhanteln. Senken Sie den Körper wie bei der Standardübung ab, allerdings so, dass sich ein Bein auf der Bank befindet und sich das gesamte Körpergewicht und eventuell auch das der Hanteln auf das andere Bein verlagert. So werden Quadrizeps und Gluteus maximus aktiviert. Wiederholen Sie die Übung mehrmals je Bein.

Aktive Muskeln

❶ Adductor brevis (unter Adductor longus)

❷ Vastus intermedius (unter Rectus femoris)

❸ Adductor longus

❹ Adductor magnus

❺ Vastus lateralis

❻ Rectus femoris

❼ Vastus medialis

❽ Gluteus maximus

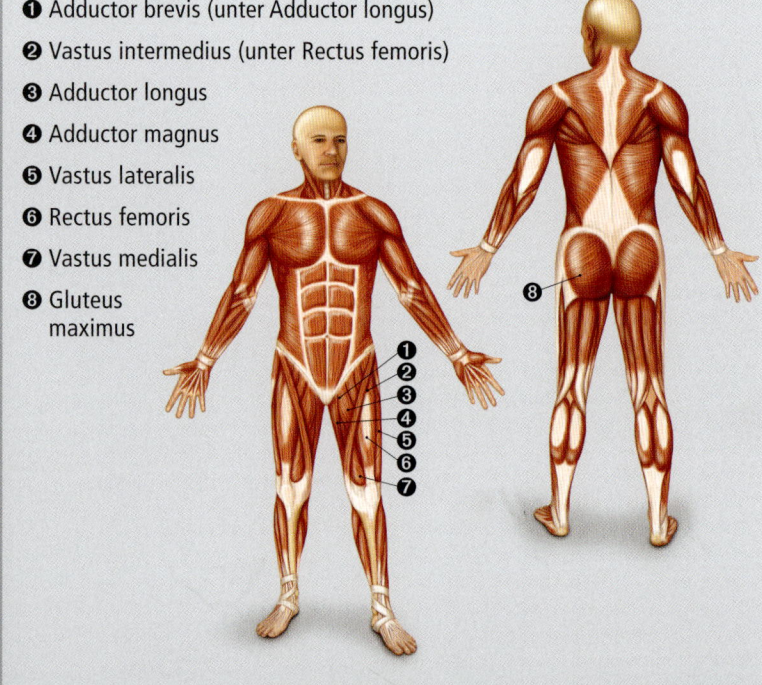

2

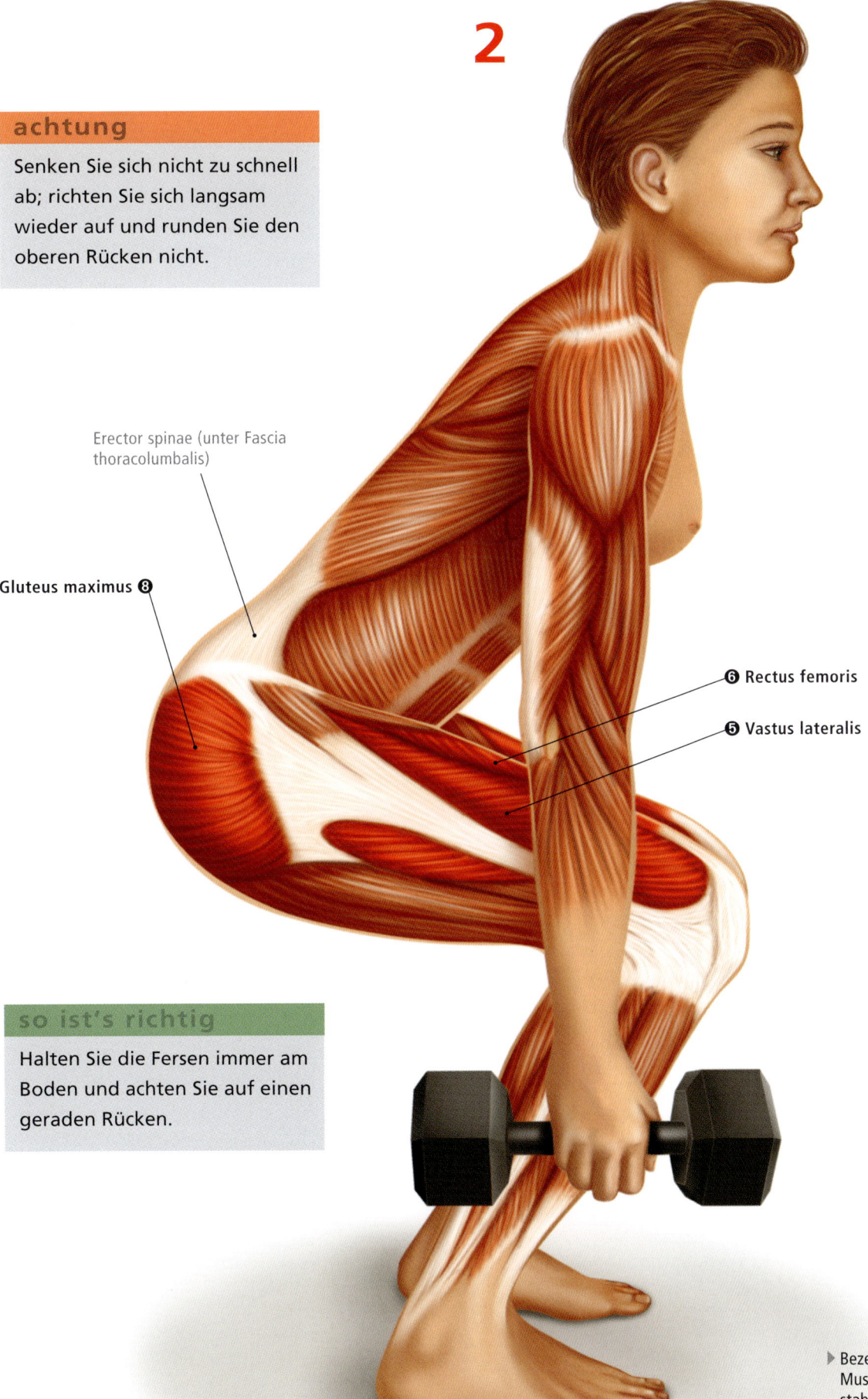

Erector spinae (unter Fascia thoracolumbalis)

Gluteus maximus ❽

❻ Rectus femoris

❺ Vastus lateralis

so ist's richtig

Halten Sie die Fersen immer am Boden und achten Sie auf einen geraden Rücken.

▶ Bezeichnungen von aktiven Muskeln sind schwarz, von stabilisierenden Muskeln grau.

Langhantel-Kniebeugen

Diese Übung kräftigt die vorderen Oberschenkel, die Adduktoren und das Gesäß und sekundär die ischiocrurale Muskulatur und den unteren Rücken. Besonders trainiert werden Quadrizeps und Gluteus maximus. Die Übung ist ideal geeignet für Sportarten, die Springen, Laufen oder Treten erfordern, und sie dient zugleich der Straffung des Unterkörpers. Achten Sie auf eine korrekte Positionierung der Stange, um Verletzungen vorzubeugen, erhöhen Sie das Gewicht erst, wenn Sie die Technik beherrschen. Die Kniebeuge mit Langhantel kann sowohl zuhause als auch im Fitnesscenter durchgeführt werden.

Anleitung

Stellen Sie die Füße schulterbreit auseinander und legen Sie die Hantel auf die Oberseite des Trapezius. Fassen Sie die Hantel etwas weiter als schulterbreit. Blicken Sie gerade nach vorn und beugen Sie die Knie. Gehen Sie langsam herunter, bis die Oberschenkel parallel zum Boden sind. Anschließend richten Sie sich wieder auf. Wenn sich die Fersen vom Boden heben, stoppen Sie die Ausführung der Übung.

Variationen

LEICHT

Ein halbe Kniebeuge wird genauso ausgeführt wie die Standardübung. Die Senkung des Körpers endet, wenn die Oberschenkel auf halber Höhe zwischen einem aufrechten Stand und einer tiefen Kniebeuge angelangt sind. Anschließend kehrt man in die Anfangsposition zurück.

SCHWER

Beim Front-Kniebeugen wird das Gewicht der Hantel deutlich reduziert. Legen Sie die Hantel auf der vorderen Schultermuskulatur ab, wobei die Handflächen zum Körper weisen und die Fingerspitzen gerade noch die Stange greifen, wodurch die Handgelenke gestreckt werden. Folgen Sie der Standardübung, achten Sie aber darauf, den Körper aufrechter zu halten. Die Ellbogen sollten nach vorne zeigen und die Oberarme parallel zum Boden sein.

Aktive Muskeln

❶ Adductor brevis (unter Adducktor longus)

❷ Vastus intermedius (unter Rectus femoris)

❸ Adductor longus

❹ Adductor magnus

❺ Vastus lateralis

❻ Rectus femoris

❼ Vastus medialis

❽ Gluteus maximus

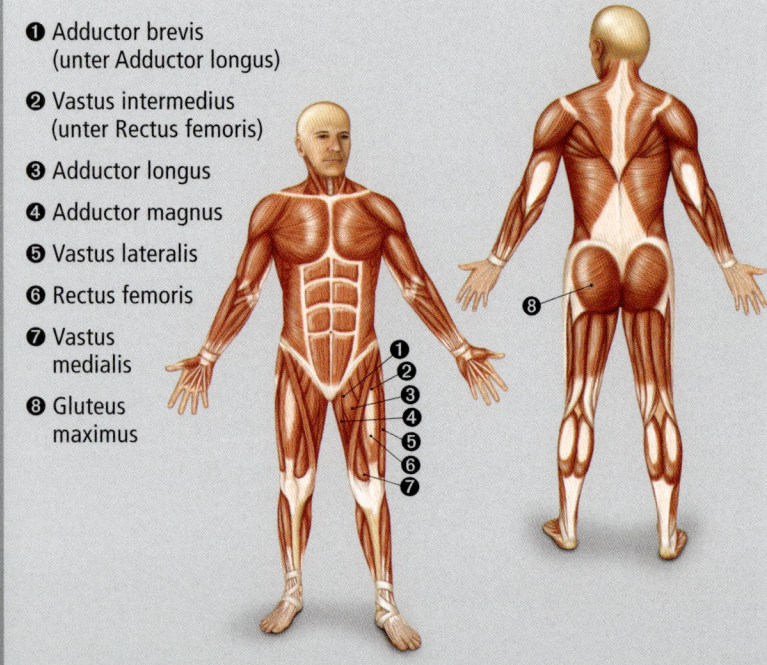

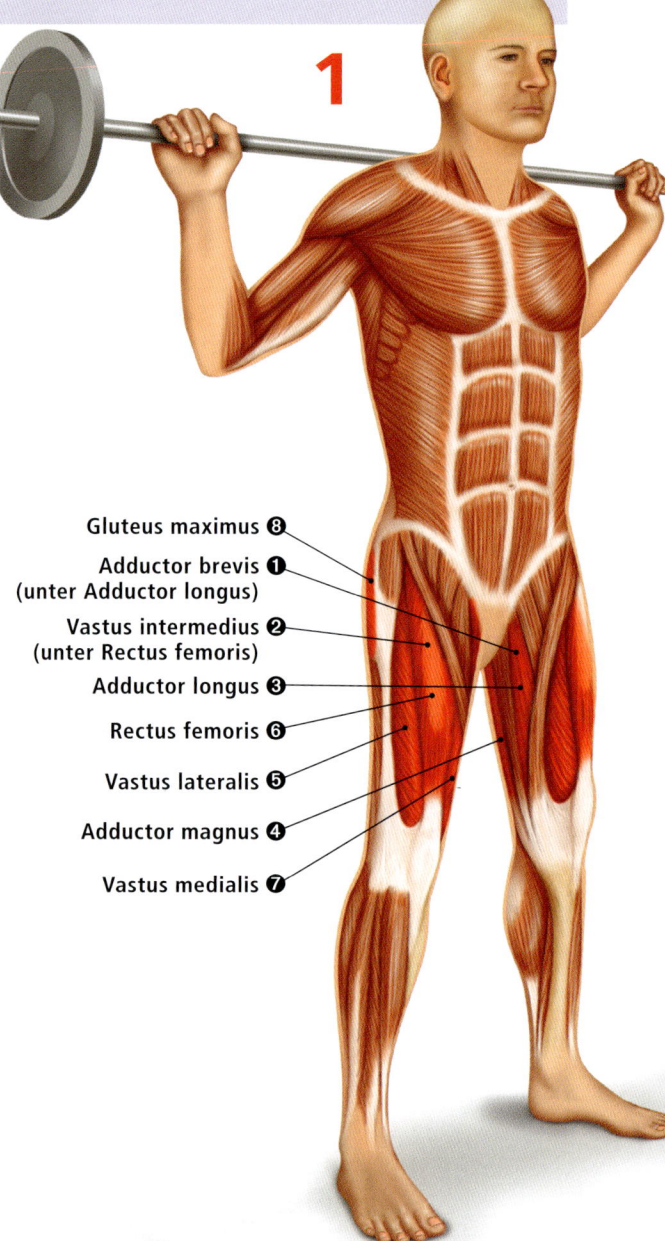

1

Gluteus maximus ❽
Adductor brevis ❶ (unter Adductor longus)
Vastus intermedius ❷ (unter Rectus femoris)
Adductor longus ❸
Rectus femoris ❻
Vastus lateralis ❺
Adductor magnus ❹
Vastus medialis ❼

so ist's richtig

Vermeiden Sie während des gesamten Bewegungsablaufs, den oberen Rücken zu runden.

achtung

Drücken Sie die Hantel nicht gegen den Rücken, dies kann die Halswirbelsäule verletzen. Halten Sie die Fersen am Boden.

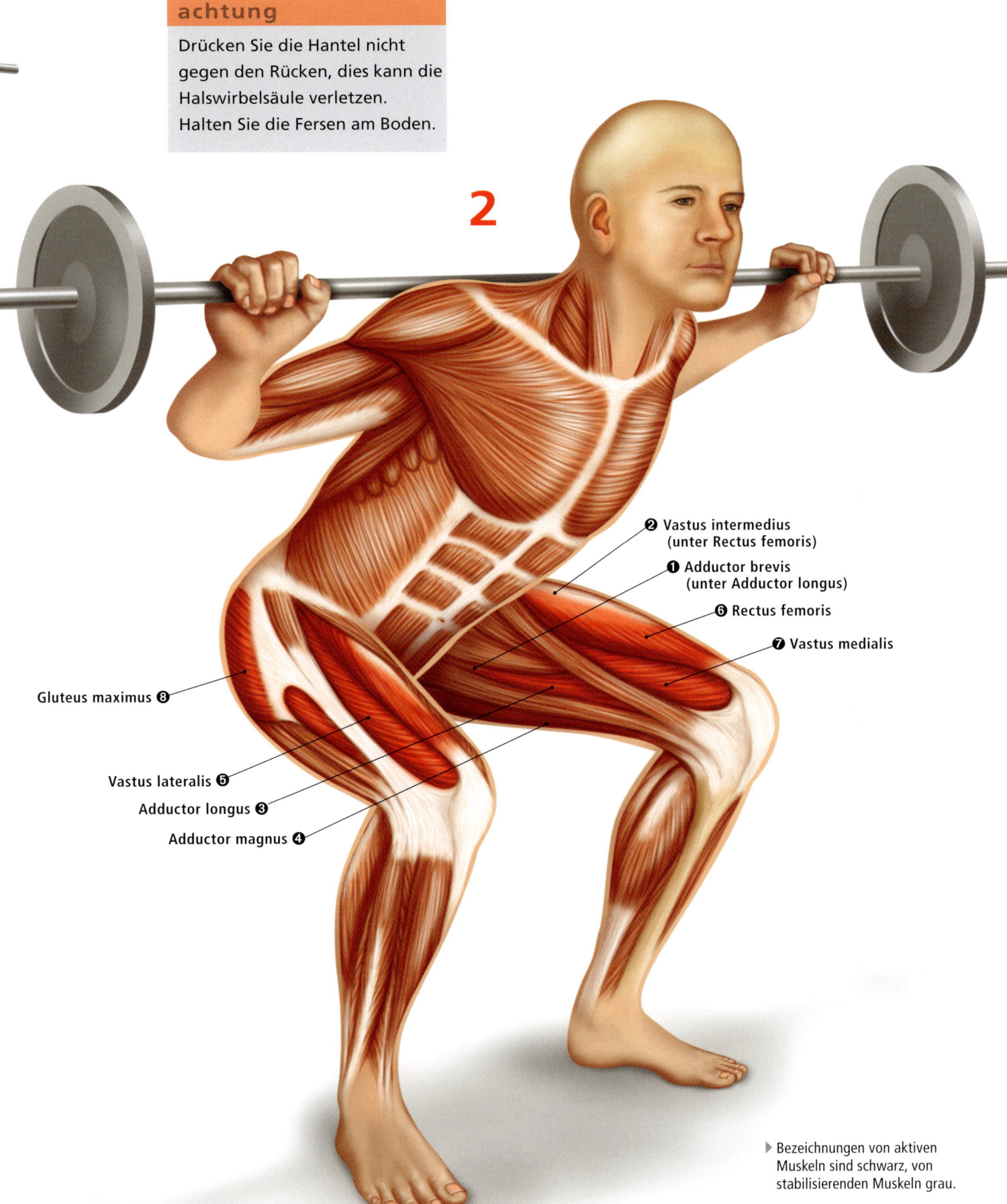

2

❷ Vastus intermedius
(unter Rectus femoris)

❶ Adductor brevis
(unter Adductor longus)

❻ Rectus femoris

❼ Vastus medialis

Gluteus maximus ❽

Vastus lateralis ❺

Adductor longus ❸

Adductor magnus ❹

▶ Bezeichnungen von aktiven Muskeln sind schwarz, von stabilisierenden Muskeln grau.

Langhantel-Ausfallschritt

Diese beliebte Übung beansprucht den Quadrizeps, das Gesäß und die Adduktoren, unter anderem den Vastus lateralis, den Vastus intermedius, den Vastus medialis, den Gluteus maximus, den Adductor brevis und den Adductor magnus. Sie eignet sich für Sportarten, die Laufen, Springen und Treten erfordern, da der Ausfallschritt Hüfte und Knie sowie die Sprunggelenke fokussiert. Bei dieser Übung werden zwar leichtere Gewichte verwendet als bei anderen Kniebeuge-Übungen, der Ausfallschritt ist jedoch in vielen Sportarten eine häufig vorkommende Bewegung. Die Übung kann von Anfängern oder Fortgeschrittenen zuhause oder im Fitnessstudio mit einer Lang- oder Kurzhantel durchgeführt werden.

Anleitung

Stellen Sie die Füße eng zusammen und legen Sie eine Langhantel auf den oberen Trapezius, wobei die Hände etwas weiter als schulterbreit fassen. Machen Sie einen großen Schritt nach vorne und stellen Sie den vorderen Fuß auf den Boden. Beugen Sie zuerst das vordere Knie, dann das hintere. Die Bewegung endet, wenn das hintere Bein ungefähr im rechten Winkel ist. Das Gewicht trägt der Fußballen des hinteren Beins. Drücken Sie sich wieder nach oben.

Variationen

LEICHT

Wenn Sie eine Langhantel nicht gut ausbalancieren können, benutzen Sie stattdessen zwei Kurzhanteln, die Sie seitlich am Körper halten. Auf diese Weise gewinnen Sie eine größere Stabilität, da die Hanteln näher am Körperschwerpunkt sind.

SCHWER

Bei einem Walking Lunge folgen Sie der Standardübung, schreiten aber am Ende jedes Ausfallschritts mit dem hinteren Bein nach vorne, sodass es die vordere Position einnimmt. Alternativ können Sie auch Hanteln an den Körperseiten verwenden oder einen Medizinball über dem Kopf halten.

Aktive Muskeln

❶ Adductor brevis (unter Adductor longus)
❷ Vastus intermedius (unter Rectus femoris)
❸ Adductor magnus
❹ Vastus lateralis
❺ Vastus medialis
❻ Gluteus maximus

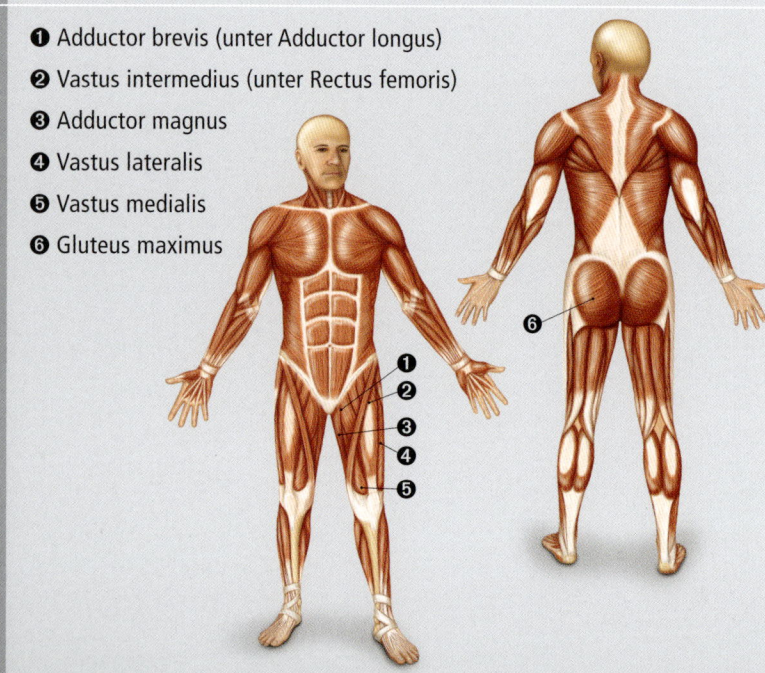

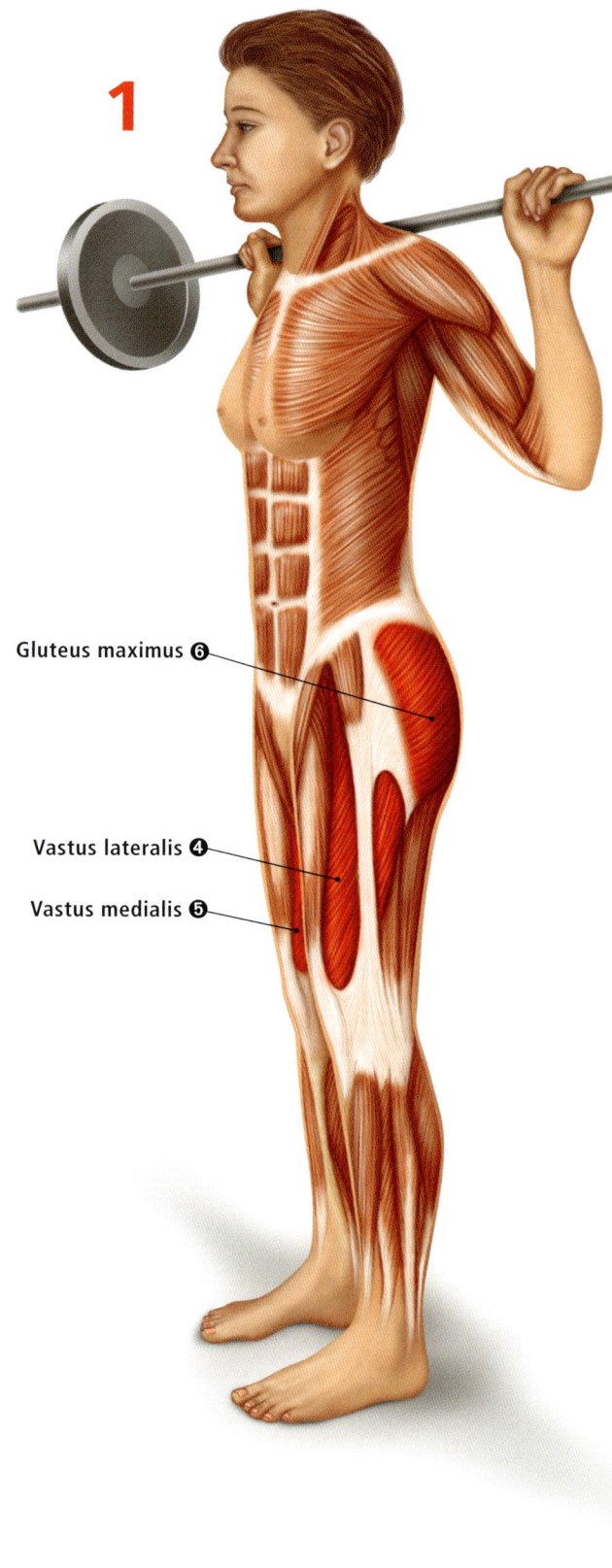

1

Gluteus maximus ❻

Vastus lateralis ❹

Vastus medialis ❺

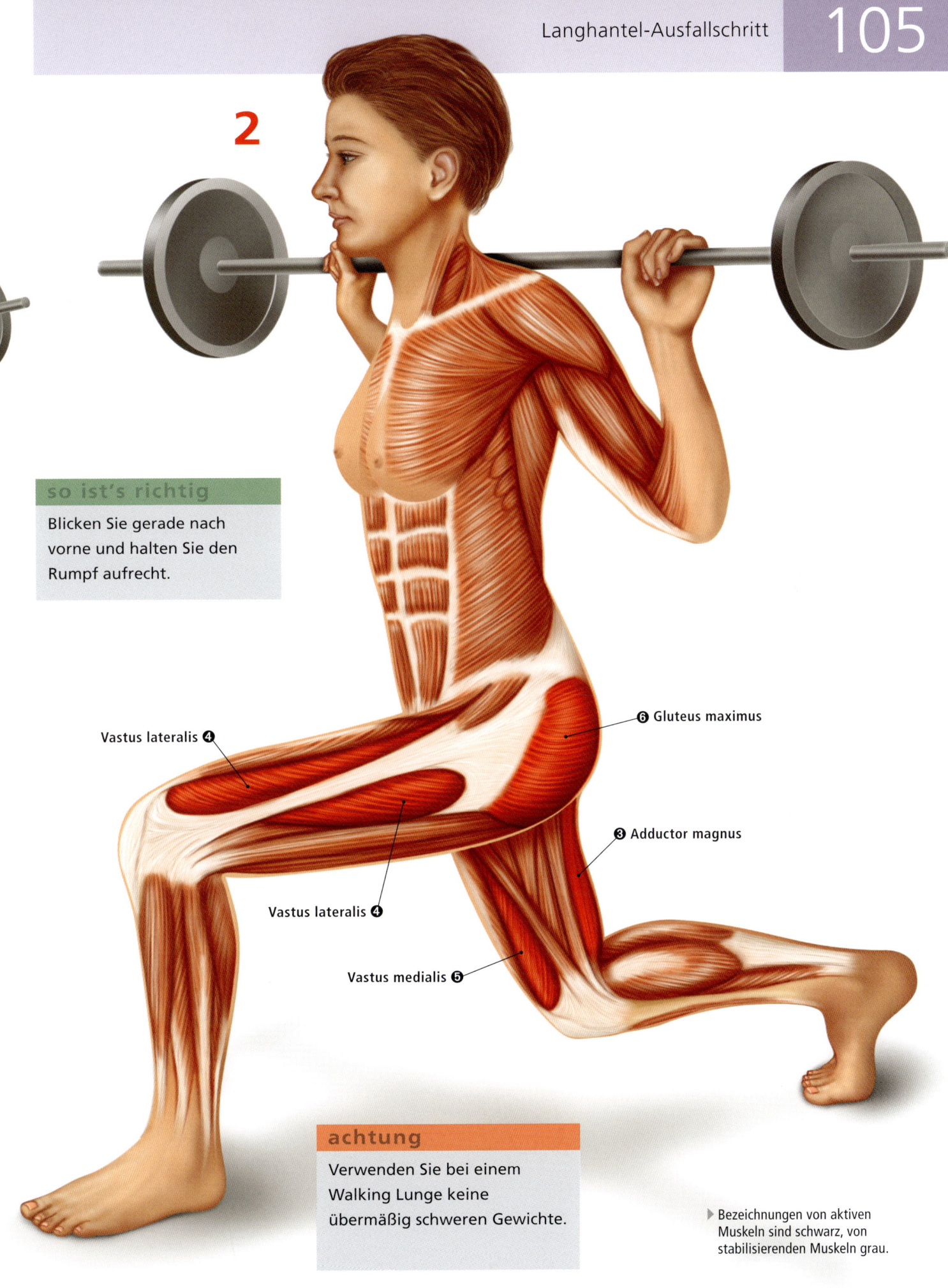

2

Blicken Sie gerade nach vorne und halten Sie den Rumpf aufrecht.

Vastus lateralis ❹

Vastus lateralis ❹

Vastus medialis ❺

❻ Gluteus maximus

❸ Adductor magnus

achtung
Verwenden Sie bei einem Walking Lunge keine übermäßig schwere Gewichte.

▶ Bezeichnungen von aktiven Muskeln sind schwarz, von stabilisierenden Muskeln grau.

Kreuzheben

Diese Übung trainiert verschiedene Muskelpartien in Gesäß, Beinen und Rücken. Mit der richtigen Technik ist das Kreuzheben für Anfänger und Fortgeschrittene geeignet. Da nur eine Langhantel und Gewichte benötigt werden, kann die Übung zuhause oder im Fitnesscenter durchgeführt werden. Anfänger sollten beim Widerstandtraining mit leichten Gewichten beginnen und sich langsam steigern, sodass sich der Körper an die Last anpassen und die Technik perfektioniert werden kann. Fortgeschrittene können schwerere Gewichte verwenden.

Anleitung

Stellen Sie sich mit schulterbreit geöffneten Füßen vor eine am Boden liegende Langhantel. Halten Sie Rücken und Arme gerade, beugen Sie die Knie und fassen Sie die Hantel mit einem Kreuzgriff, die Ellbogen befinden sich dabei seitlich vom Knie. Blicken Sie nach vorne, spannen Sie Bauch- und Rückenmuskeln an und strecken Sie dann gleichzeitig Arme und Oberkörper, wobei Sie die Schulter nach oben ziehen.

Variationen

LEICHT

Benutzen Sie statt einer Langhantel eine verkürzte Griffstange an einem tiefen Kabelzug. So kann das Gewicht leichter angepasst werden und die Metallsäulen sorgen für größere Stabilität.

SCHWER

Beim Sumo-Kreuzheben stehen die Beine mit gebeugten Knien weit auseinander, die Füße sind leicht nach außen gedreht. Den Blick nach vorn gerichtetet, fassen Sie die Hantel innerhalb der Beine eng mit einem Keuzgriff, wobei die Arme ausgestreckt sind. Spannen Sie Bauch- und untere Rückenmuskeln an, strecken Sie die Beine mit geradem Rücken und kehren Sie wieder in die Startposition zurück.

Aktive Muskeln

❶ Adductor brevis (unter Adductor longus)
❷ Vastus intermedius (unter Rectus femoris)
❸ Adductor magnus
❹ Vastus lateralis
❺ Rectus femoris
❻ Vastus medialis
❼ Gluteus maximus

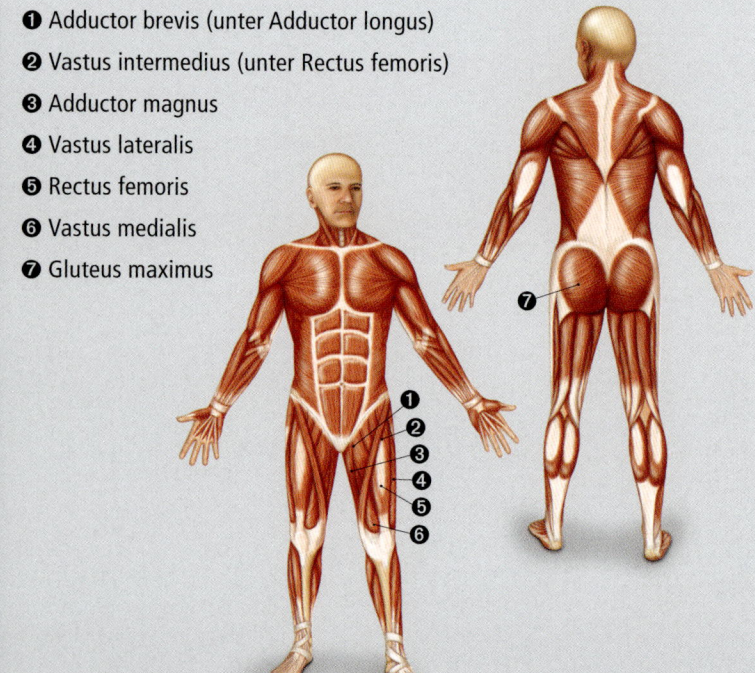

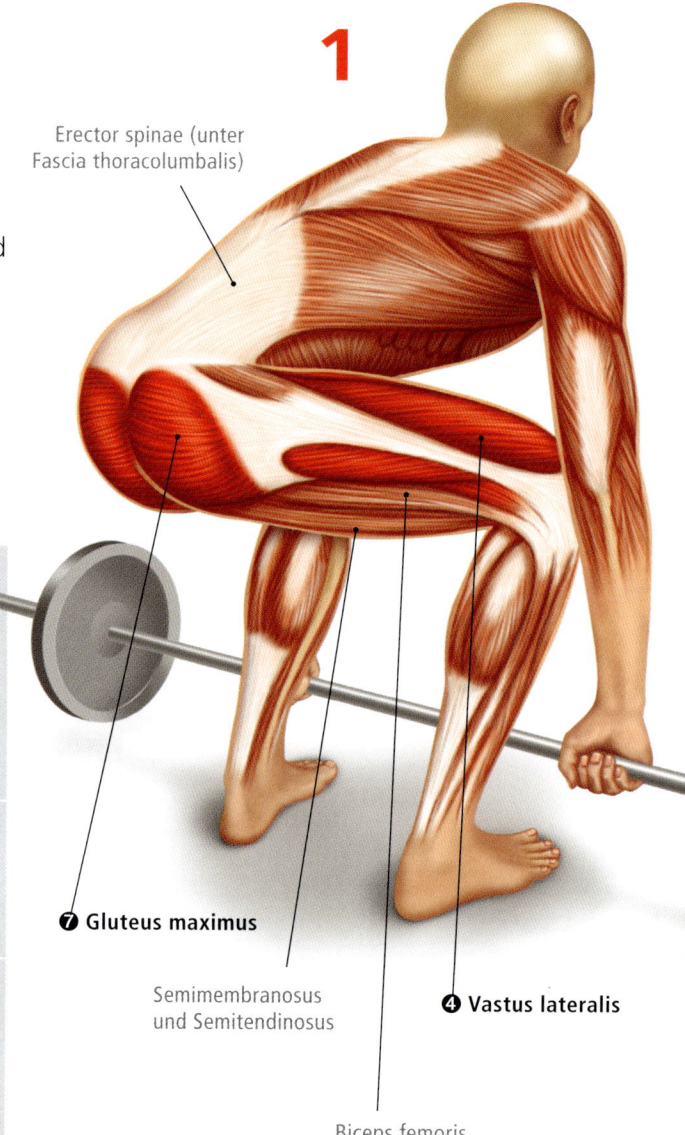

Erector spinae (unter Fascia thoracolumbalis)

❼ Gluteus maximus

Semimembranosus und Semitendinosus

❹ Vastus lateralis

Biceps femoris

1

so ist's richtig

Halten Sie während der Bewegung den Rücken gerade und die Arme ausgestreckt; senken Sie das Gewicht langsam ab.

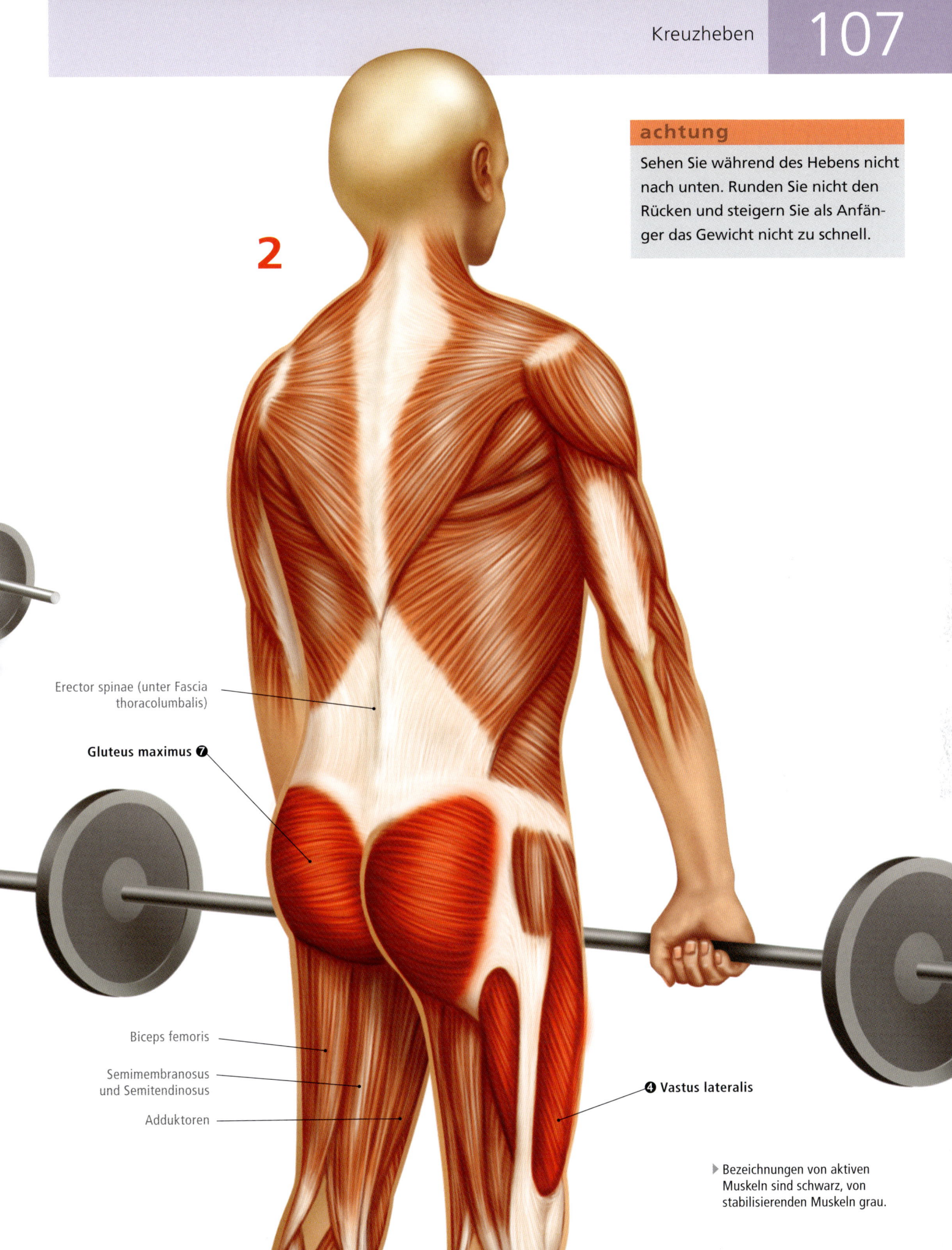

2

Erector spinae (unter Fascia thoracolumbalis)

Gluteus maximus ❼

Biceps femoris

Semimembranosus und Semitendinosus

Adduktoren

❹ **Vastus lateralis**

▸ Bezeichnungen von aktiven Muskeln sind schwarz, von stabilisierenden Muskeln grau.

Rumänisches Kreuzheben

Diese Variation des Kreuzhebens ist nach dem rumänischen Gewichtheber Nicu Vlad benannt, der diese Übung beim Training in den USA einsetzte. Sie beansprucht die Gesäß- und ischiocrurale Muskulatur, insbesondere den Gluteus maximus, den Semitendinosus, den Semimembranosus und den Biceps femoris. Diese Übung kann von Gewichthebern aller Trainingsstufen durchgeführt werden, es sollte jedoch auf die korrekte Technik geachtet werden, um Verletzungen vorzubeugen. Da die Knie nur leicht gebeugt werden, sollte weniger Gewicht verwendet werden. Rumänisches Kreuzheben kann zuhause oder im Fitnesscenter trainiert werden, da nur eine Langhantel oder zwei Kurzhanteln gebraucht werden.

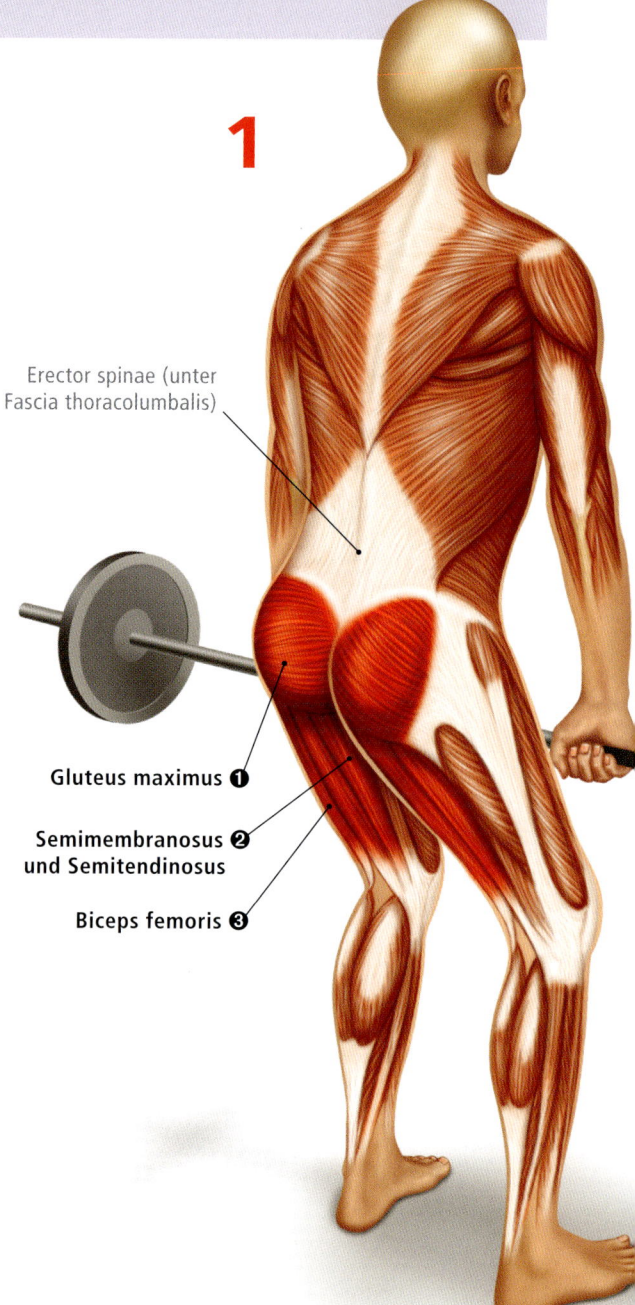

1

Erector spinae (unter Fascia thoracolumbalis)

Gluteus maximus ❶

Semimembranosus ❷ und Semitendinosus

Biceps femoris ❸

Anleitung

Stellen Sie die Füße schulterbreit auseinander und fassen Sie eine Langhantel mit den Händen außerhalb der Schenkel, die Handflächen zeigen dabei zum Körper. Beugen Sie die Knie leicht und behalten Sie diesen Winkel während der Übung bei. Führen Sie die Hantel nah am Körper, wobei Rücken und Arme gerade sind. Schieben Sie die Hüfte nach hinten und senken Sie sich langsam bis auf Höhe der Knie ab. Kehren Sie zur Startposition zurück.

Variationen

LEICHT

Verwenden Sie statt einer Langhantel nur das eigene Körpergewicht. Wenn Sie die Technik gemeistert haben, gehen Sie zu einer Langhantel oder Kurzhanteln über.

SCHWER

Beim einbeinigen Rumänischen Kreuzheben halten Sie eine Kurzhantel auf Hüfthöhe in jeder Hand, die Knie sind dabei leicht gebeugt. Beugen Sie sich nach vorne und strecken Sie während des Absenkens ein Bein nach hinten. Halten Sie den Rücken gerade und heben Sie das Bein auf eine Ebene mit dem Rücken. Kehren Sie in die Startposition zurück und wiederholen Sie die Übung mit dem anderen Bein.

Aktive Muskeln

❶ Gluteus maximus

❷ Semimembranosus und Semitendinosus

❸ Biceps femoris

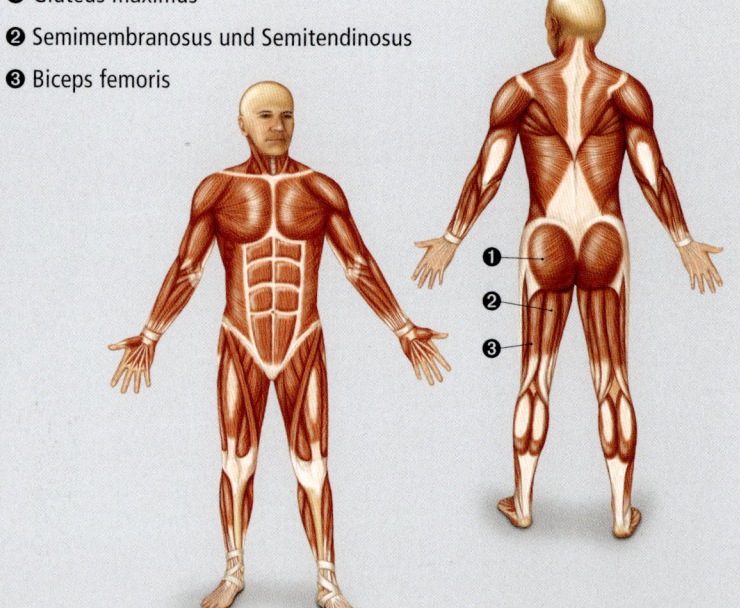

so ist's richtig

Halten Sie während der Übung die Knie im selben Winkel gebeugt und den Rücken gerade. Senken Sie sich langsam und kontrolliert ab.

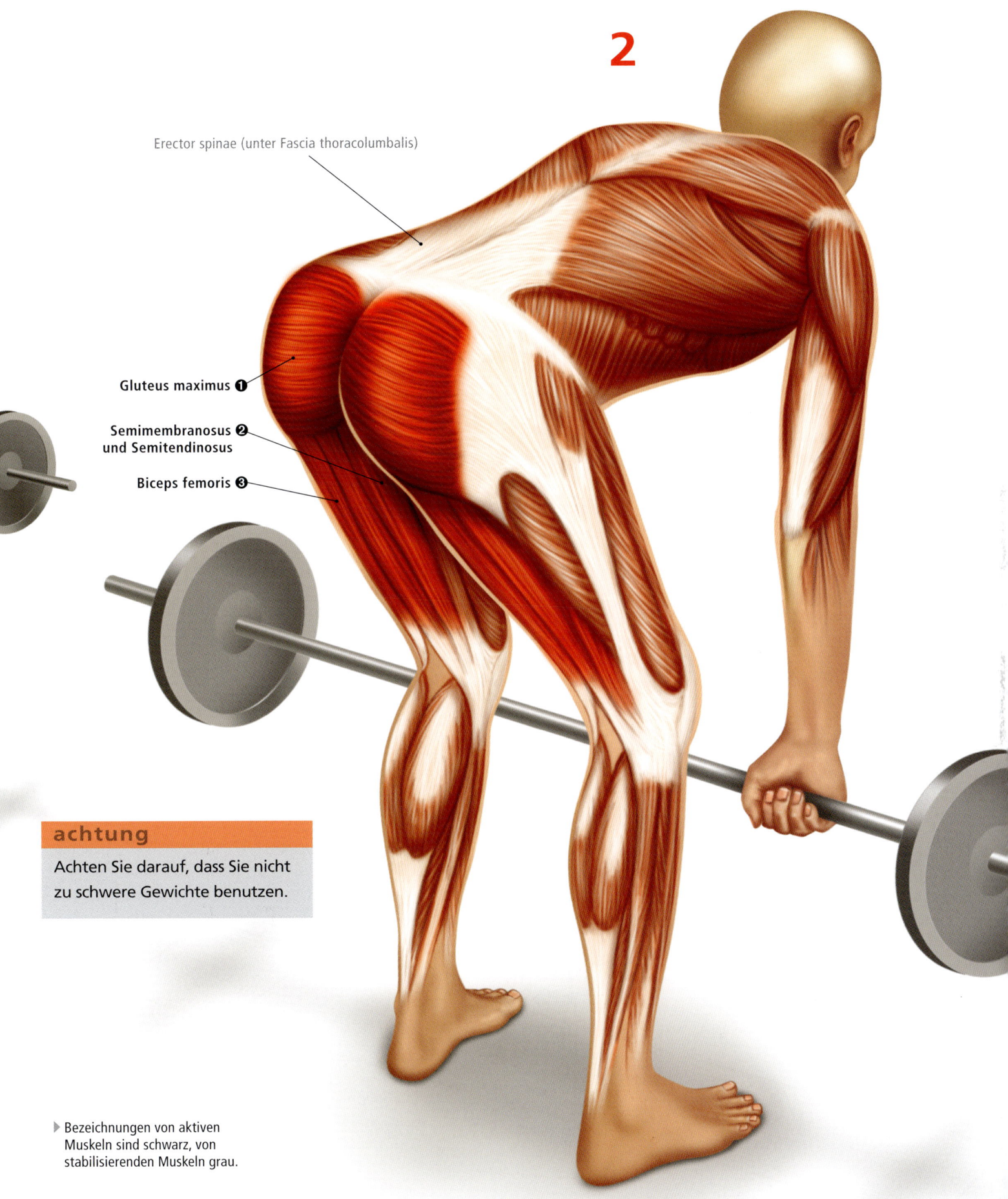

2

Erector spinae (unter Fascia thoracolumbalis)

Gluteus maximus ❶

Semimembranosus ❷
und Semitendinosus

Biceps femoris ❸

achtung

Achten Sie darauf, dass Sie nicht
zu schwere Gewichte benutzen.

▶ Bezeichnungen von aktiven
Muskeln sind schwarz, von
stabilisierenden Muskeln grau.

Step-Up

Diese klassische Übung beansprucht viele Muskeln des Unterkörpers, wie etwa den Quadrizeps, den Gluteus maximus, den Iliopsoas, die Waden und sekundär die ischiocrurale Muskulatur. Sie eignet sich daher besonders für Sportarten wie Fußball oder Hockey. Mit ein bisschen Routine ist der Step-Up eine einfache Übung. Er kann in die meisten Trainingsprogramme integriert werden und ist auch beim Zirkeltraining beliebt. Die Übung ist für Anfänger und Fortgeschrittene geeignet und kann zuhause oder im Fitnesscenter durchgeführt werden, da nur eine Lang- oder zwei Kurzhanteln und eine stabile Box oder Stufe benötigt werden.

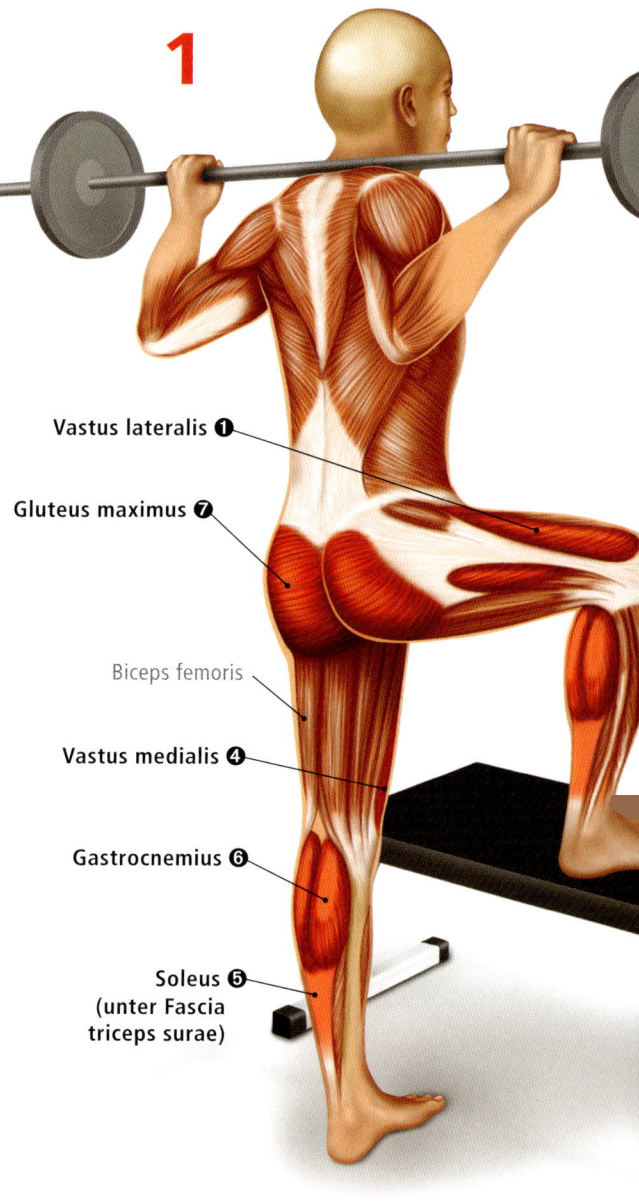

1

Vastus lateralis ❶

Gluteus maximus ❼

Biceps femoris

Vastus medialis ❹

Gastrocnemius ❻

Soleus ❺
(unter Fascia
triceps surae)

Anleitung

Stellen Sie sich mit geschlossenen Beinen vor eine etwa 20-40 cm hohe Stufe. Legen Sie eine Langhantel auf den oberen Trapezius, aber nicht auf den Nacken. Blicken Sie nach vorne und heben Sie mit geradem Rücken zunächst einen Fuß auf die Stufe, dann den anderen. Steigen Sie anschließend einen Fuß nach dem anderen wieder herunter.

Variationen

LEICHT

Halten Sie zwei Kurzhanteln seitlich am Körper, wobei die Handflächen zum Körper zeigen. Das Gewicht ist so näher am Körperschwerpunkt und einfacher zu balancieren.

SCHWER

Stellen Sie sich mit einem Fuß auf die Stufe. Heben Sie anschließend das andere Bein so lange an, bis der Oberschenkel parallel zum Boden ist. Erst dann platzieren Sie auch dieses Bein auf der Stufe oder setzen es wieder am Boden ab. Diese zusätzliche Bewegung beugt die Hüfte stärker und erfordert ein größeres Ausbalancieren des Körpers.

Aktive Muskeln

❶ Vastus lateralis

❷ Vastus intermedius
(unter Rectus femoris)

❸ Rectus femoris

❹ Vastus medialis

❺ Soleus (unter Fascia
triceps surae)

❻ Gastrocnemius

❼ Gluteus maximus

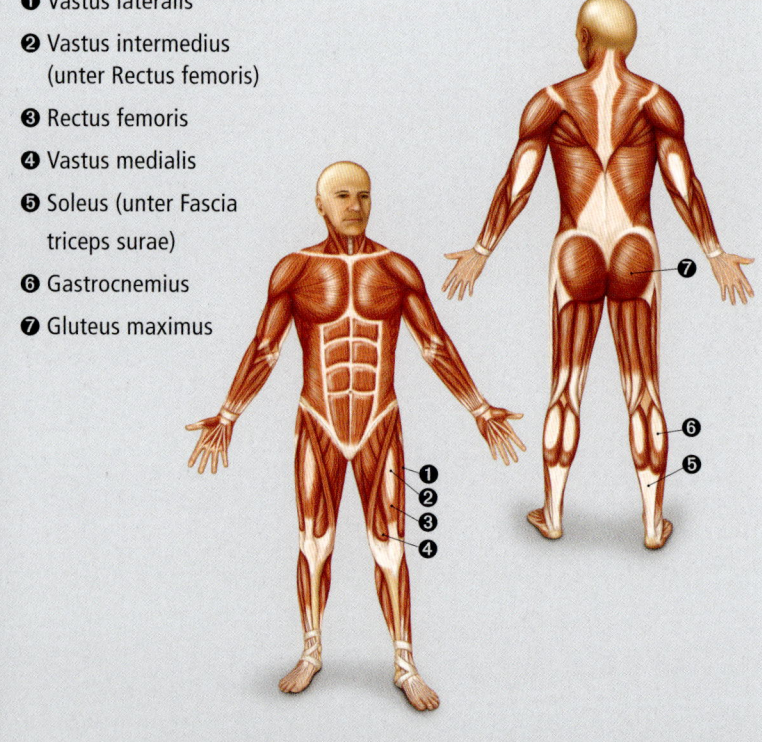

achtung

Seien Sie beim Absteigen vorsichtig und achten Sie darauf, dass die Hantel nicht auf dem Nacken liegt.

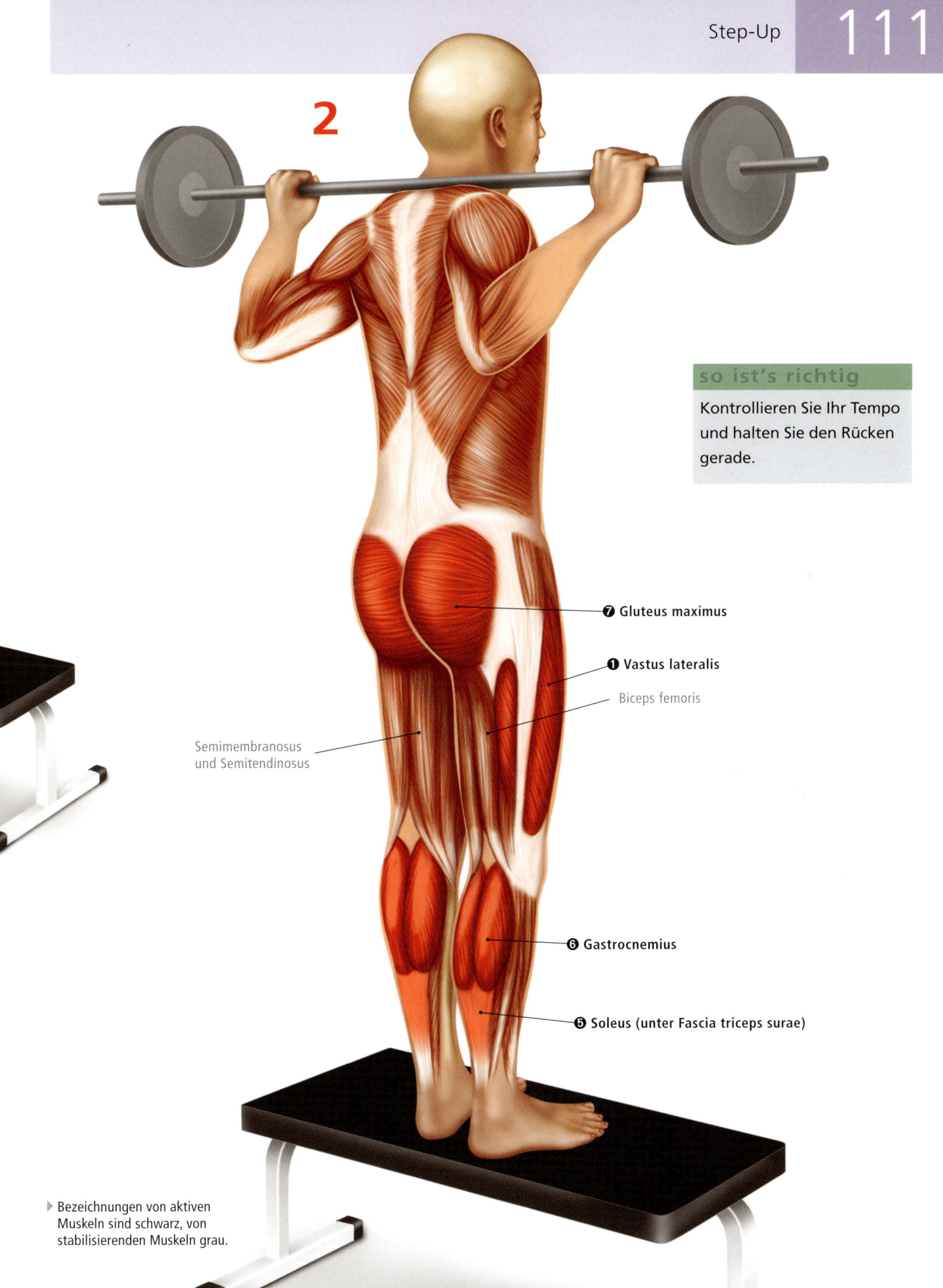

2

so ist's richtig

Kontrollieren Sie Ihr Tempo und halten Sie den Rücken gerade.

❼ Gluteus maximus

❶ Vastus lateralis

Biceps femoris

Semimembranosus und Semitendinosus

❻ Gastrocnemius

❺ Soleus (unter Fascia triceps surae)

▶ Bezeichnungen von aktiven Muskeln sind schwarz, von stabilisierenden Muskeln grau.

Wadenheben stehend

Diese Beinübung trainiert die Plantarflexoren der Wade, die bei Bewegungen wie etwa dem Treten eines Gaspedals gebraucht werden. Die Übung kann von Anfängern und Fortgeschrittenen je nach Variation und Umfang der Ausstattung zuhause oder im Fitnesscenter durchgeführt werden. Fortgeschrittene verwenden für das Wadenheben im Stehen oft schwere Gewichte, Anfänger sollten jedoch mit leichter Belastung beginnen und sich langsam steigern. Diese Übung ist besonders geeignet für Sportarten, die Laufen oder Springen erfordern, wie etwa Fußball, Hockey, Sprinten oder Turnen. Auch beim Rehabilitationstraining für die Knöchel oder Waden kann die Übung eingesetzt werden.

Anleitung

Legen Sie das gewünschte Gewicht auf das Gerät. Platzieren Sie die Schultern unter die Polster und stellen Sie Ihre Füße auf die Platte, wobei die Fersen leicht über diese hinausragen und die Beine gestreckt sind. Richten Sie sich auf den Ballen so hoch wie möglich auf und senken Sie dann die Fersen so tief wie möglich unterhalb der Platte. Beugen Sie während der Bewegung weder die Hüften noch Knie.

Variationen

LEICHT

Stellen Sie sich mit beiden Füßen auf eine Stufe oder Box und folgen Sie der Standardübung. Variieren Sie die Übung, indem Sie auf einem Bein stehen oder eine Kurzhantel benutzen, was die Wadenmuskeln stärker trainiert. Dies ist eine gute Alternative, wenn kein Gerät verfügbar ist.

SCHWER

Um den Reiz der Übung zu steigern, trainieren Sie mit einer erhöhten exzentrischen Belastung. Heben Sie dazu beide Waden zugleich an, senken allerdings zur Entspannung nur eine Wade, während die andere dem Gewicht standhält. Führen Sie diese Bewegung abwechselnd für jedes Bein durch, bis die gewünschte Zahl an Wiederholungen erreicht ist.

Aktive Muskeln

❶ Gastrocnemius

❷ Soleus (unter Fascia triceps surae)

❸ Flexor hallucis longus

❹ Flexor digitorum longus

❺ Tibialis posterior

❻ Plantaris

(3, 4 und 5 alle unter Soleus und Gastrocnemius)

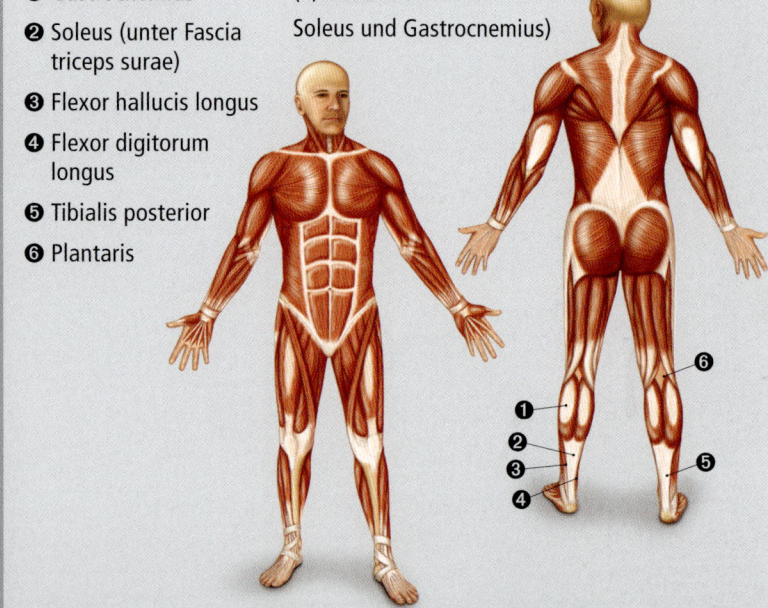

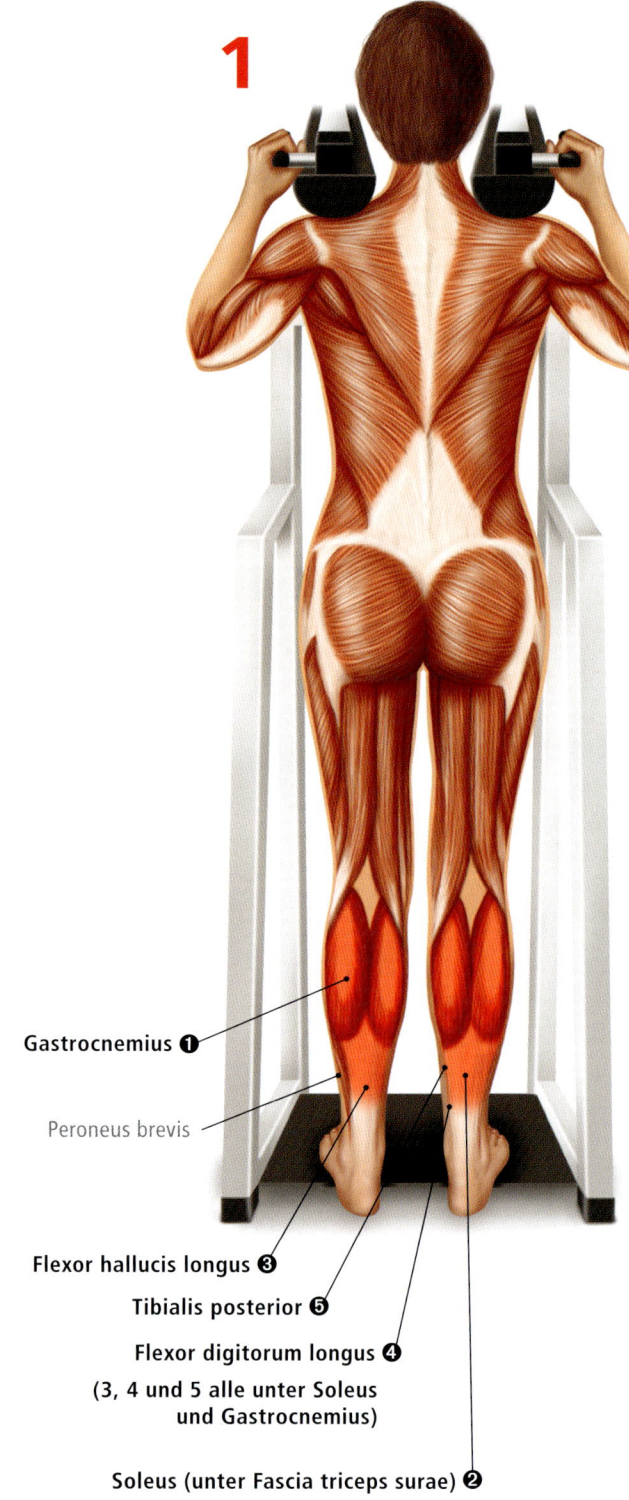

Gastrocnemius ❶

Peroneus brevis

Flexor hallucis longus ❸

Tibialis posterior ❺

Flexor digitorum longus ❹

(3, 4 und 5 alle unter Soleus und Gastrocnemius)

Soleus (unter Fascia triceps surae) ❷

achtung

Hüpfen Sie am Ende der Bewegung nicht. Senken Sie sich langsam und kontrolliert ab.

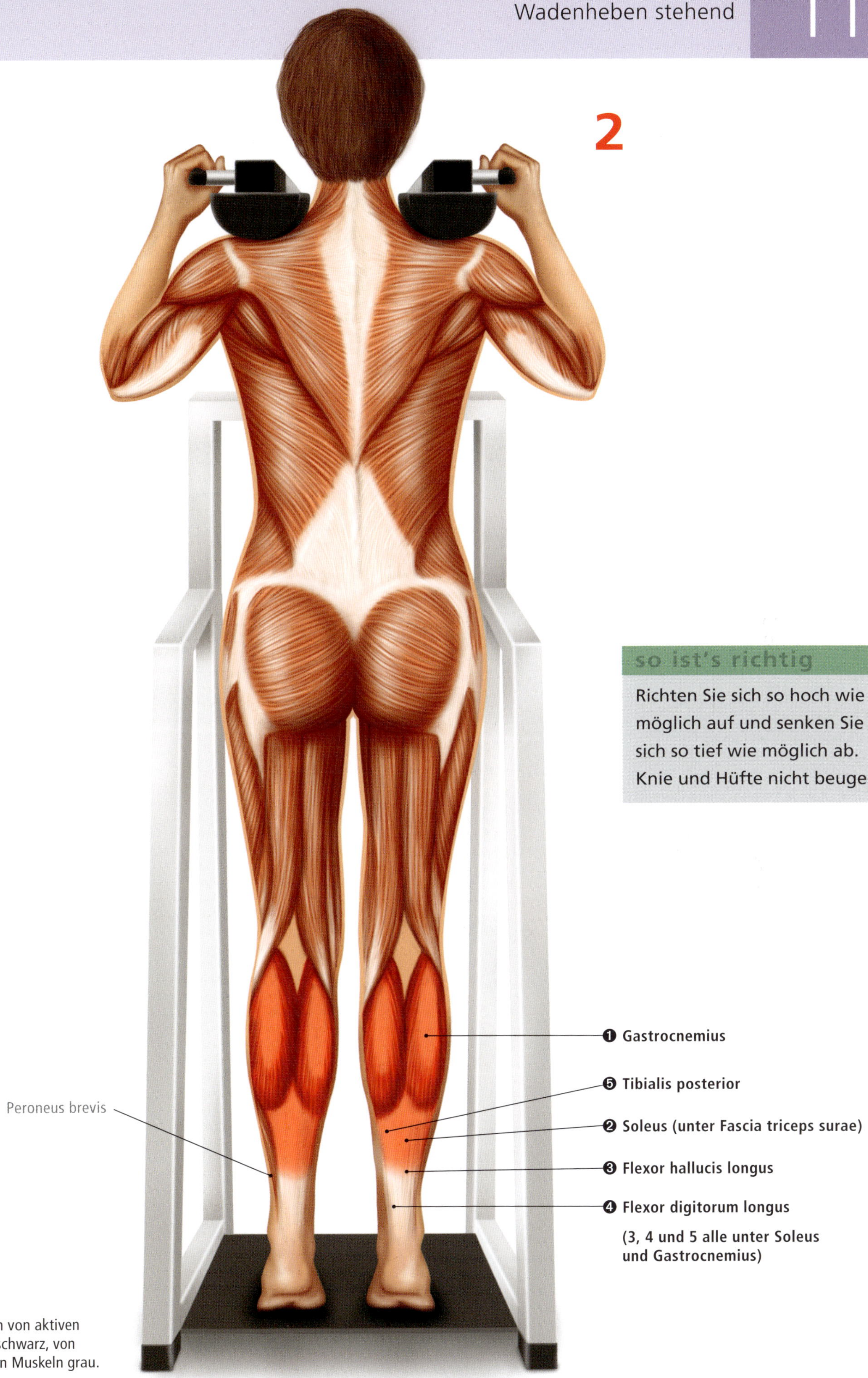

2
❶ Gastrocnemius
❺ Tibialis posterior
Peroneus brevis
❷ Soleus (unter Fascia triceps surae)
❸ Flexor hallucis longus
❹ Flexor digitorum longus
(3, 4 und 5 alle unter Soleus und Gastrocnemius)

so ist's richtig

Richten Sie sich so hoch wie möglich auf und senken Sie sich so tief wie möglich ab. Knie und Hüfte nicht beugen.

Bezeichnungen von aktiven Muskeln sind schwarz, von stabilisierenden Muskeln grau.

Wadenheben sitzend

Auch diese Wadenübung ist eine gute Wahl, um die Plantarflexoren zu trainieren. Durch die gebeugte Knieposition wird die Belastung des Gastrocnemius verringert, die anderen Plantarflexoren der Wade hingegegen werden mehr betont. Die Übung eignet sich besonders für Sportarten wie Sprinten, Fußball, Turnen oder Hockey und ist auch bei Rehabilitationsprogrammen für Knöchel und Waden empfehlenswert. Das Wadenheben im Sitzen ist für alle Trainingsstufen geeignet und kann zuhause oder im Fitnesscenter durchgeführt werden. Für die Standardversion wird üblicherweise ein spezielles Gerät verwendet, andere Variationen sind jedoch genauso effektiv.

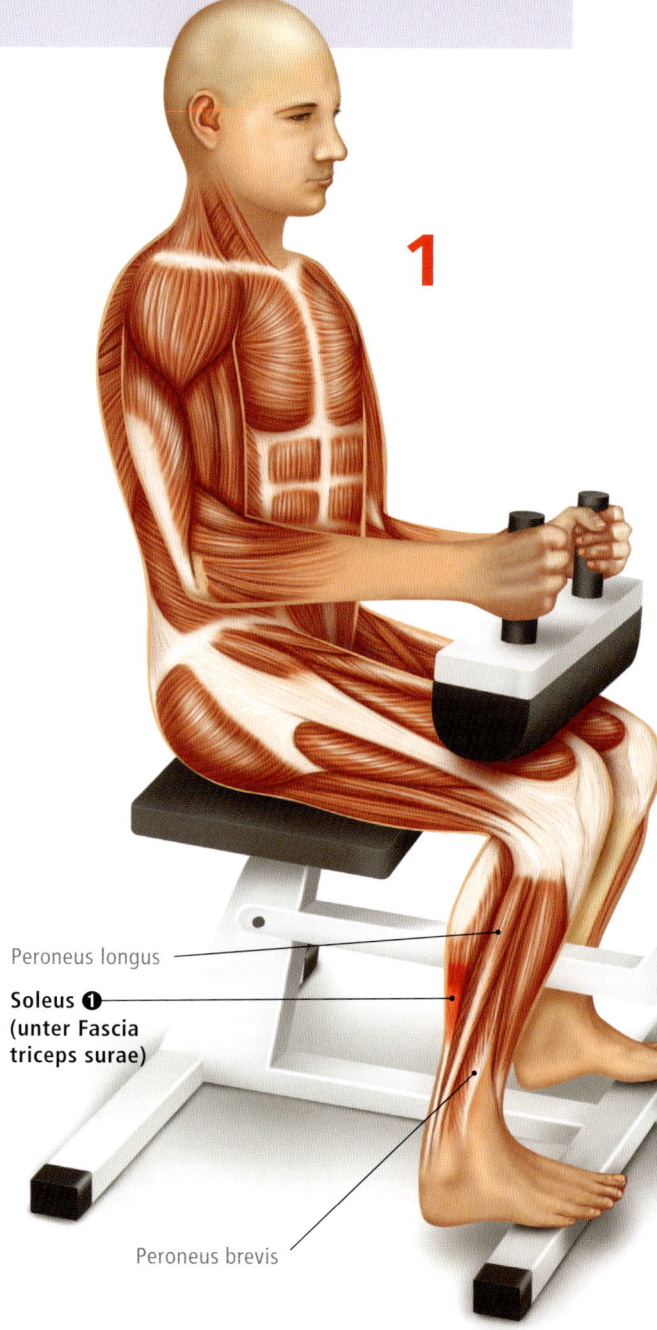

Peroneus longus

Soleus ❶
(unter Fascia
triceps surae)

Peroneus brevis

Anleitung		Legen Sie das gewünschte Gewicht auf das Gerät. Setzen Sie sich in das Gerät und platzieren Sie die Oberschenkel unter das Polster. Die Füße stehen auf der Fußablage und die Fersen ragen darüber hinaus. Heben Sie das Polster, indem Sie die Füße auf die Ballen stellen. Senken Sie das Gewicht ab, bis die Fersen so weit wie möglich unter der Platte sind. Wiederholen Sie die Übung mehrmals.
Variationen	LEICHT	Setzen Sie sich auf eine Bank und platzieren Sie die Füße auf einer niedrigen Stufe. Legen Sie ein gefaltetes Handtuch über die Oberschenkel und darauf dann eine Langhantel mit Gewichten. Heben Sie die Fersen an und senken Sie sie wieder so tief wie möglich ab.
	SCHWER	Führen Sie die Übung wie in der Standardversion aus. Heben Sie also beide Waden zugleich an, senken allerdings zur Entspannung nur eine Wade, während die andere dem Gewicht standhält. Auf diese Weise werden die Muskeln beim Absenken einer erhöhten exzentrischen Belastung ausgesetzt. Wiederholen Sie diese Bewegung mit dem anderen Bein.
Aktive Muskeln		❶ Soleus (unter Fascia triceps surae) ❷ Flexor hallucis longus ❸ Flexor digitorum longus ❹ Tibialis posterior ❺ Plantaris

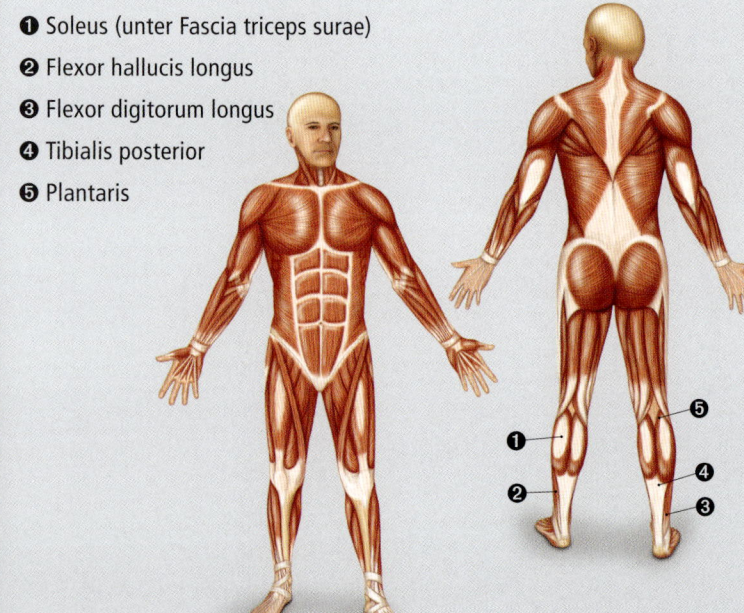

so ist's richtig

Richten Sie sich bei der Aufwärtsbewegung so weit wie möglich auf und senken Sie die Fersen bei der Abwärtsbewegung so tief wie möglich ab.

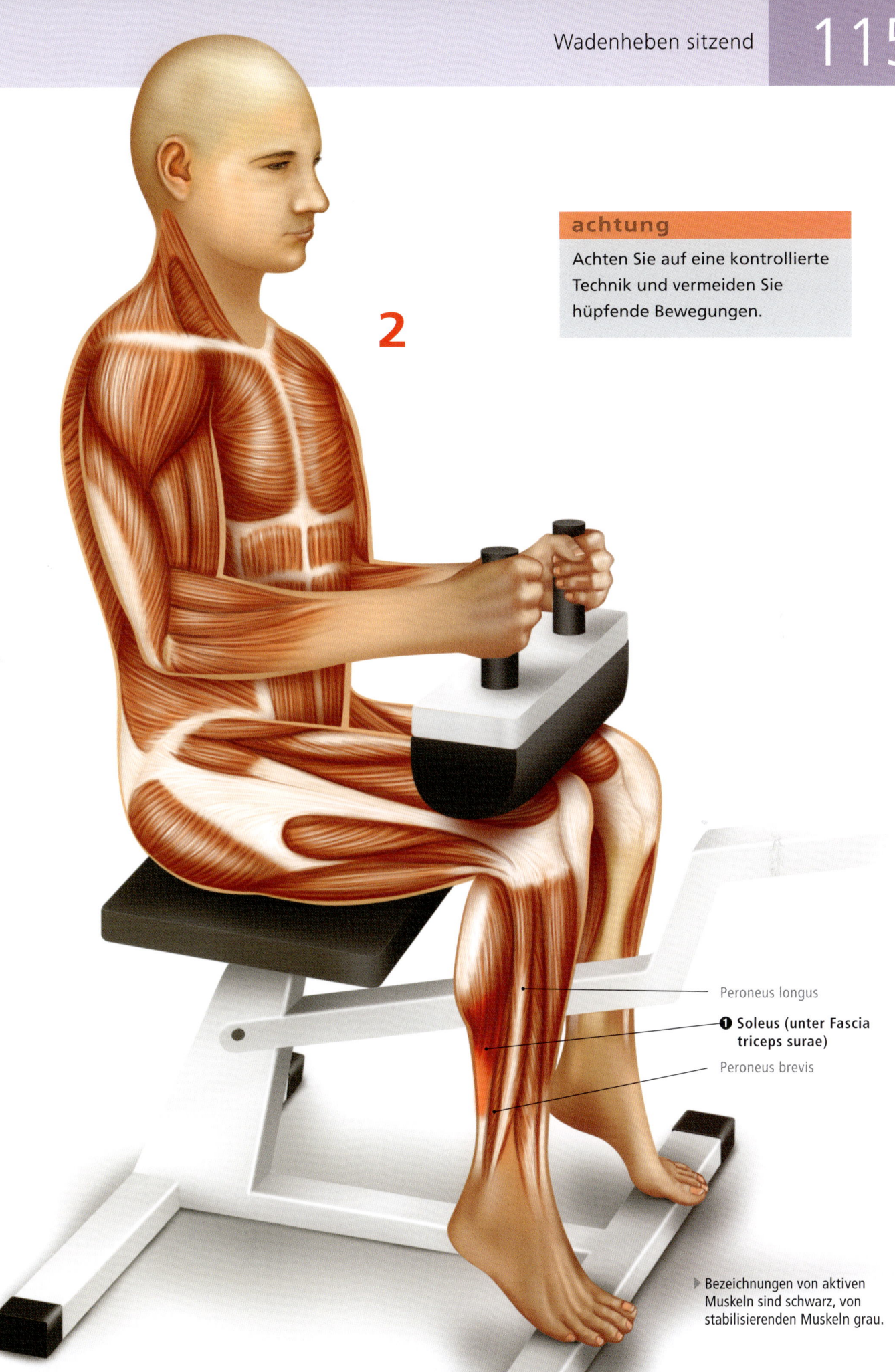

2

achtung

Achten Sie auf eine kontrollierte Technik und vermeiden Sie hüpfende Bewegungen.

Peroneus longus

❶ **Soleus (unter Fascia triceps surae)**

Peroneus brevis

▷ Bezeichnungen von aktiven Muskeln sind schwarz, von stabilisierenden Muskeln grau.

Beinstrecker

Diese beliebte Übung, die den Quadrizeps beansprucht, ist für alle Sportarten nützlich, bei denen Laufen, Treten oder Springen wichtig sind. Der Beinstrecker ist für Anfänger und Fortgeschrittene geeignet und kann je nach Variation zuhause oder im Fitnesscenter durchgeführt werden. Da die Übung normalerweise sitzend auf einem speziellen Gerät absolviert wird, ist die Anforderung an Balance und Koordination wesentlich geringer als bei Kniebeuge- oder Ausfallschrittübungen. Dies kann zwar bei frühem Rehabilitationstrainig durchaus von Vorteil sein, aber für ambitionierte Sportler bildet der Beinstrecker an der Maschine wegen seiner geringereren Effektivität keine Alternative zu anderen Übungsformen.

1

Vastus intermedius ❶
(unter Rectus femoris)
Vastus lateralis ❷
Rectus femoris ❸
Vastus medialis ❹

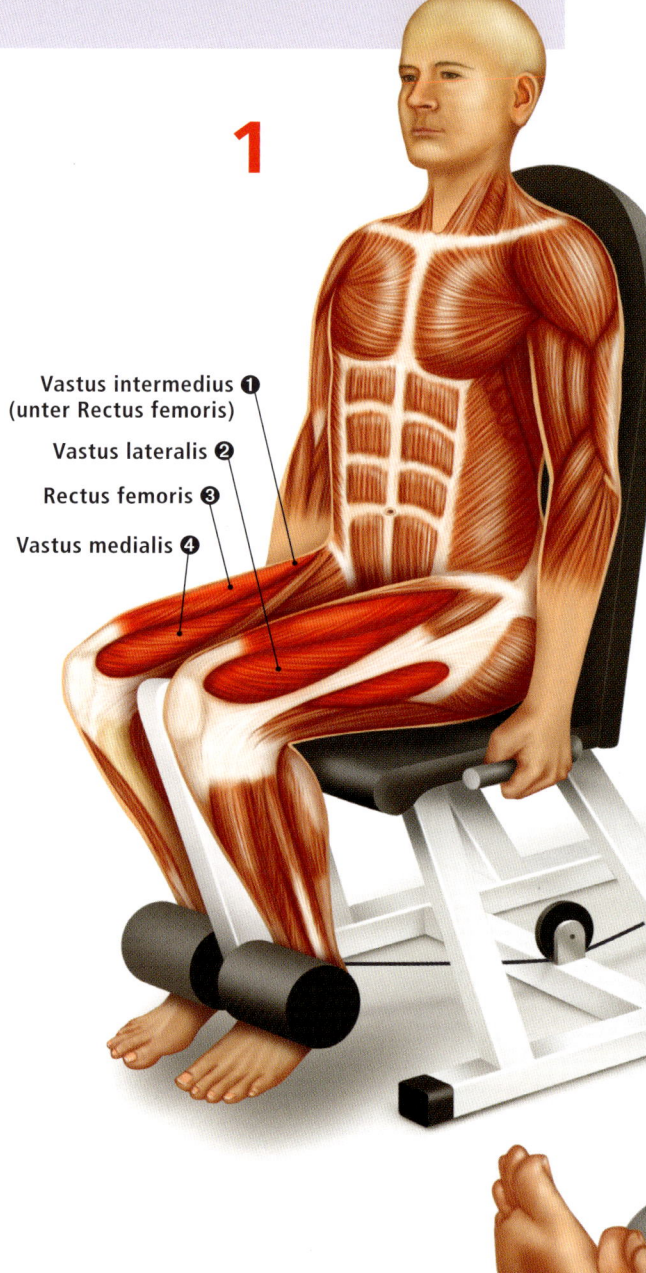

Anleitung	Setzen Sie sich in eine Beinstrecker-Maschine und justieren Sie den Sitz so, dass die Knie am Sitz anliegen und die Position der Kniegelenke auf die Drehachse abgestimmt ist. Das Beinpolster sollte vor den Knöcheln liegen. Drücken Sie gegen das Beinpolster und strecken Sie die Beine aus, wobei die Füße nach vorn zeigen. Halten Sie den Rumpf dabei gerade. Kehren Sie in die Startposition zurück.
Variationen · LEICHT	Verwenden Sie Knöchelgewichte und führen Sie die Übung auf einem stabilen Stuhl oder Tisch durch. Bringen Sie die Gewichte direkt über dem Knöchel an. Wenn Sie einen Stuhl benutzen, achten Sie darauf, dass die Füße am Ende der Bewegung nicht den Boden berühren. Halten Sie den Rumpf gerade.
SCHWER	Führen Sie die Übung wie in der Standardversion aus, allerdings mit einer erhöhten exzentrischen Belastung. Heben Sie also das Gewicht mit beiden Beinen zugleich an, aber in der Abwärtsbewegung üben Sie nur mit einem Bein Widerstand aus. Wiederholen Sie diese Bewegung mit dem anderen Bein.
Aktive Muskeln	❶ Vastus intermedius (unter Rectus femoris) ❷ Vastus lateralis ❸ Rectus femoris ❹ Vastus medialis

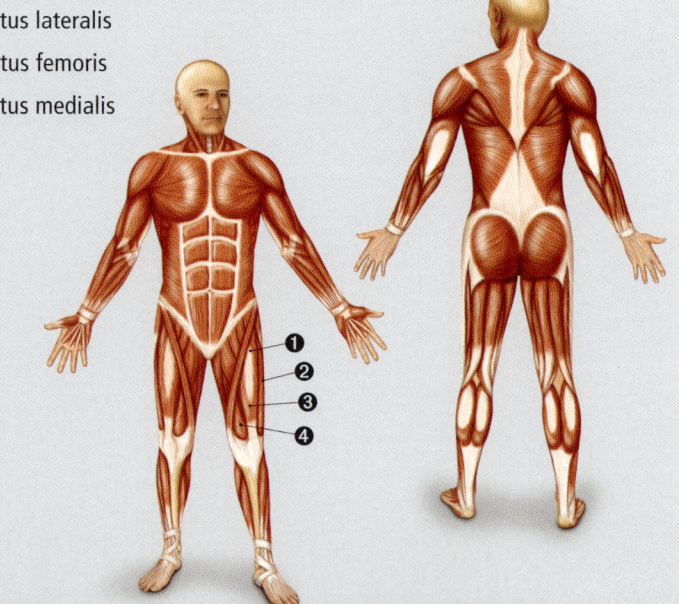

❶
❷
❸
❹

achtung

Kontrollieren Sie das Tempo beim Absenken der Beine.

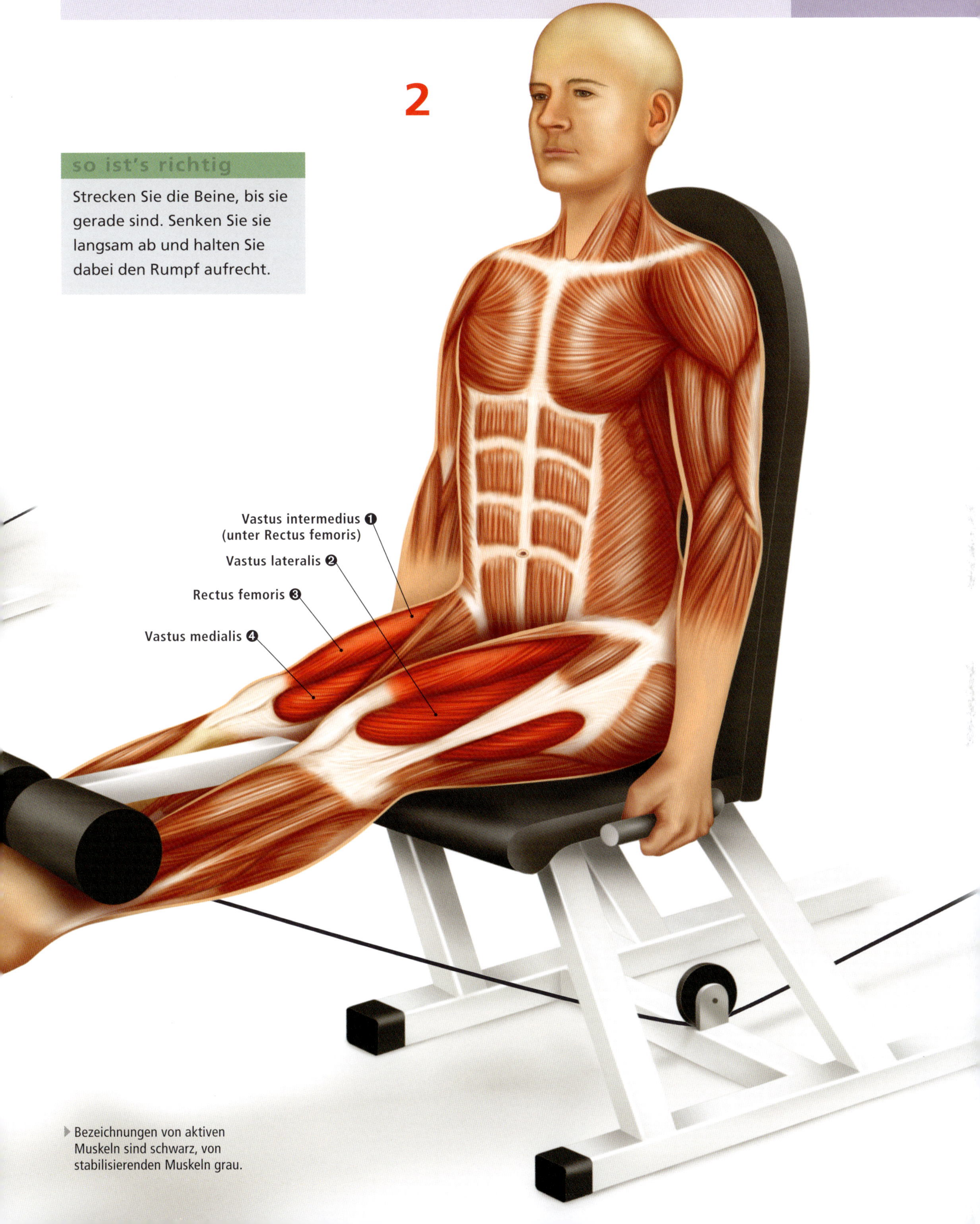

2

Strecken Sie die Beine, bis sie gerade sind. Senken Sie sie langsam ab und halten Sie dabei den Rumpf aufrecht.

Vastus intermedius ❶
(unter Rectus femoris)

Vastus lateralis ❷

Rectus femoris ❸

Vastus medialis ❹

▶ Bezeichnungen von aktiven Muskeln sind schwarz, von stabilisierenden Muskeln grau.

Beinbeugen sitzend

Diese populäre Übung im Sitzen kräftigt den Semitendinosus, den Semimembranosus und den Biceps femoris. Wie die Beinbeuge im Liegen ist sie für Sportarten geeignet, die Lauf- oder Tretbewegungen erfordern, wie zum Beispiel in der Leichtathletik oder im Fußball. Die Übung kann von Anfängern ebenso wie von Fortgeschrittenen absolviert werden, sie wird aber üblicherweise nicht zuhause ausgeführt, da spezielles Equipment erforderlich ist. Oft ist diese Übung beliebter als die liegende Variante, da sie als angenehmer empfunden wird.

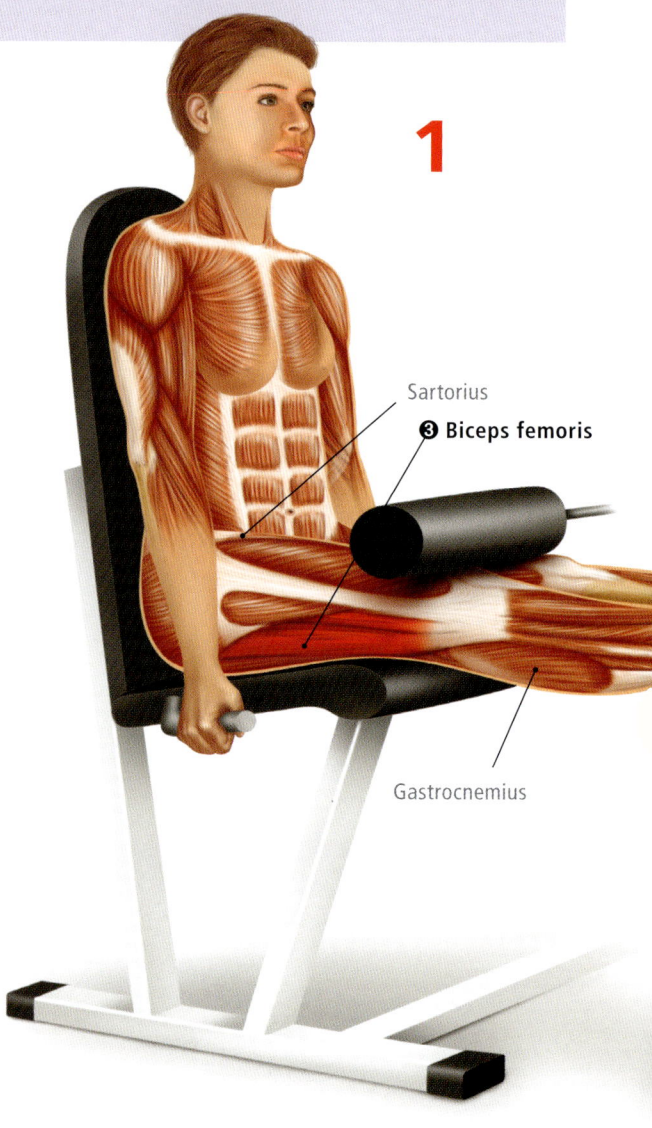

1

Sartorius

❸ **Biceps femoris**

Gastrocnemius

Anleitung

Setzen Sie sich in eine Beincurl-Maschine und justieren Sie den Sitz so, dass die Knie am Rand des Sitzes aufliegen und die Position der Kniegelenke auf die Drehachse abgestimmt ist. Die Knöchel liegen auf dem Beinpolster. Die Hände an den Griffen, drücken Sie gegen die Beinpolster und beugen die Beine so weit wie möglich. Kehren Sie zur Ausgansposition zurück. Halten Sie den Rumpf gerade und die Füße nach vorne.

Variationen

LEICHT

Reduzieren Sie das Gewicht auf die leichteste Stufe, dann führen Sie die Standardübung durch.

SCHWER

Folgen Sie der Standardübung und beugen Sie beide Beine. Leisten Sie in der Abwärtsbewegung jedoch nur mit einem Bein Widerstand. Daduch wird die ischiocrurale Muskulatur bei der Streckung stärker belastet, da für die exzentrische Phase mehr Kraft angewandt wird als für die konzentrische. Trainieren Sie die Beine abwechselnd und wiederholen Sie die Übung beliebig oft.

Aktive Muskeln

❶ Semitendinosus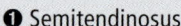

❷ Semimembranosus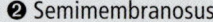

❸ Biceps femoris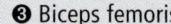

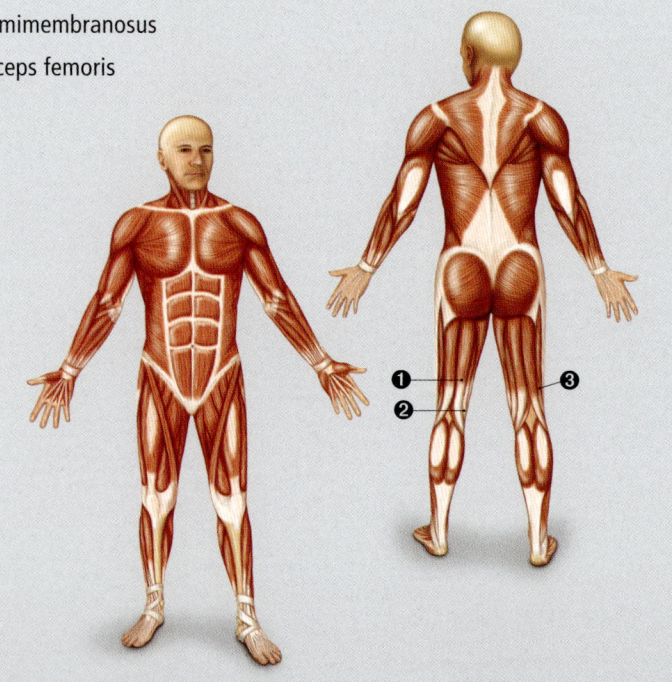

so ist's richtig

Beugen Sie die Beine so weit wie möglich zum Gesäß. Senken Sie sie langsam ab und halten Sie dabei den Rumpf aufrecht.

2

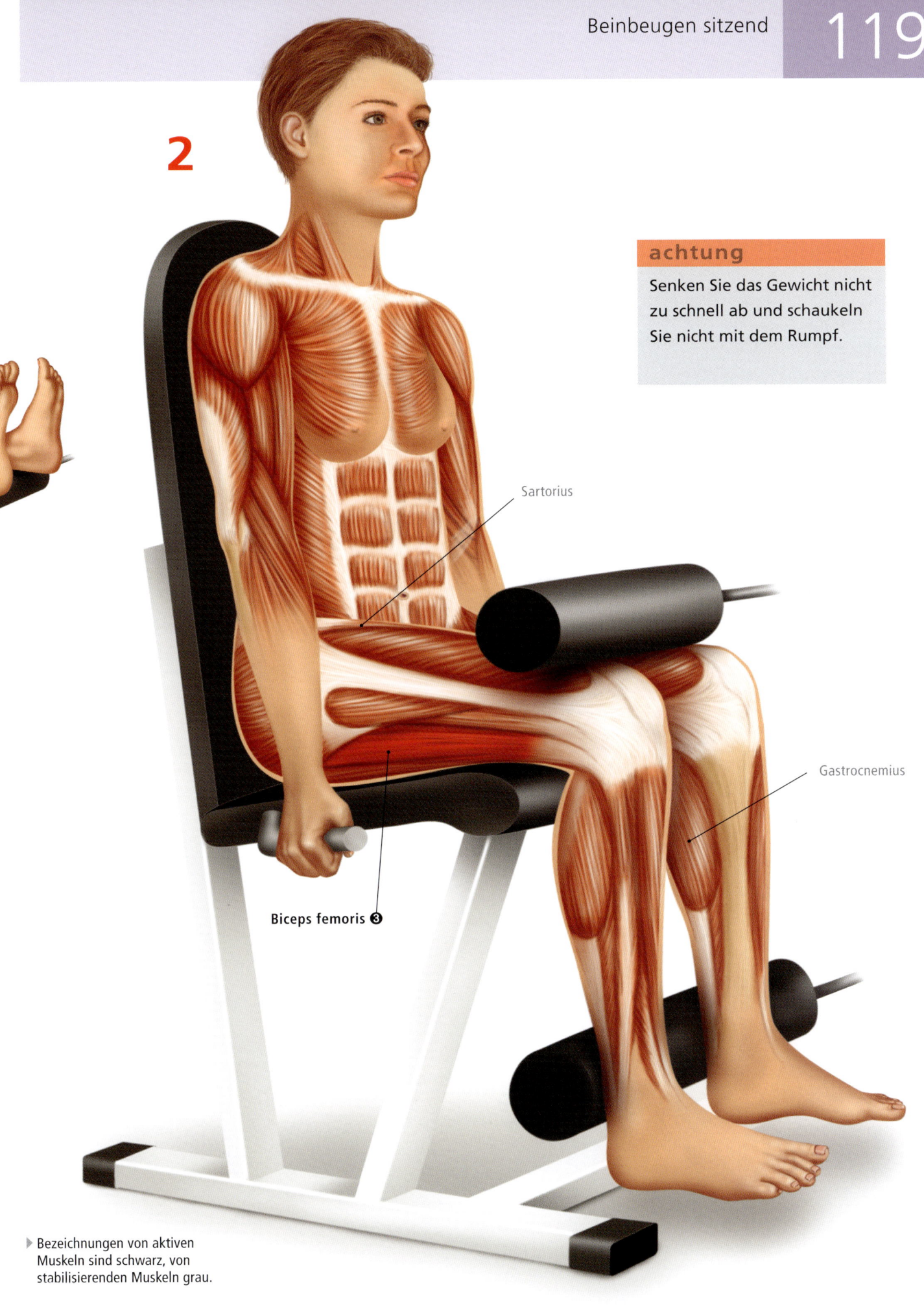

achtung

Senken Sie das Gewicht nicht zu schnell ab und schaukeln Sie nicht mit dem Rumpf.

Sartorius

Gastrocnemius

Biceps femoris ❸

▶ Bezeichnungen von aktiven Muskeln sind schwarz, von stabilisierenden Muskeln grau.

Beinbeugen liegend

Diese beliebte Übung stärkt den Semitendinosus, den Semimembranosus und den Biceps femoris. Ein gezieltes Training dieser Muskelpartien fördert Lauf- und Tretbewegungen, wodurch sich die Übung in die Trainingspläne vieler Sportarten integrieren lässt. Sie ist für Anfänger und Fortgeschrittene geeignet. Die Standardversion dieser Übung wird auf einem speziellen Gerät durchgeführt, das meist nur in einem Fitnesscenter verfügbar ist, während die leichtere Variante, bei der Knöchelgewichte verwendet werden, auch zuhause möglich ist. Diese Variation lässt sich auch gut im Rahmen von Rehabilitationsmaßnahmen der ischiocruralen Muskulatur einsetzen.

1

Anleitung

Legen Sie sich mit dem Gesicht nach unten so auf das Gerät, dass die Knie über die Ablagefläche hinausragen und die Position der Kniegelenke auf die Drehachse abgestimmt ist. Die Beinpolster liegen etwas über dem Knöchel. Beugen Sie die Beine so weit wie möglich zum Gesäß. Kehren Sie nach einigen Sekunden zur Ausgangsposition zurück. Der Oberkörper muss flach auf dem Polster aufliegen.

Variationen

LEICHT

Verwenden Sie Knöchelgewichte und legen Sie sich mit dem Gesicht nach unten auf eine stabile Bank oder einen Tisch. Führen Sie die Übung wie in der Standardversion durch. Diese Variante kann zuhause absolviert werden, das Gewicht kann jedoch kaum variiert werden.

SCHWER

Führen Sie die Übung wie in der Standardversion durch und beugen Sie beide Beine zum Gesäß. In der Abwärtsbewegung jedoch üben Sie nur mit einem Bein Widerstand aus. Wiederholen Sie diese Übung mit einer erhöhten exzentrischen Belastung für jedes Bein beliebig oft.

2

Aktive Muskeln

❶ Biceps femoris

❷ Semimembranosus und Semitendinosus

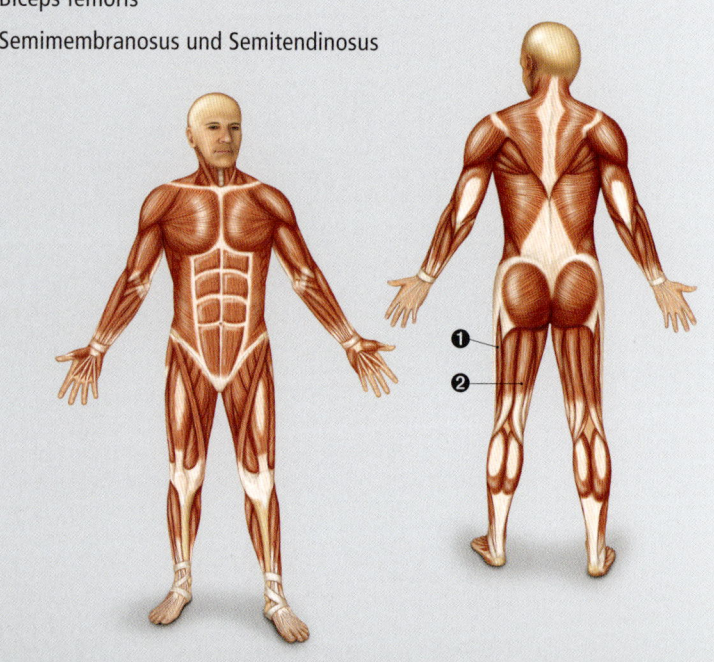

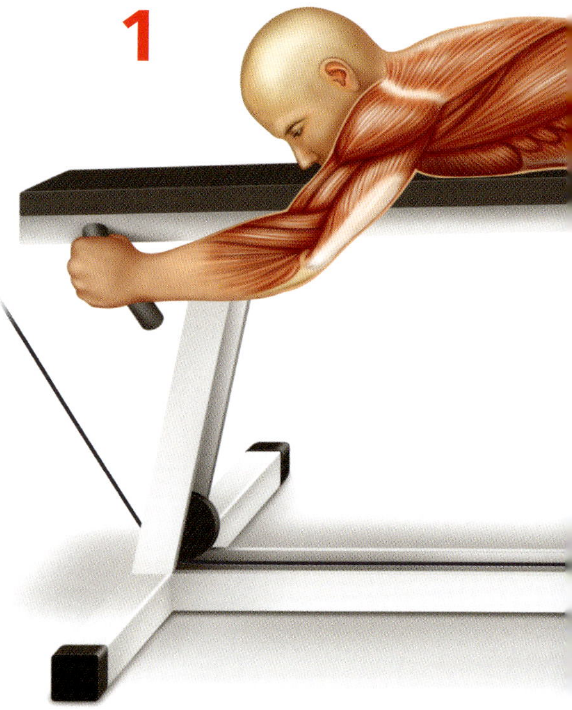

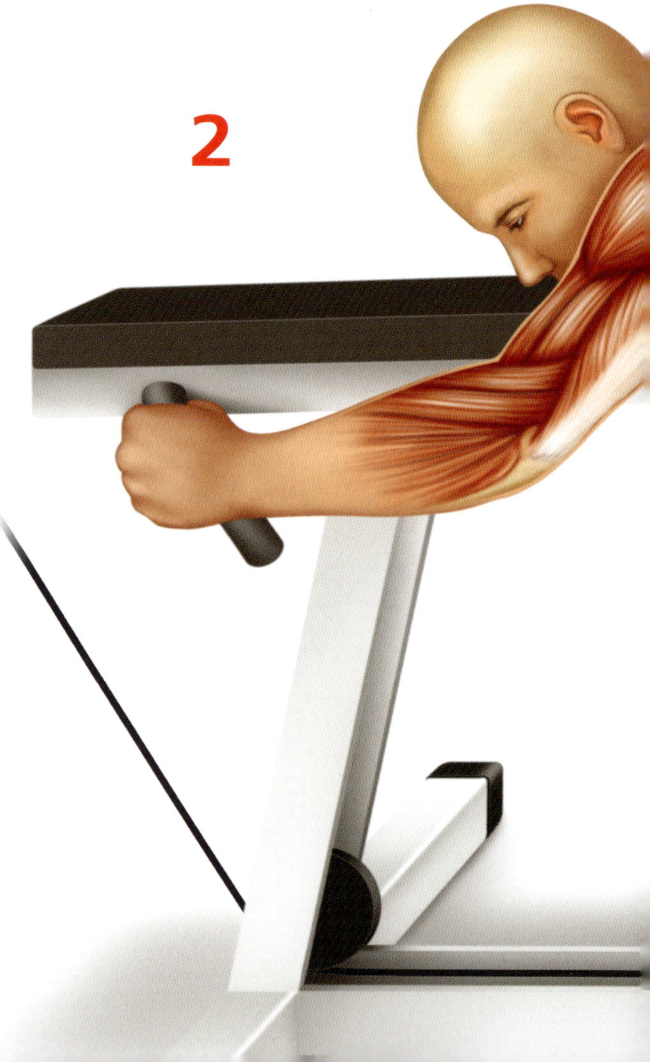

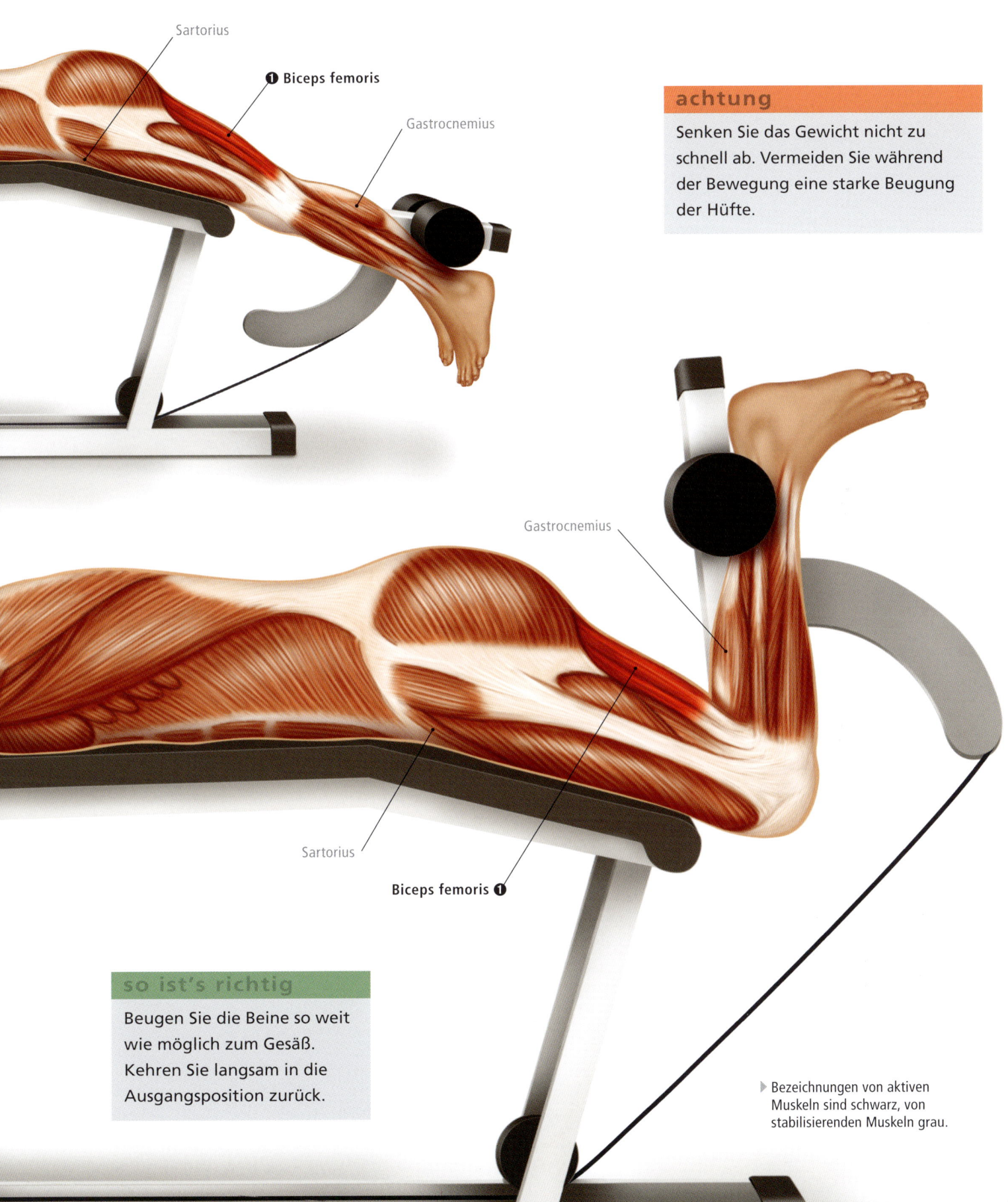

Sartorius

❶ Biceps femoris

Gastrocnemius

achtung

Senken Sie das Gewicht nicht zu schnell ab. Vermeiden Sie während der Bewegung eine starke Beugung der Hüfte.

Gastrocnemius

Sartorius

Biceps femoris ❶

so ist's richtig

Beugen Sie die Beine so weit wie möglich zum Gesäß. Kehren Sie langsam in die Ausgangsposition zurück.

▶ Bezeichnungen von aktiven Muskeln sind schwarz, von stabilisierenden Muskeln grau.

Beinpresse

Diese bekannte Übung, die den Quadrizeps und den Gluteus maximus trainiert, ist eine beliebte Alternative zu Beugeübungen. Die Beinpresse ist für jede Sportart, bei der Laufen, Springen oder Treten erforderlich ist, zu empfehlen. Sie kann sitzend oder liegend ausgeführt werden und ist für Anfänger und Fortgeschrittene geeignet, für letztere vor allem deshalb, weil die für diese Übung notwendige Maschine auch die Verwendung von schweren Gewichten ermöglicht. Anfänger sollten sich zunächst auf die richtige Technik konzentrieren. Die hier folgende Anleitung bezieht sich auf die 45-Grad-Beinpresse.

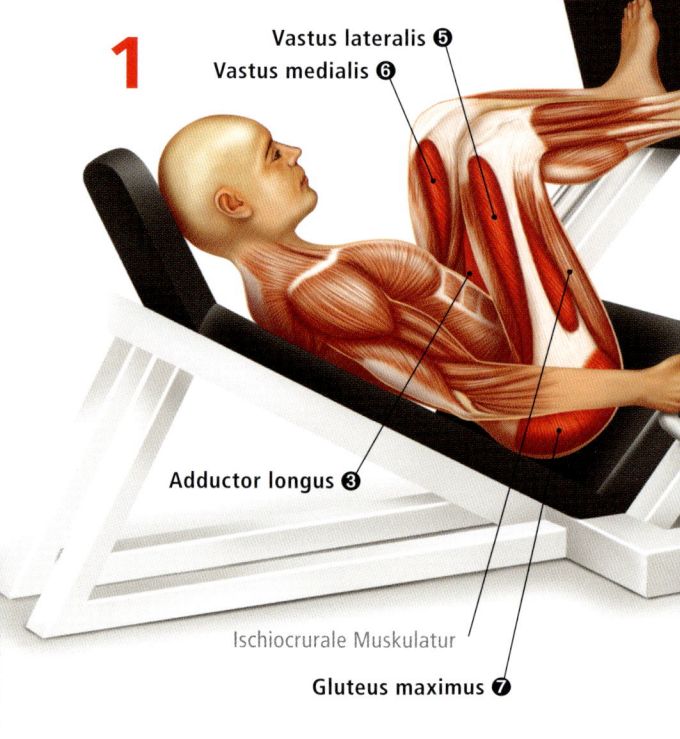

1
Vastus lateralis ❺
Vastus medialis ❻
Adductor longus ❸
Ischiocrurale Muskulatur
Gluteus maximus ❼

Anleitung

Nehmen Sie eine sitzende Position ein und platzieren Sie die Füße auf der Platte, die Zehen zeigen dabei nach vorne. Drücken Sie gegen die Platte, dann lösen Sie die Sicherungen. Senken Sie das Gewicht so weit wie möglich zum Körper ab. Strecken Sie anschließend die Beine wieder aus. Wenn Sie die gewünschte Anzahl an Wiederholungen gemacht haben, befestigen Sie die Sicherungen wieder und verringern den Druck auf die Platte.

Variationen

LEICHT
Führen Sie die Standardübung aus, senken Sie die Platte aber nur ein Viertel des möglichen Bewegungsradius ab. Sind Ihre Muskeln kräftig genug, gehen Sie zur Standardversion über, da Sie nur dann Ihre Muskeln im vollen Bewegungsumfang trainieren können.

SCHWER
Wählen Sie ein Gewicht, das Sie mit einem Bein noch kontrolliert senken können, für das Sie aber beide Beine brauchen, um es wieder hochzudrücken. Die erhöhte exzentrische Belastung kräftigt die Muskeln, da die Muskelfasern stärker beansprucht werden, als wenn beide Beine die Abwärtsbewegung gemeinsam ausführen. Machen Sie für jedes Bein mehrere Sätze.

Aktive Muskeln

❶ Adductor brevis (unter Adductor longus)
❷ Vastus intermedius (unter Rectus femoris)
❸ Adductor longus
❹ Adductor magnus
❺ Vastus lateralis
❻ Vastus medialis
❼ Gluteus maximus

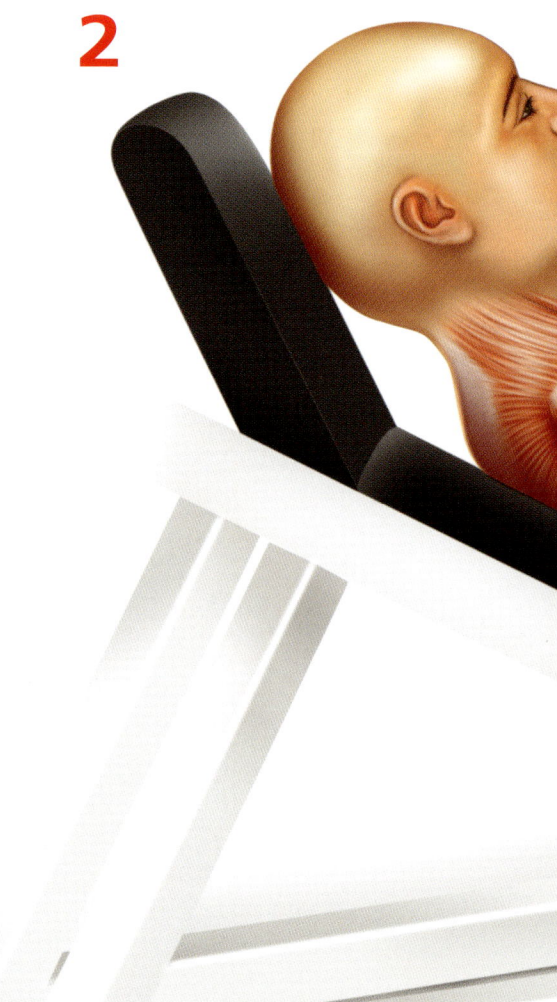

2

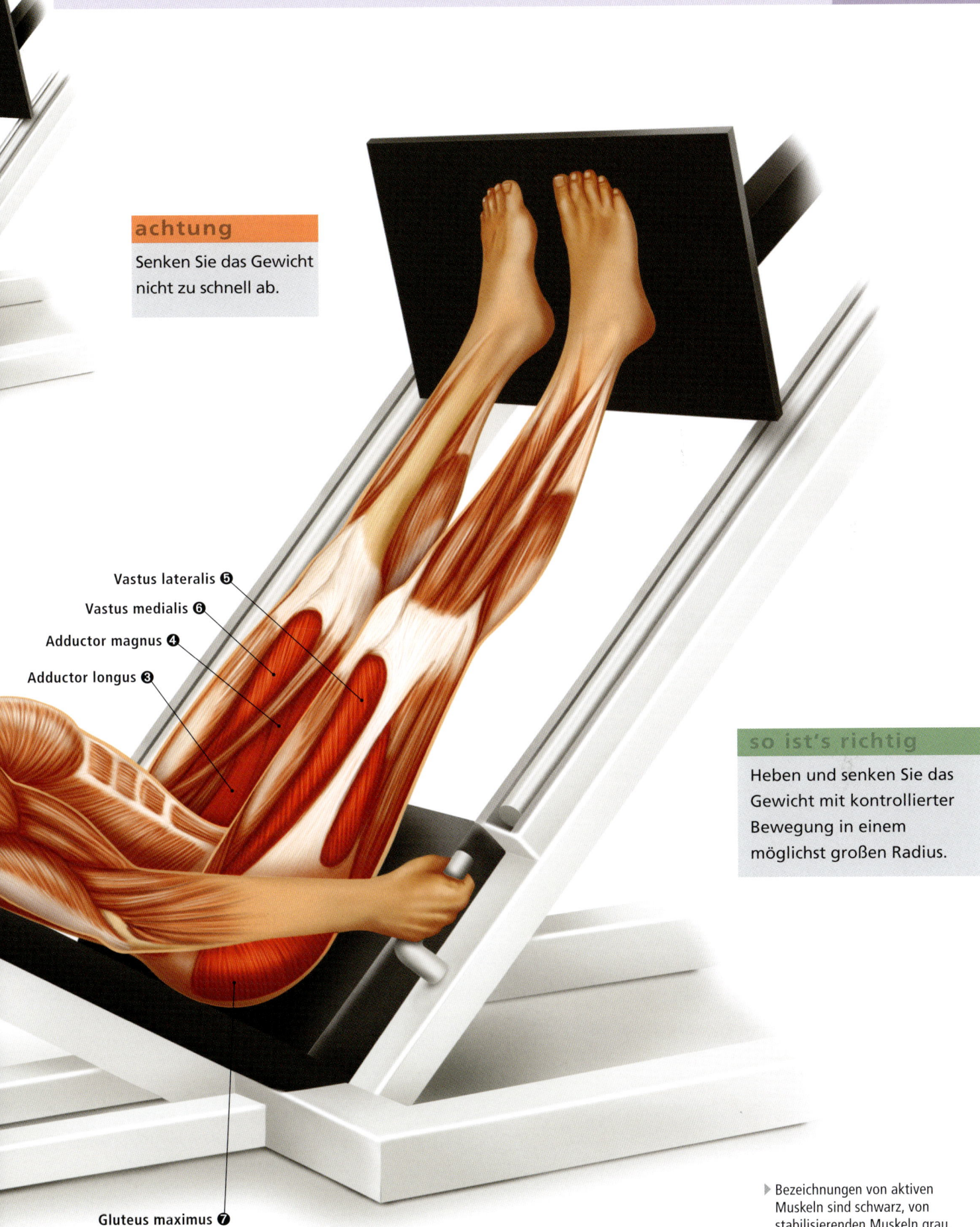

achtung

Senken Sie das Gewicht nicht zu schnell ab.

Vastus lateralis ❺
Vastus medialis ❻
Adductor magnus ❹
Adductor longus ❸

so ist's richtig

Heben und senken Sie das Gewicht mit kontrollierter Bewegung in einem möglichst großen Radius.

Gluteus maximus ❼

▶ Bezeichnungen von aktiven Muskeln sind schwarz, von stabilisierenden Muskeln grau.

Nordic Hamstring

Diese Übung dient der Stärkung der ischiocruralen Muskulatur. Sie kann im Rahmen des normalen Krafttrainings ebenso eingesetzt werden wie bei Rehabilitationsmaßnahmen. Der Nordic Hamstring ist besonders wichtig in Sportarten, bei denen häufig Verletzungen der Hamstringmuskulatur auftreten, was vor allem im Fußball und beim Sprint der Fall ist, wenn die ischiocrurale Muskulatur Anspannung erzeugt und gleichzeitig verlängert wird (exzentrische Kontraktion). Die Übung ist für Anfänger und Fortgeschrittene geeignet, wobei sowohl der Bewegungsradius als auch ein dabei benutztes Gewicht dem jeweiligen Trainingszustand angepasst sein müssen.

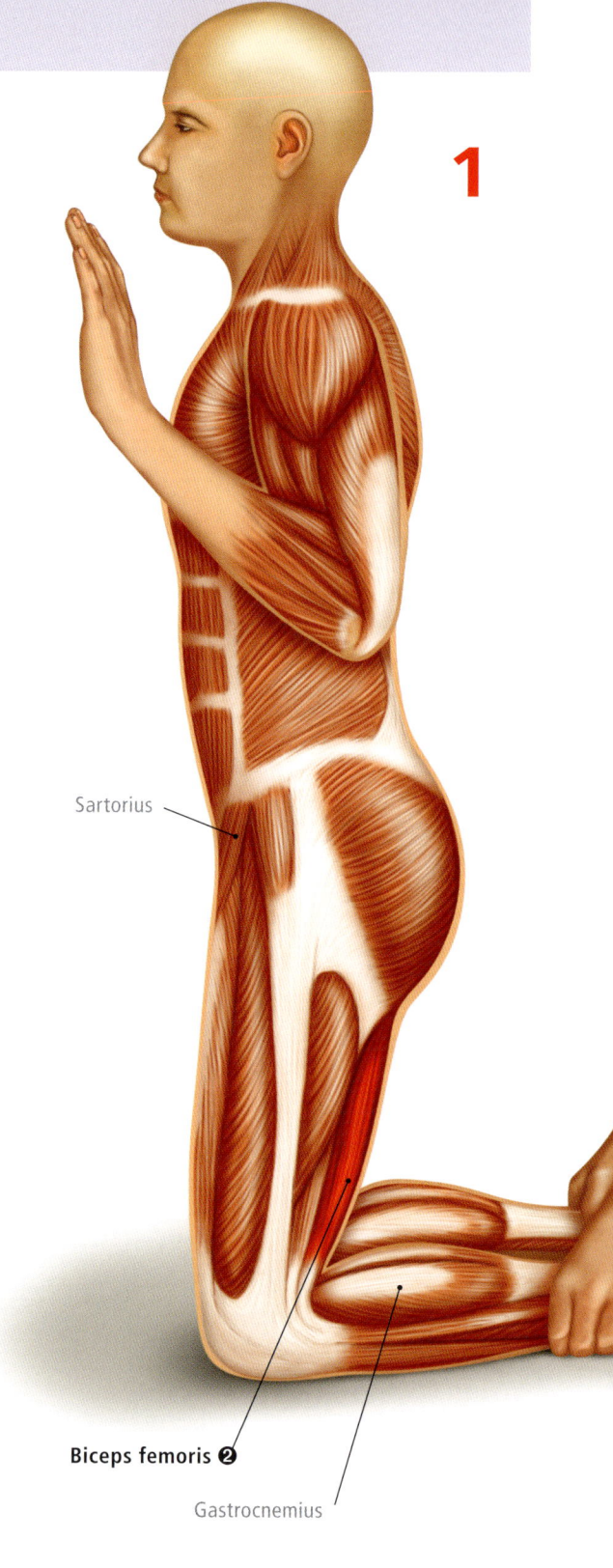

1

Sartorius

Biceps femoris ❷

Gastrocnemius

Anleitung

Knien Sie sich auf eine flache, gepolsterte Unterlage hin, etwa eine Gymnastikmatte; der Rücken ist gerade, die Hände sind auf Brusthöhe und die Handflächen zeigen weg vom Körper. Die unteren Gliedmaßen werden durch einen Trainer fixiert. Senken Sie nun langsam den Körper zum Boden ab und verhindern Sie durch Anspannen der Hamstringmuskulatur ein Fallen. Beugen Sie dabei nicht die Hüften. Drücken Sie sich wieder in die Ausgangsposition; machen Sie je Satz 3-5 Wiederholungen.

Variationen

LEICHT

Spannen Sie die Hamstringsmuskulatur nur so lange an, wie Sie das Absenken kontrollieren können. Lassen Sie sich dann auf den Boden fallen und bremsen Sie den Fall mit Armen und Händen ab. Wiederholen Sie die Bewegung beliebig oft.

SCHWER

Erhöhen Sie das Gewicht des Körpers, indem Sie eine Hantelscheibe oder eine Kurzhantel vor der Brust halten. Das Extragewicht beansprucht die ischiocrurale Muskulatur zusätzlich und ermöglicht eine schrittweise höhere Belastung beim Training.

Aktive Muskeln

❶ Semitendinosus

❷ Biceps femoris

❸ Semimembranosus

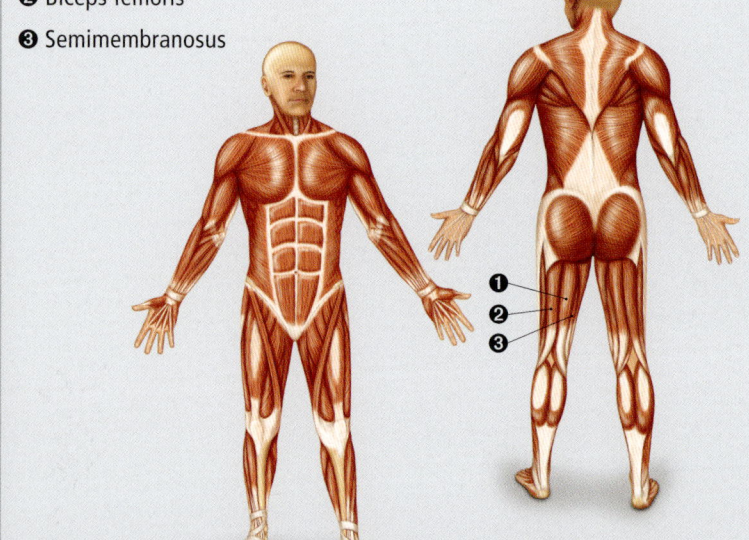

achtung

Wird die ischiocrurale Muskulatur zu stark beansprucht, entspannen Sie sie und lassen Sie sich mit Armen und Händen fallen.

2

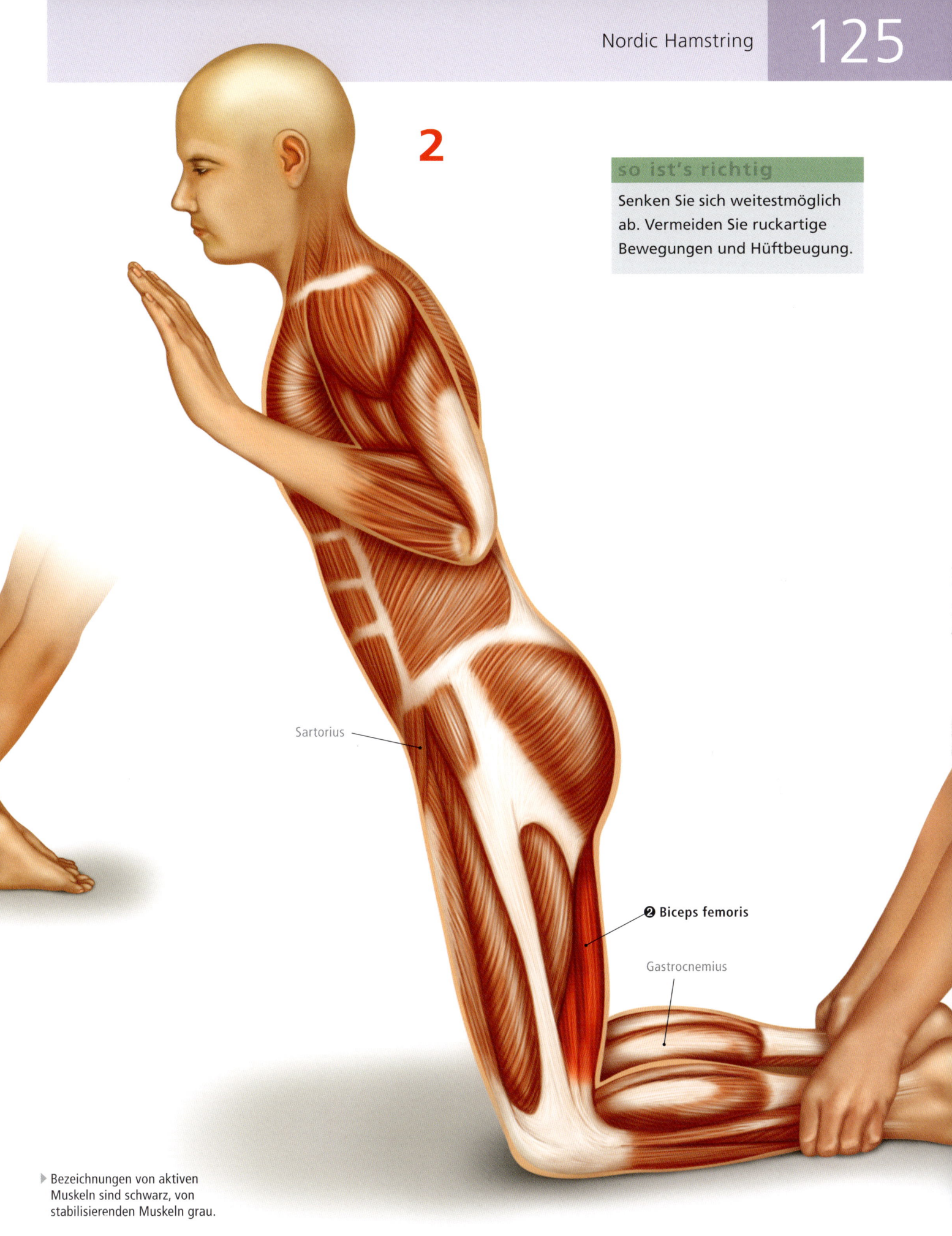

so ist's richtig

Senken Sie sich weitestmöglich ab. Vermeiden Sie ruckartige Bewegungen und Hüftbeugung.

Sartorius

❷ **Biceps femoris**

Gastrocnemius

▸ Bezeichnungen von aktiven Muskeln sind schwarz, von stabilisierenden Muskeln grau.

Hüftadduktion

Diese Kraftübung wird vor allem von Männern gern vernachlässigt, obwohl sie ein gutes Training für die Adduktoren ist, die die Beine zusammenziehen (Adduktion) und die Beugung und Streckung sowie die mediale und laterale Rotation der Hüfte ermöglichen. Sie eignet sich deshalb besonders für das Training im Fußball oder bei vielen Rückschlagspielen, bei denen Täuschungsmanöver und Überkreuzschritte wichtig sind. Je nach Variation kann die Übung zuhause oder im Fitnesscenter von Anfängern und Fortgeschrittenen durchgeführt werden. Die Adduktoren sind keine starken Muskeln, benutzen Sie also zunächst leichte Gewichte und steigern Sie sich stufenweise.

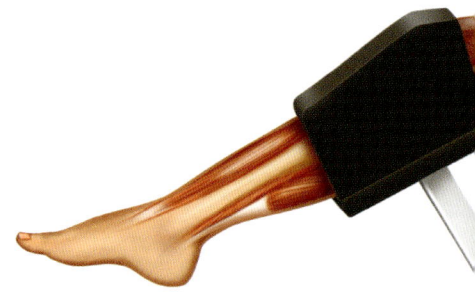

Anleitung	Setzen Sie sich so in eine Adduktoren-Maschine, dass die Polster an der Innenseite der Beine anliegen. Spreizen Sie in der Ausgangsposition die Beine so weit wie möglich auseinander. Drücken Sie mit den Beinen gegen die Polster, bis diese sich berühren. Spreizen Sie die die Beine erneut und kehren Sie kontrolliert in die Ausgangsposition zurück.
Variationen — **LEICHT**	Legen Sie sich auf den Boden und drücken Sie jeweils ein Bein gegen einen Gymnastikball, der gegen eine Wand oder das andere Bein lehnt. Halten Sie das Bein gerade und drücken Sie den Ball so stark wie möglich ein. Halten Sie dagegen, wenn sich der Ball wieder ausweitet. Wiederholen Sie die Übung mit dem anderen Bein.
SCHWER	Stellen Sie sich seitlich an einen tiefen Kabelzug, die Füße ca. 90 cm auseinander. Bringen Sie ein tiefes Kabel über dem Knöchel des inneren Beins an. Heben Sie dieses Bein gestreckt seitlich etwa 15 cm an, während das andere fest auf dem Boden steht. Senken Sie das angehobene Bein langsam wieder zum Boden und kehren Sie dann zur Startposition zurück. Wiederholen Sie die Übung mit dem anderen Bein.

Aktive Muskeln

❶ Pectineus

❷ Adductor brevis
(unter Adductor longus)

❸ Adductor longus

❹ Adductor magnus

❺ Gracilis

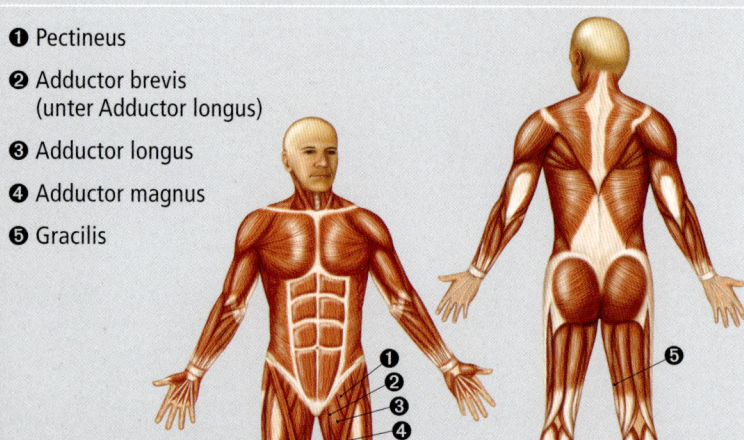

so ist's richtig

Kontrollieren Sie immer die Geschwindigkeit der Bewegung und halten Sie die Beine gerade.

achtung

Verwenden Sie keine zu schweren Gewichte, da die Adduktoren weniger belastbar sind als andere Muskeln.

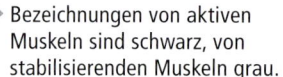

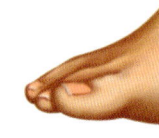

▶ Bezeichnungen von aktiven Muskeln sind schwarz, von stabilisierenden Muskeln grau.

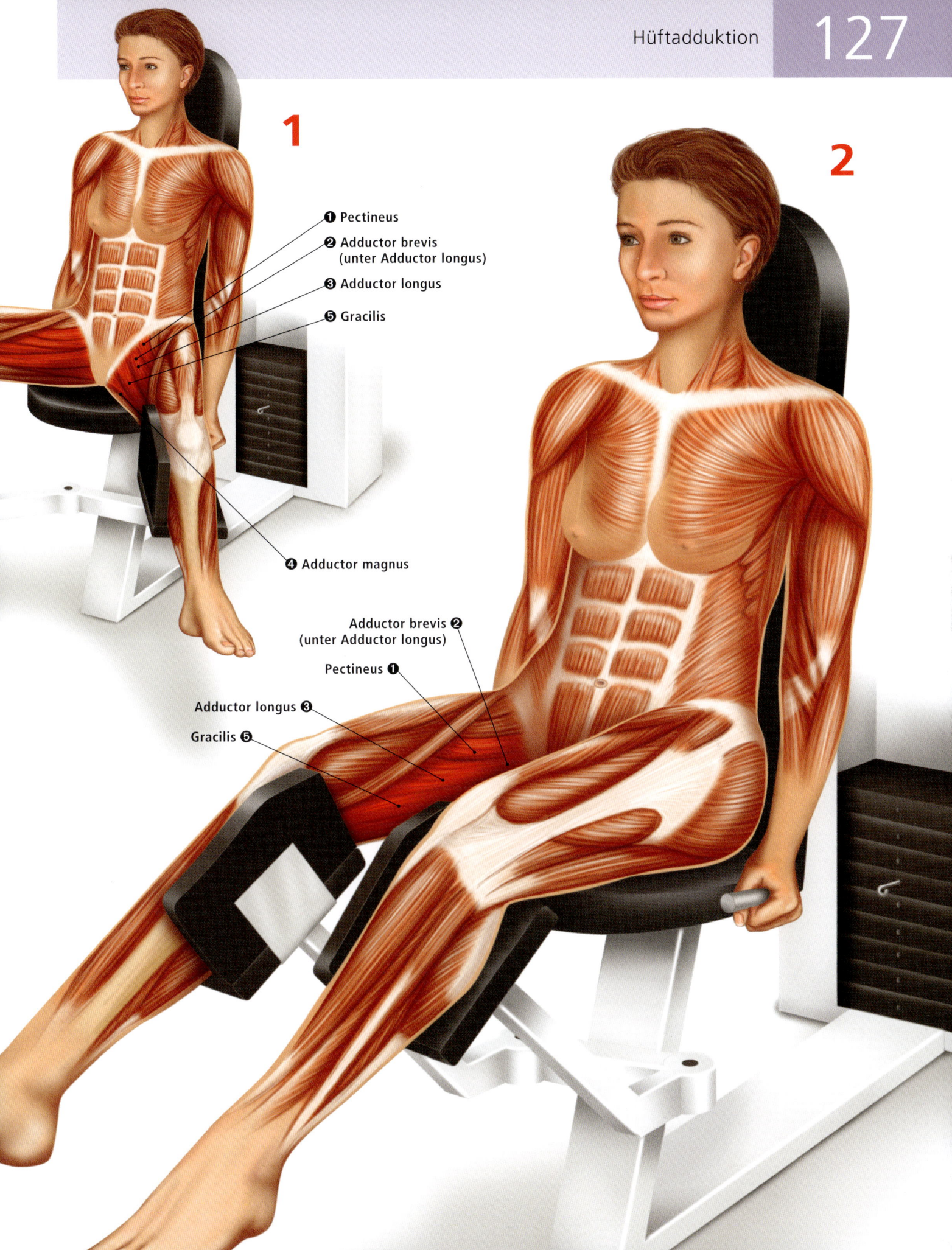

1

❶ Pectineus

❷ Adductor brevis
(unter Adductor longus)

❸ Adductor longus

❺ Gracilis

❹ Adductor magnus

2

Adductor brevis ❷
(unter Adductor longus)

Pectineus ❶

Adductor longus ❸

Gracilis ❺

Hüftabduktion

Diese besonders von Männern oft vernachlässigte Übung kräftigt die Hüftabduktoren, die die Beine nach außen spreizen. Sie ist eine gute Wahl für ein ausgewogenes Training, da sie den mittleren und kleineren Gesäßmuskel stärkt, und wird daher in individuellen Trainingsprogrammen gern integriert. Die Abduktoren bilden keine starke Muskelgruppe, die Belastung sollte daher anfangs nicht zu hoch sein. Diese Übung kann je nach Variante zuhause oder im Fitnesscenter durchgeführt werden und ist für alle Trainingsstufen geeignet.

so ist's richtig

Halten Sie die Beine gerade und kehren Sie kontrolliert wieder in die Ausgangsposition zurück.

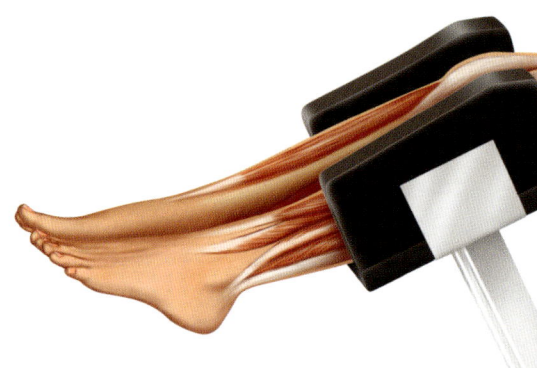

Anleitung

Setzen Sie sich so in eine Abduktoren-Maschine, dass die Polster an der Außenseite der Beine anliegen. In der Ausgangsposition sind die Beine geschlossen. Spreizen Sie die Polster so weit wie möglich auseinander und kehren Sie kontrolliert in die Ausgangsposition zurück. Wiederholen Sie die Übung beliebig oft.

Variationen

LEICHT

Platzieren Sie einen Gymnastikball an einer Wand. Stehend oder liegend nehmen Sie den Ball zwischen Ihre Beine. Halten Sie ein Bein ruhig, während Sie mit dem anderen gegen den Ball drücken. Wenn Sie die Beine wieder spreizen, pressen Sie dabei den Ball gegen die Wand und üben leichten Gegendruck auf den sich ausdehnenden Ball. Wiederholen Sie die Übung mit dem anderen Bein.

SCHWER

Stellen Sie sich seitlich an einen tiefen Kabelzug und bringen Sie einen Kabel über dem Knöchel des äußeren Beins an. Die Beine sind gerade und die Füße stehen fest auf dem Boden. Heben Sie nun das äußere Bein langsam etwa 60 cm nach außen. Kehren Sie kontrolliert wieder in die Ausgangsposition zurück und wiederholen Sie die Übung mit dem anderen Bein.

achtung

Achten Sie auf die korrekte Technik. Benutzen Sie nur so viel Gewicht, dass eine fließende Bewegung möglich ist.

Aktive Muskeln

❶ Tensor fasciae latae

❷ Piriformis

❸ Gluteus medius

❹ Gluteus minimus

(2, 3, und 4 alle unter Gluteus maximus)

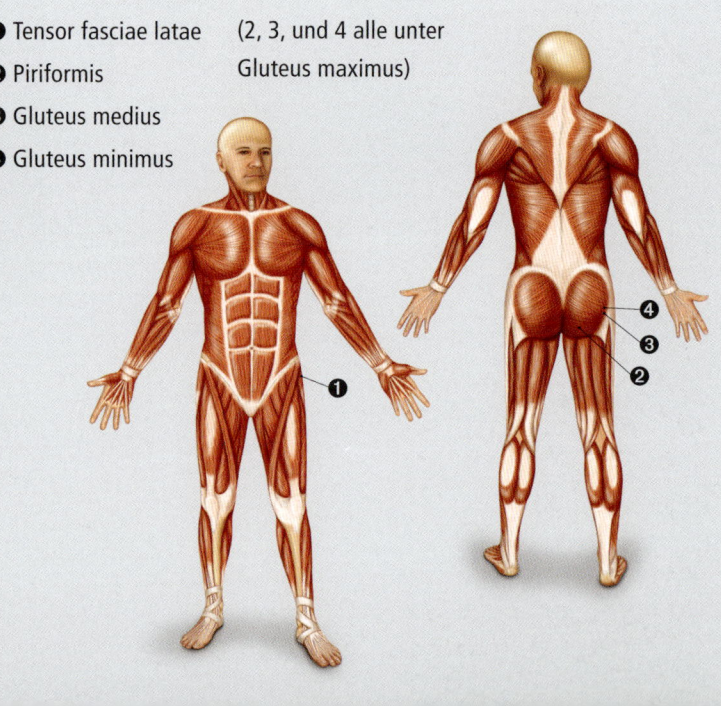

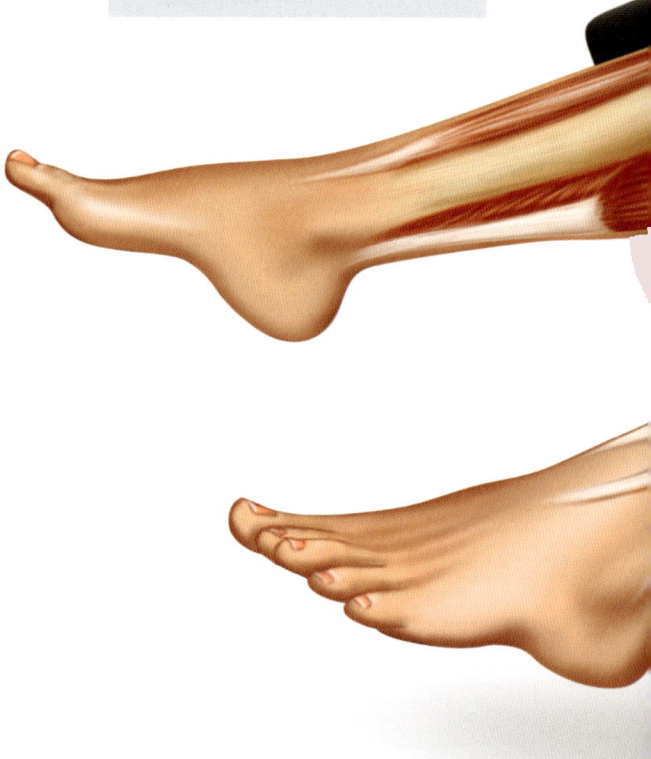

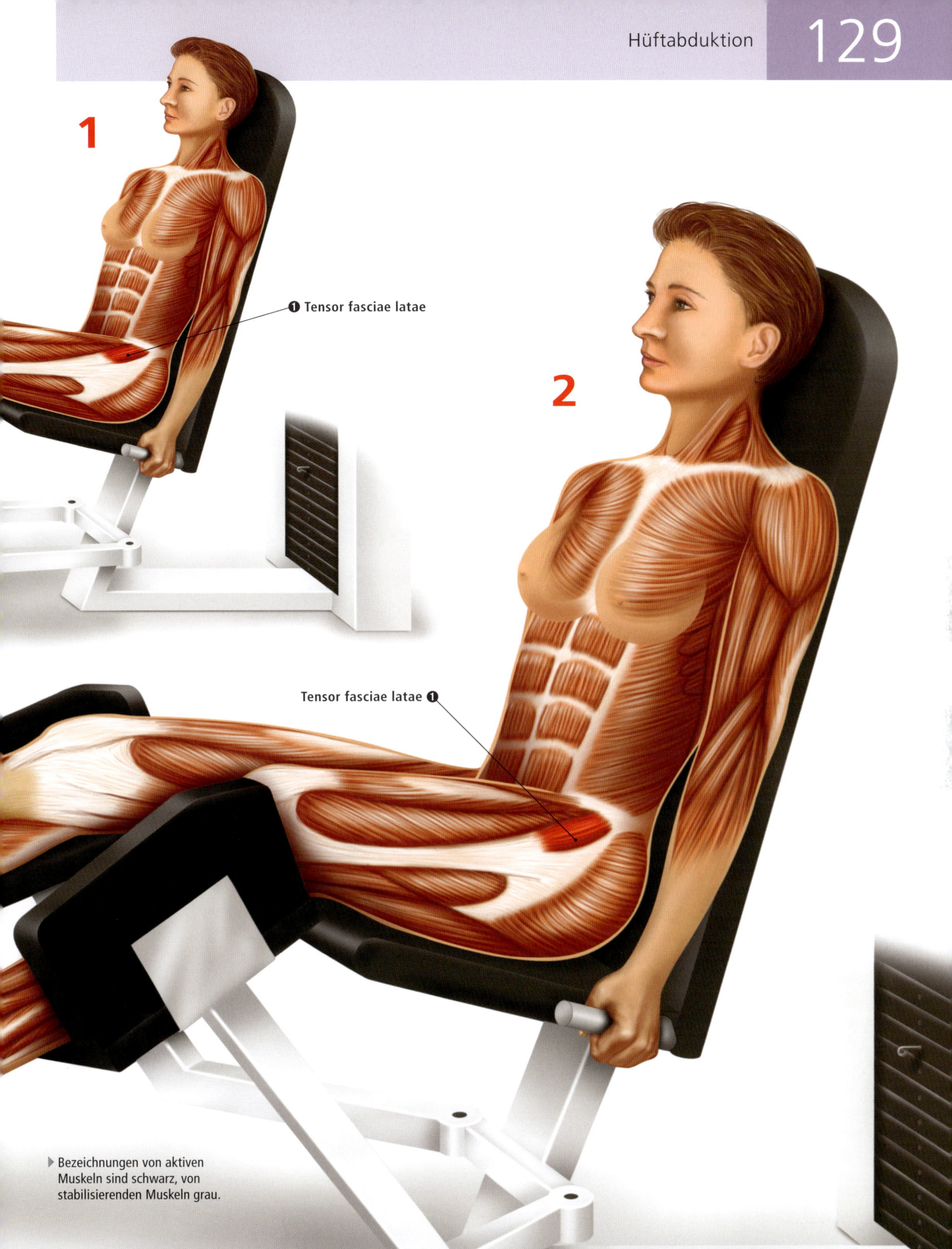

1

❶ Tensor fasciae latae

2

Tensor fasciae latae ❶

▶ Bezeichnungen von aktiven
Muskeln sind schwarz, von
stabilisierenden Muskeln grau.

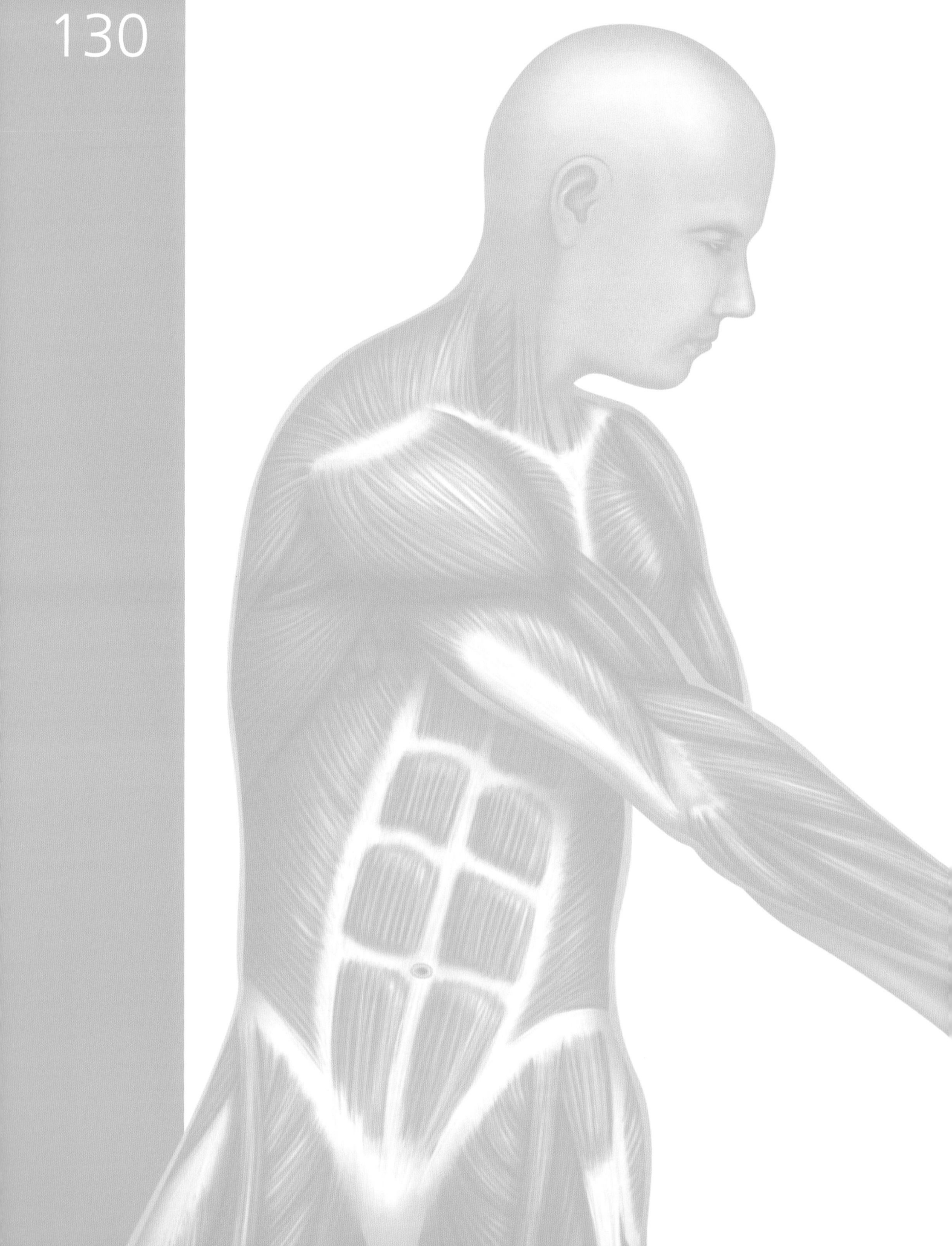

Rumpfübungen

Dieses Kapitel konzentriert sich auf den Rumpf, einen enorm wichtigen Bereich hinsichtlich Kraft, Fitness und Stabilität. Verwechseln Sie aber Rumpfstabilität nicht mit Rumpfkraft. Nur wenige Menschen brauchen wirklich eine starke Rumpfmuskulatur – wichtiger sind Ausdauer und Spannkraft sowie die Fähigkeit, durch eine stabile Haltung andere Aktivitäten zu unterstützen.

Rumpfstabilität und Ausdauer im unteren Rücken haben viele Vorteile, helfen sie doch beispielsweise, Schmerzen im unteren Rücken zu vermeiden, eine der häufigsten Beschwerden in westlichen Gesellschaften. Ein gute Rumpfstabilität ist für viele Athleten eine Grundvoraussetzung, um erfolgreich Sport zu betreiben, sei es nun als Kugelstoßer, Judoka oder Radsportler, um nur einige zu nennen.

Die Effektivität und sichere Ausführung von Rumpfübungen sind abhängig von der korrekten Technik. Achten Sie auf eine neutrale Position der Wirbelsäule und vermeiden Sie nach Möglichkeit den Einsatz von Hilfsmuskeln.

Unterarmstütz

Diese Rumpfübung wird auch zur Stabilisierung des Schultergürtels eingesetzt. Sie dient nicht so sehr dem Aufbau von Kraft, sondern vielmehr dem von Ausdauer und Stabilität, insbesondere im Bereich der Bauchmuskulatur sowie in den Muskelpartien des unteren Rückens und der Hüfte. Es geht vor allem darum, diese Position möglichst lange zu halten. Der momentane Weltrekord liegt bei über einer Stunde! Diese Übung ist ideal für Sportarten, bei denen Athleten lange in einer Position aushalten müssen, wie etwa in der Gymnastik oder beim Tauchen, oder solche, bei denen Angriffe gegen den eigenen Körper abgewehrt werden müssen. Der Unterarmstütz kann zur Schulterrehabilitation und als Vorstufe zum Liegestütz verwendet werden.

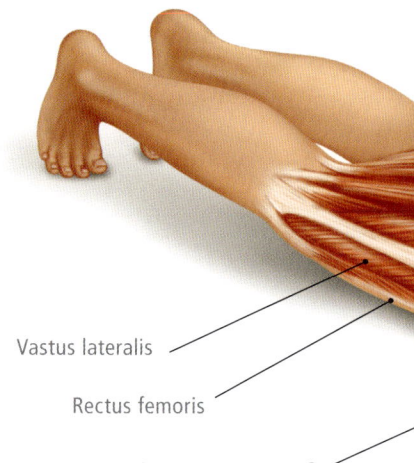

Vastus lateralis

Rectus femoris

Obliquus externus ❸

Obliquus internus ❷
(unter Obliquus externus)

Rectus abdominis ❶

Anleitung	Legen Sie sich mit gebeugten Ellbogen und dem Gesicht nach unten auf den Boden. Die Hände sind dabei vor den Schultern zu Fäusten geballt und die Füße stehen auf den Zehen. Drücken Sie den Körper so nach oben, dass nur Unterarme und Zehen belastet werden. Blicken Sie nach unten, ziehen Sie die Schultern zurück und halten Sie den Rücken gerade. Der Körper bildet jetzt eine Ebene vom Kopf bis zu den Fersen. Halten Sie die Position für mindestens 15 Sekunden.
Variationen — LEICHT	Falls Sie nicht genug Kraft im Oberkörper haben, stützen Sie sich mit den Knien auf dem Boden ab. Achten Sie auch hier darauf, dass der Körper eine Ebene bildet.
Variationen — SCHWER	Heben Sie jeweils einen Fuß 5 Sekunden lang an – dies trainiert die schrägen Bauchmuskeln und die Gesäßmuskeln. Fortgeschrittene können einen seitlichen Unterarmstütz versuchen: Bewegen Sie sich dazu zunächst von der linken Seite zur Mitte, dann zur rechten Seite. Halten Sie die Position jeweils 30-60 Sekunden.
Aktive Muskeln	❶ Rectus abdominis ❷ Obliquus internus (unter Obliquus externus) ❸ Obliquus externus

2

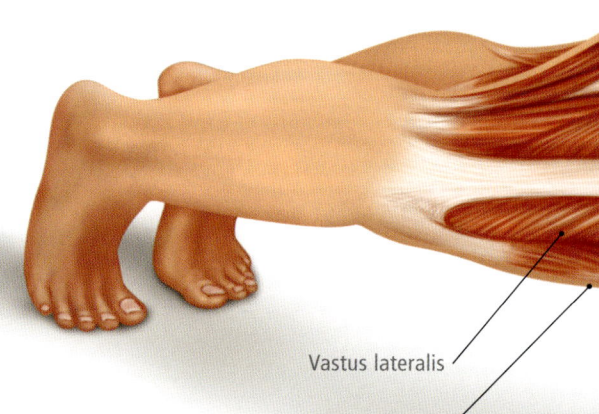

Vastus lateralis

Rectus femoris

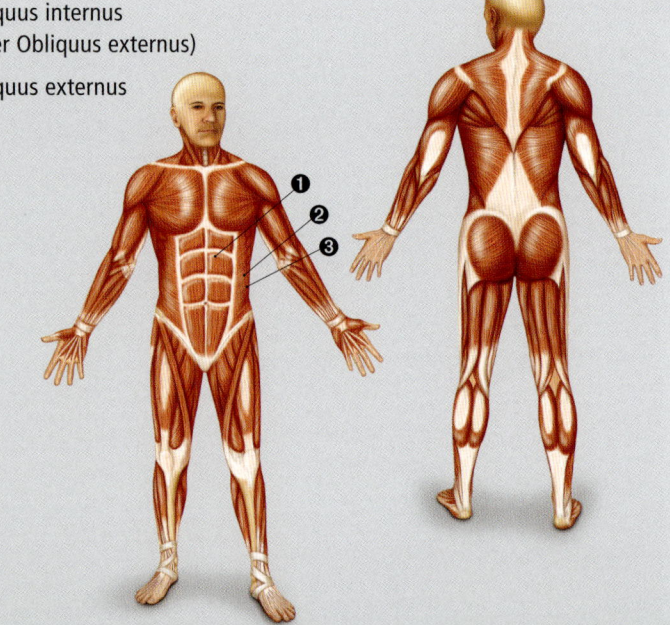

so ist's richtig

Benutzen Sie zur Ausrichtung des Körpers einen Spiegel.

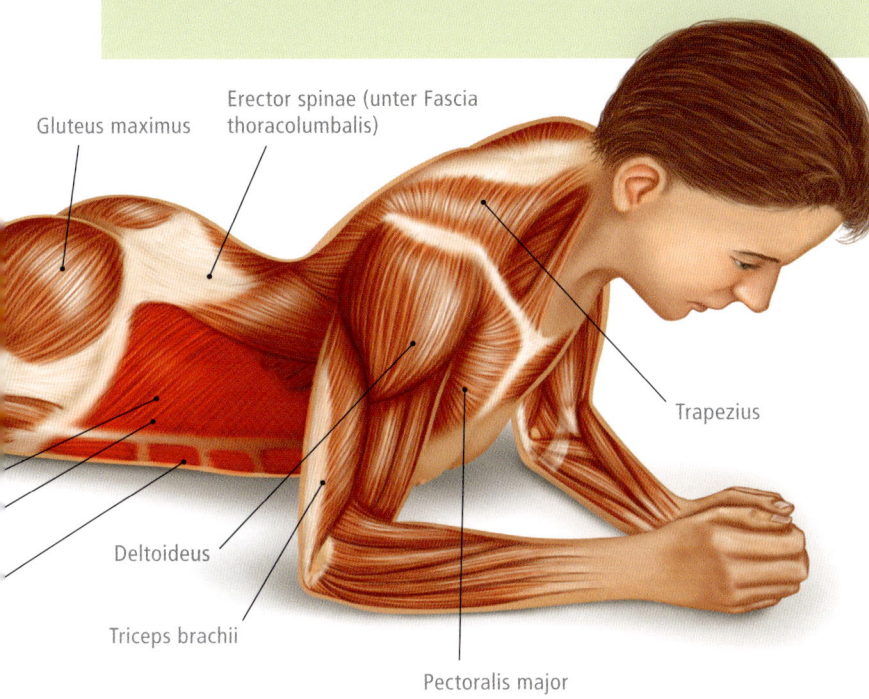

1

Gluteus maximus

Erector spinae (unter Fascia thoracolumbalis)

Trapezius

Deltoideus

Triceps brachii

Pectoralis major

achtung

Machen Sie keinen Rundrücken. Beginnen Sie im Falle einer schwachen Bauchmuskulatur mit der leichten Variante.

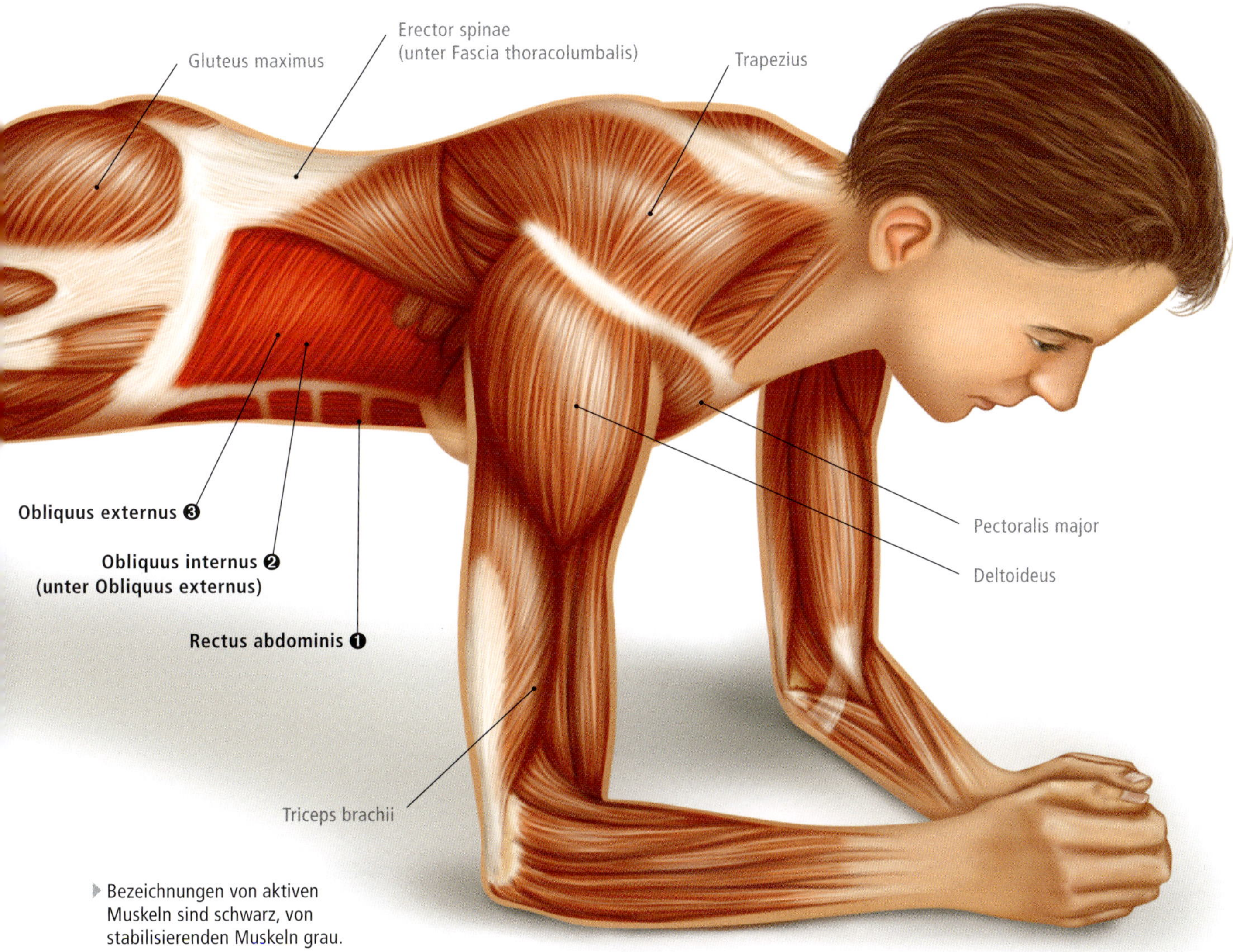

Gluteus maximus

Erector spinae (unter Fascia thoracolumbalis)

Trapezius

Obliquus externus ❸

Obliquus internus ❷ (unter Obliquus externus)

Rectus abdominis ❶

Pectoralis major

Deltoideus

Triceps brachii

▶ Bezeichnungen von aktiven Muskeln sind schwarz, von stabilisierenden Muskeln grau.

Crunch

Diese beliebte klassische Bauchübung dient nicht wie häufig angenommen der Verringerung des Körperumfangs oder der Fettreduzierung, sondern baut Kraft und Ausdauer im Rectus abdominis, im Obliquus externus und internus, im Psoas und im Iliacus auf. In der gebeugten Position werden die unteren gestreckt, während die Gesäßmuskeln, der Quadrizeps, die Adduktoren und die ischiocrurale Muskulatur den Unterkörper stabilisieren. Für den Crunch wird keine spezielle Ausstattung benötigt, er kann also praktisch überall ausgeführt werden und eignet sich daher auch gut für zuhause oder unterwegs.

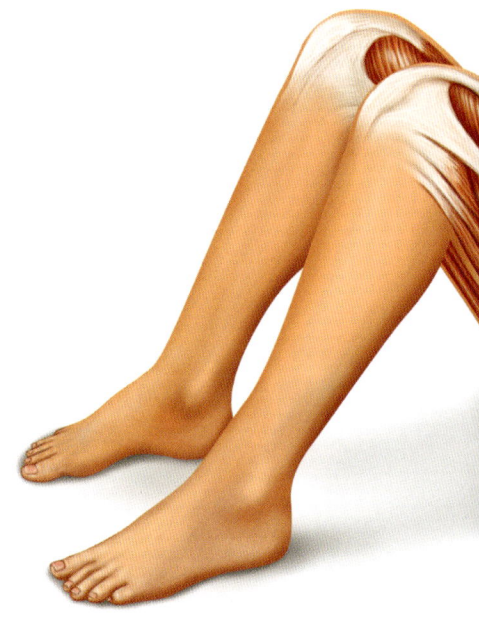

Anleitung

Legen Sie sich auf den Rücken, winkeln Sie die Knie an und stellen Sie die Füße flach auf den Boden. Kreuzen Sie die Arme über der Brust oder halten Sie die Hände am Kopf, wenn Sie den Schwierigkeitsgrad erhöhen wollen. Spannen Sie die Bauchmuskeln an, um Kopf und Schultern vom Boden zu heben. Kehren Sie in die Ausgangsposition zurück.

Variationen

LEICHT

Falls Ihre Bauchmuskeln noch nicht gut trainiert sind, haken Sie Ihre Füße unter einen stabilen Gegenstand wie eine Langhantel ein oder bitten jemanden, Ihre Knöchel festzuhalten. Spannen Sie die Bauchmuskeln an und ziehen Sie sich nicht mit den Beinen oder Füßen hoch, da dies die Effektivität der Übung verringert.

SCHWER

Halten Sie die Arme hinter dem Kopf oder benutzen Sie zusätzlich ein Gewicht. Auf diese Weise werden auch die Stabilisatoren der unteren Gliedmaßen stärker beansprucht, um die Füße am Boden zu fixieren. Achten Sie auf die korrekte Technik.

Aktive Muskeln

❶ Rectus abdominis

❷ Obliquus internus
(unter Obliquus externus)

❸ Obliquus externus

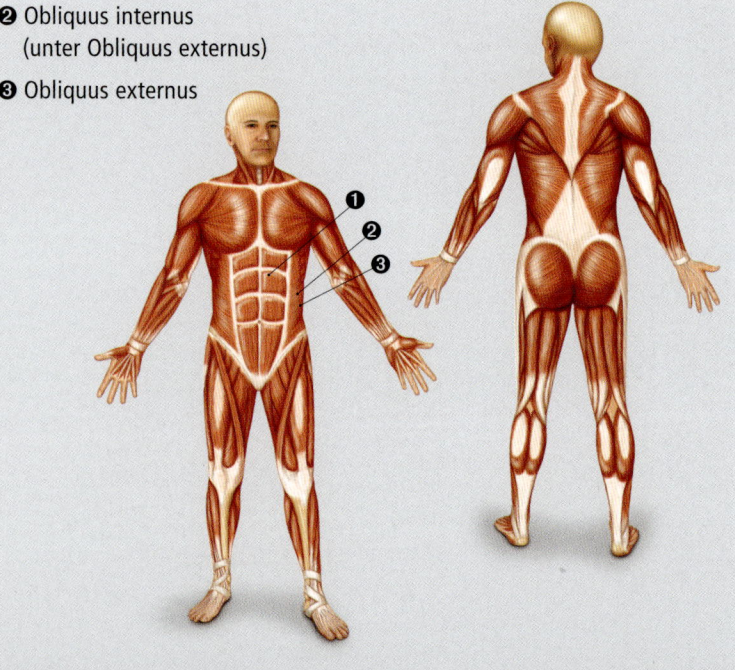

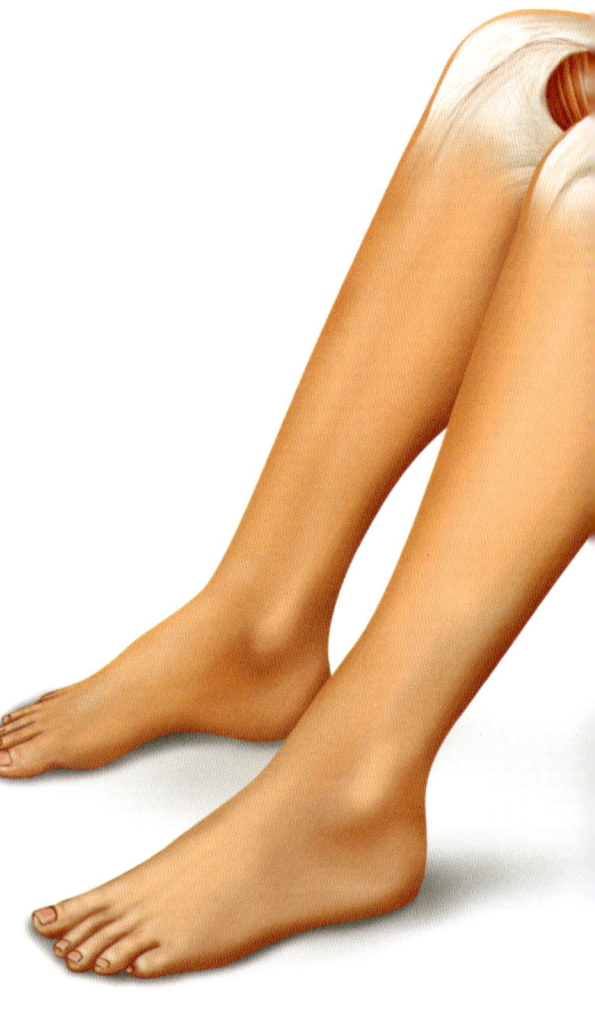

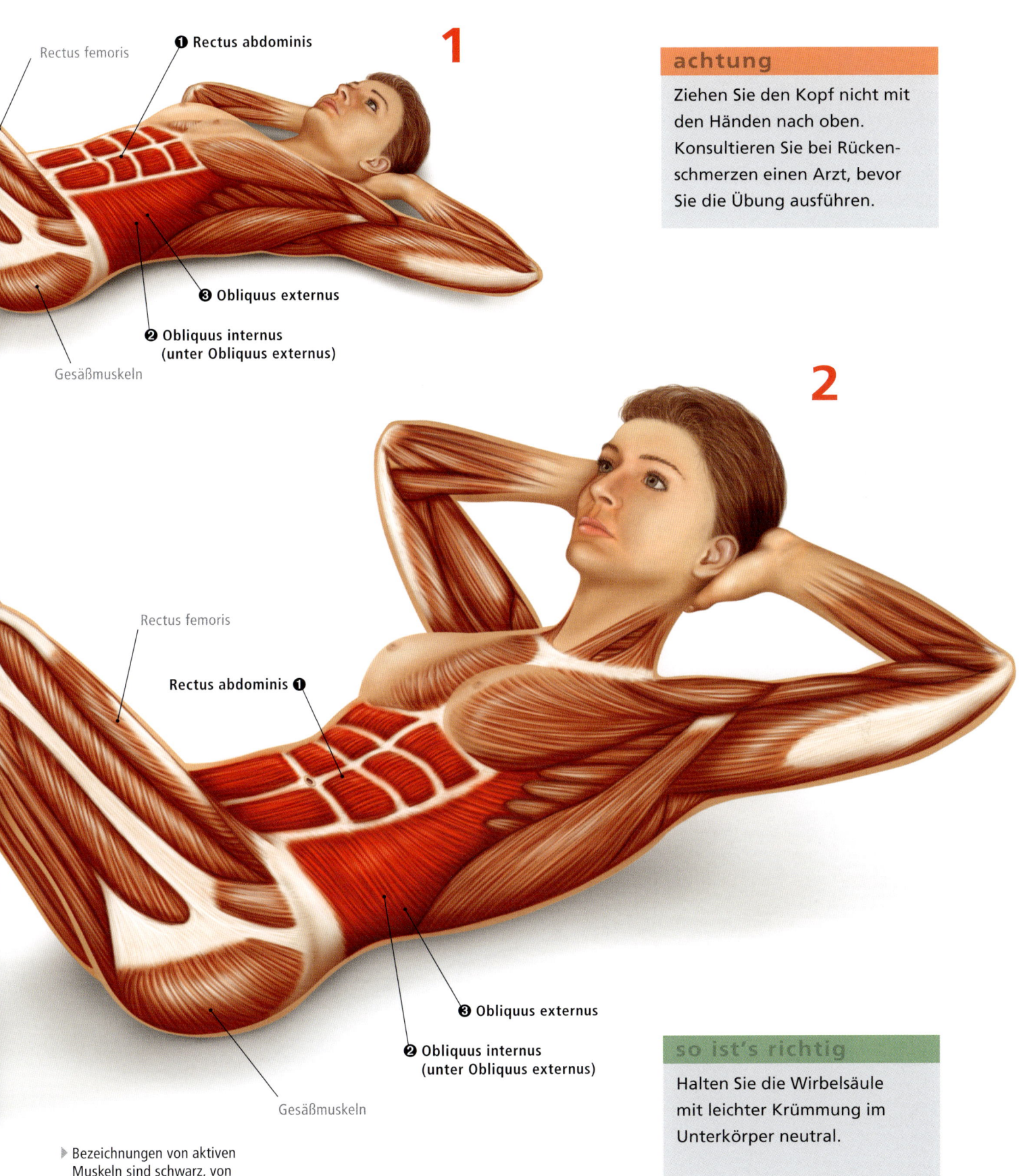

1

Rectus femoris

❶ **Rectus abdominis**

❸ **Obliquus externus**

❷ **Obliquus internus**
(unter Obliquus externus)

Gesäßmuskeln

2

Rectus femoris

Rectus abdominis ❶

❸ **Obliquus externus**

❷ **Obliquus internus**
(unter Obliquus externus)

Gesäßmuskeln

▸ Bezeichnungen von aktiven
Muskeln sind schwarz, von
stabilisierenden Muskeln grau.

achtung

Ziehen Sie den Kopf nicht mit
den Händen nach oben.
Konsultieren Sie bei Rückenschmerzen einen Arzt, bevor
Sie die Übung ausführen.

so ist's richtig

Halten Sie die Wirbelsäule
mit leichter Krümmung im
Unterkörper neutral.

Crunch mit Überkreuzen

Diese Variante der Übung stellt höhere Anforderungen als die Standardausführung, da sie eine größere Bewegungsamplitude besitzt und ein zusätzliches Trainingselement enthält. Sie beansprucht deshalb die schräge Bauchmuskulatur in höherem Maße als die Grundübung und belastet auch die sekundären Stabilisatoren stärker. Diese Überkreuzübung kann als Vorstufe der Radfahr-Crunches betrachtet werden, da sie einen ähnlichen Bewegunsgablauf hat, allerdings mit dem Unterschied, dass sie die Beinmuskeln und Wirbelsäulenstabilisatoren weniger in Anspruch nimmt. Da kein besonderes Equipment nötig ist, kann die Übung nahezu überall ausgeführt werden.

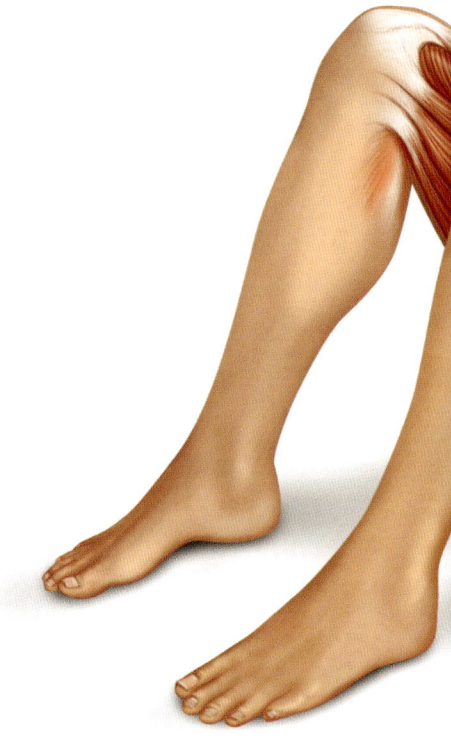

Anleitung	Legen Sie sich auf den Rücken, winkeln Sie die Knie an, stellen Sie die Füße flach auf den Boden und halten Sie die Hände am Kopf. Spannen Sie die Bauchmuskeln an, um Kopf und Schultern zu heben, während Sie sich zur rechten Seite drehen. Heben Sie zugleich das linke Bein, sodass linkes Knie und rechter Ellbogen über der Brust zusammenkommen. Wiederholen Sie die Bewegung mit rechtem Knie und linkem Ellbogen.
Variationen — LEICHT	Wenn Ihnen Kraft oder Ausdauer für die Standardübung fehlen, konzentrieren Sie sich nur auf den Oberkörper und verzichten Sie auf die Beinbewegung. Diese Variation verringert allerdings die Belastung der Bauchmuskeln und der sekundären Stabilisatoren.
Variationen — SCHWER	Führen Sie die Übung auf einer Schrägbank durch, der Kopf liegt dabei tiefer als die Füße. Infolge der Neigung der Bank wird der Widerstand größer und der Schwierigkeitsgrad höher, den Sie mit einem zusätzlichen Gewicht hinter dem Kopf noch steigern können.

so ist's richtig

Ziehen Sie den Körper nur mithilfe der Bauchmuskulatur hoch und nicht mit Armen oder Beinen.

Aktive Muskeln

❶ Rectus abdominis

❷ Obliquus internus (unter Obliquus externus)

❸ Obliquus externus

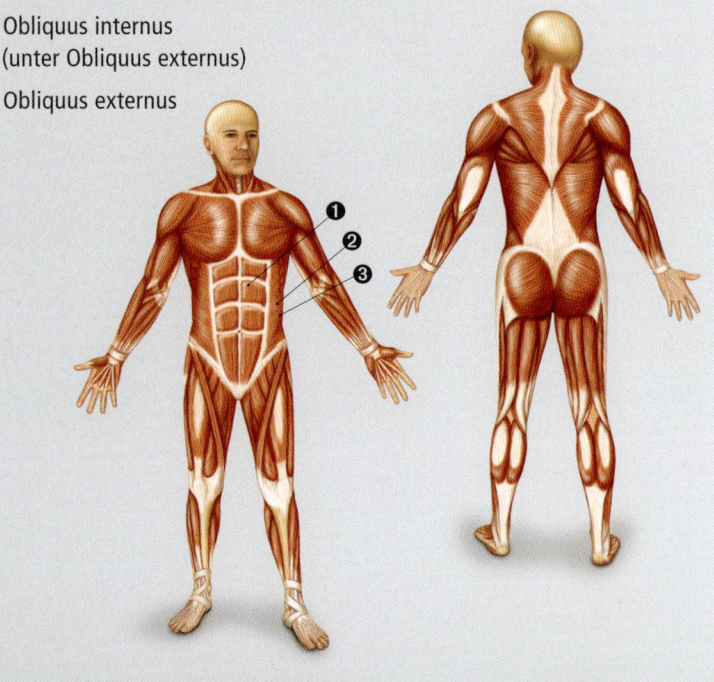

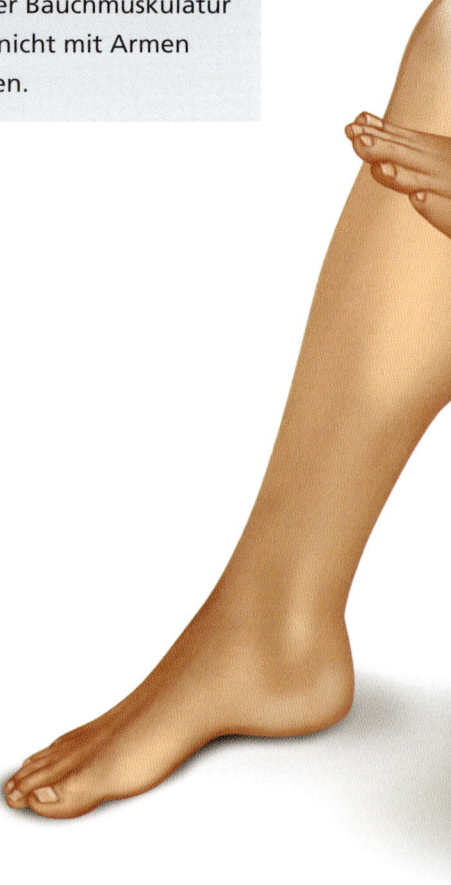

1

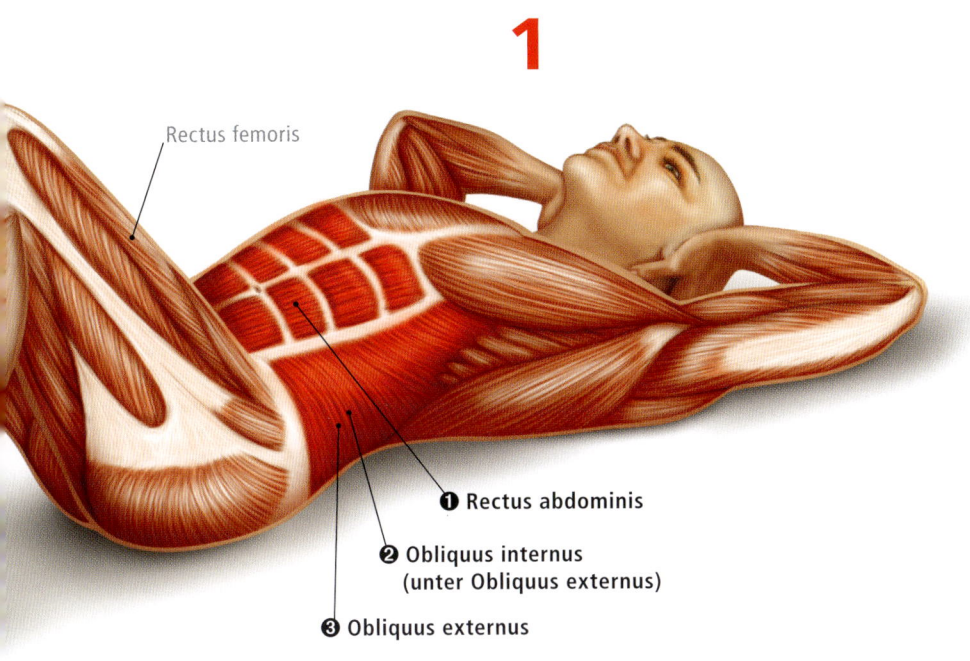

Rectus femoris

❶ Rectus abdominis

❷ Obliquus internus
(unter Obliquus externus)

❸ Obliquus externus

> **achtung**
>
> Achten Sie auf einen langsamen und kontrollierten Bewegungsablauf, um die Übung mit der größtmöglichen Effektivität zu absolvieren.

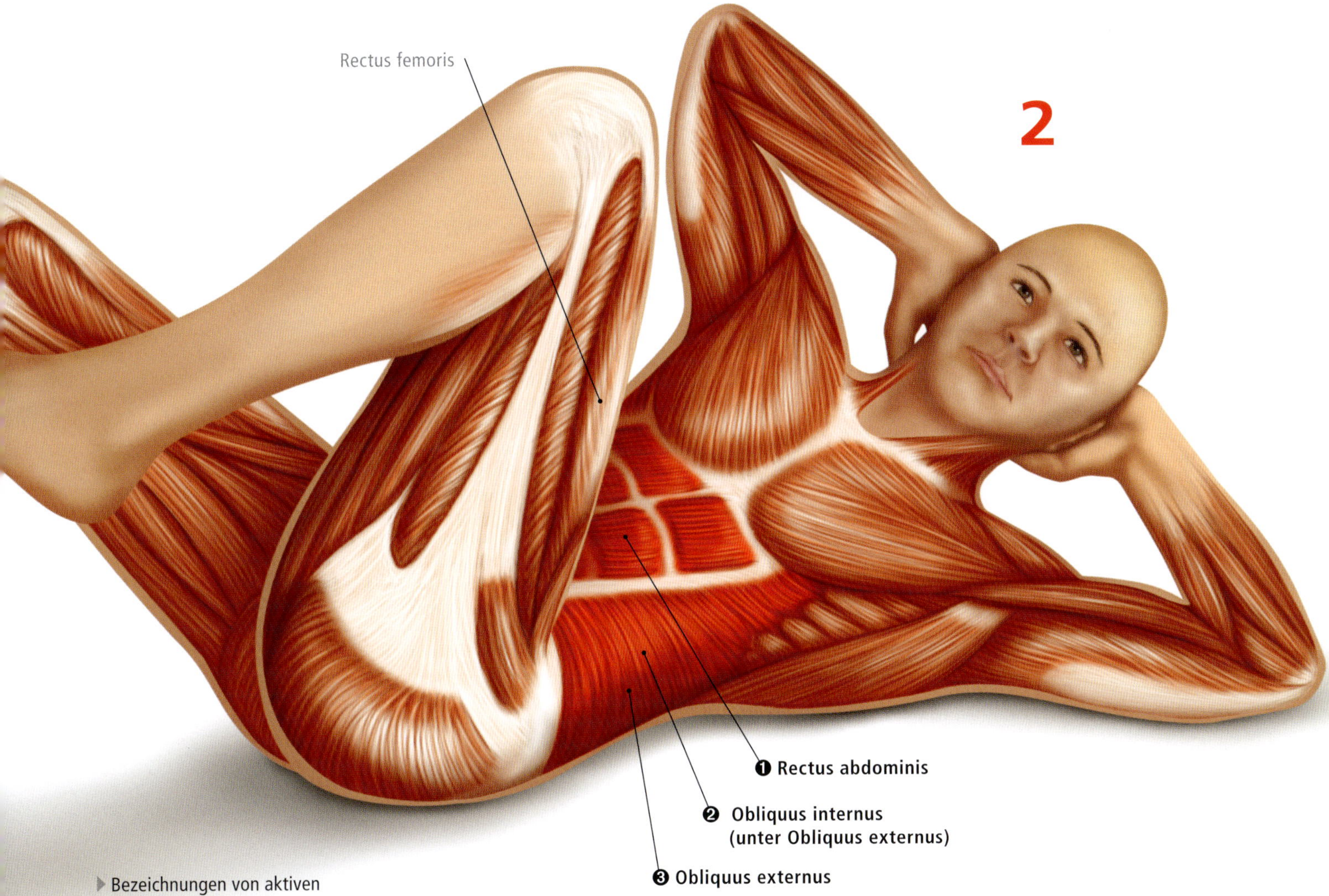

Rectus femoris

2

❶ Rectus abdominis

❷ Obliquus internus
(unter Obliquus externus)

❸ Obliquus externus

▶ Bezeichnungen von aktiven Muskeln sind schwarz, von stabilisierenden Muskeln grau.

Radfahr-Crunch

Diese Übung für Fortgeschrittene stärkt den Rectus abdominis. In einer an der San Diego State University durchgeführten Studie stellte sich heraus, dass sie unter allen Übungen zur Aktivierung des geraden Bauchmuskels an erster Stelle steht. Diese Crunch-Variante wurde aber darüber hinaus hoch eingestuft, weil sie die schrägen Bauchmuskeln kräftigt und dadurch zu einer der effizientesten Übungen zur Stärkung der oberflächlichen Bauchmuskeln zählt. Die Definition dieser Muskeln führt zum begehrten Sixpack. Da der Radfahr-Crunch eine Rumpfstabilisationsübung für Fortgeschrittene ist, sollte sie erst dann absolviert werden, wenn die tiefen Rumpfmuskeln effektiv trainiert worden sind, weil diese stark beansprucht werden.

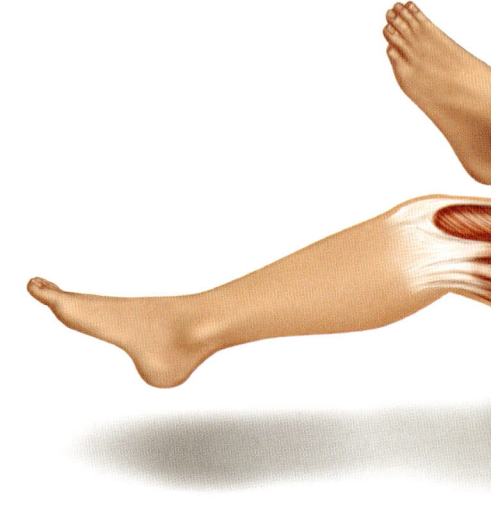

Anleitung	Legen Sie sich auf den Boden und spannen Sie die Rumpfmuskeln an. Halten Sie die Hände am Kopf und heben Sie die Knie in einem 45-Grad-Winkel an. Führen Sie mit den Beinen eine Radfahrbewegung durch und berühren Sie mit den Ellbogen jeweils abwechselnd das gegenüberliegende Knie. Atmen Sie gleichmäßig.
Variationen — LEICHT	Der schwierigste Teil dieser Variante ist es, stabilisiert zu bleiben, wenn die Knie ganz ausgestreckt sind. Sollten Sie Probleme haben, die korrekte Form oder eine neutrale Wirbelsäule während der Übung zu bewahren, halten Sie die Knie durchweg leicht gebeugt.
Variationen — SCHWER	Um einen Radfahr-Crunch im Sitzen auszuführen, setzen Sie sich auf den Boden und lehnen sich zur Aktivierung der Rumpfstabilisatoren leicht zurück. Strecken Sie die Beine, heben Sie beide Fersen vom Boden und absolvieren Sie dann die Standardübung. Der Schwierigkeitsgrad erhöht sich, wenn die Außenseiten von Knien und Ellbogen zusammengebracht werden.

Aktive Muskeln

❶ Rectus abdominis

❷ Obliquus internus (unter Obliquus externus)

❸ Obliquus externus

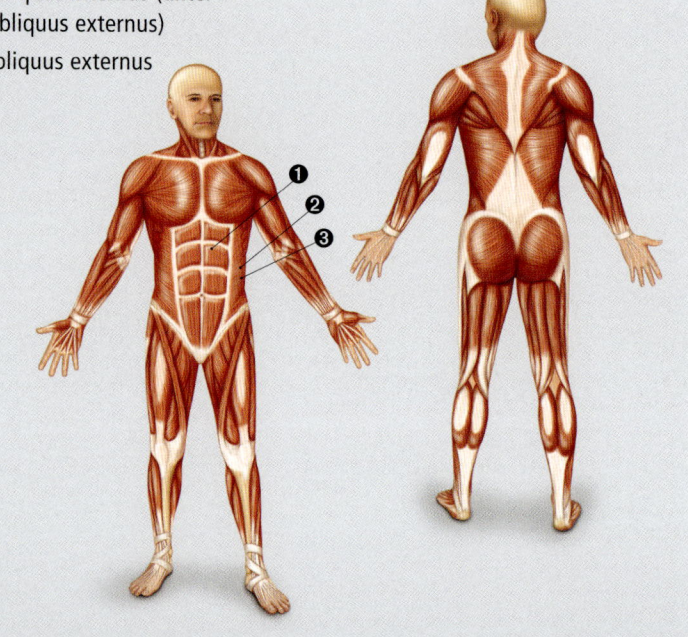

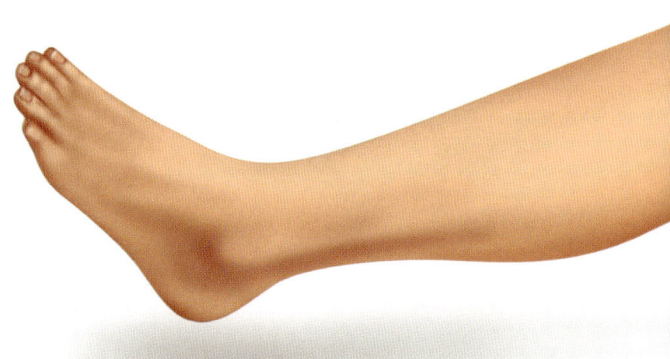

▶ Bezeichnungen von aktiven Muskeln sind schwarz, von stabilisierenden Muskeln grau.

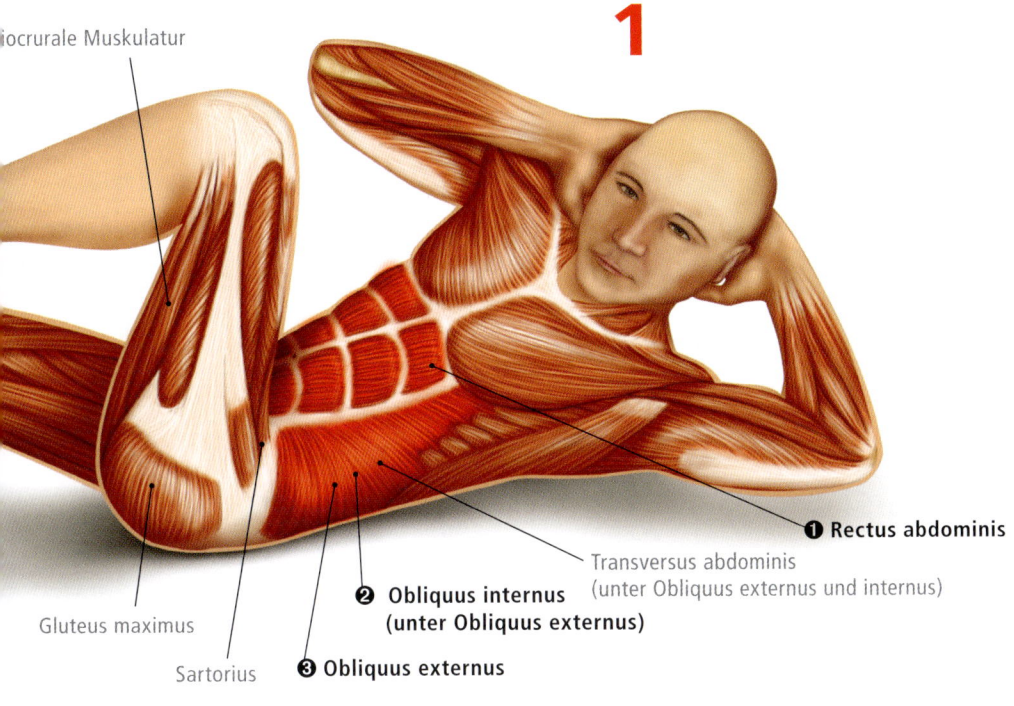

1

ocrurale Muskulatur

❶ Rectus abdominis

Transversus abdominis
(unter Obliquus externus und internus)

❷ **Obliquus internus
(unter Obliquus externus)**

Gluteus maximus

Sartorius

❸ **Obliquus externus**

achtung

Kinn nicht auf die Brust
legen, Nacken entspannen.

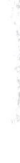

2

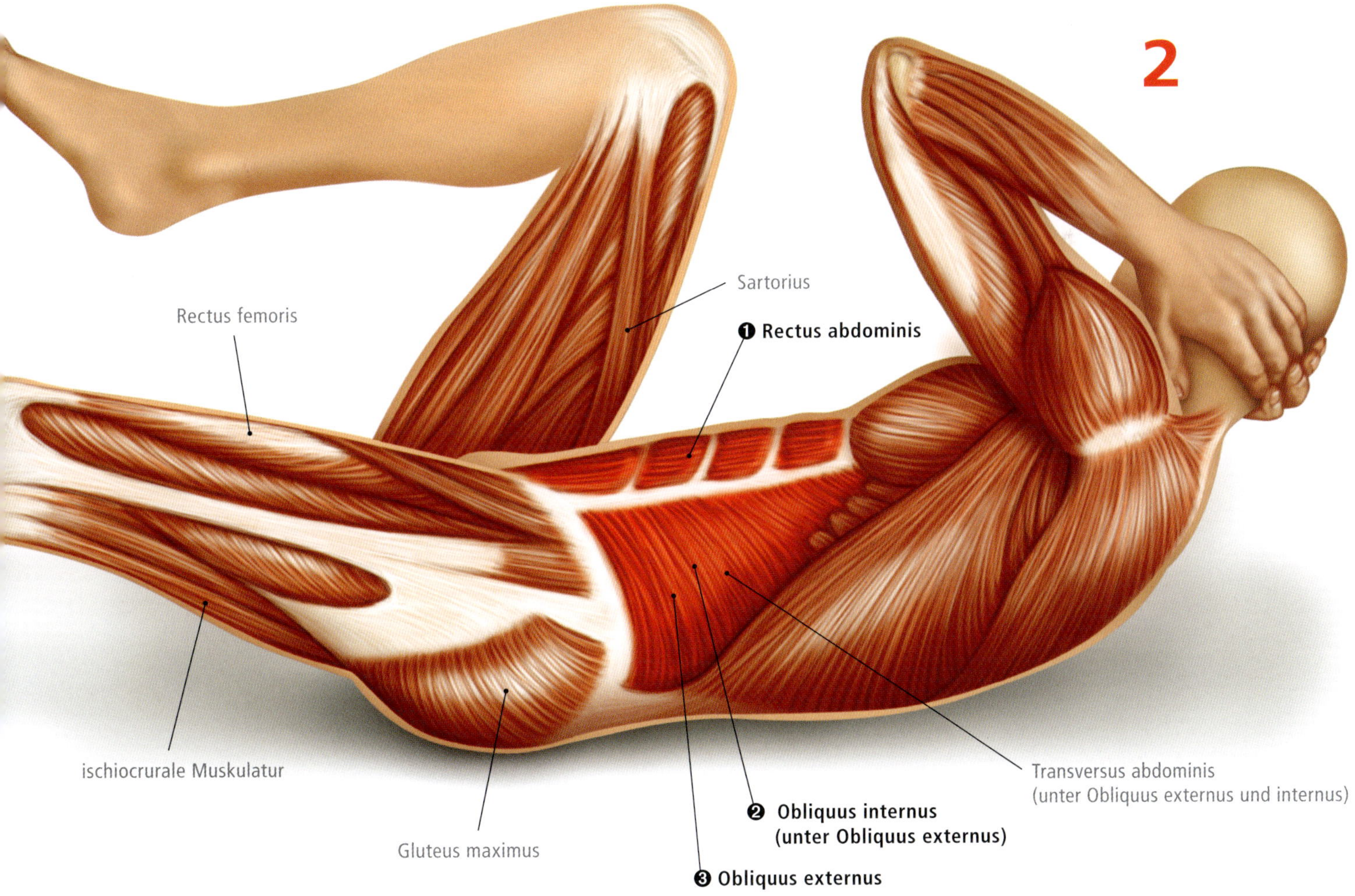

Rectus femoris

Sartorius

❶ **Rectus abdominis**

ischiocrurale Muskulatur

Gluteus maximus

Transversus abdominis
(unter Obliquus externus und internus)

❷ **Obliquus internus
(unter Obliquus externus)**

❸ **Obliquus externus**

Superman

Bei dieser Rumpfstabilitätsübung wechselt die Bewegung von einer Ruheposition auf allen vieren zu einer, in der Beine und Arme ausgestreckt sind. Sie beansprucht vor allem den hinteren Rumpf, insbesondere die schrägen Bauchmuskeln, den Erector spinae, den Multifidus und die Gesäßmuskeln. Die Übung trainiert die Kraft und Stabilität von Schultern und Nacken und verbessert die Ausdauer der Extensoren sowie die Rotationsstabilität. Eine gute Ausdauer der Lendenextensoren ist wichtig zur Prävention von Rückenschmerzen, während die Rotationsstabilität besonders bei Schlägersportarten gefordert ist. Für diese Bodenübung wird außer vielleicht einer Matte kein spezielles Equipment gebraucht, sie kann also gut zuhause oder im Fitnesscenter durchgeführt werden.

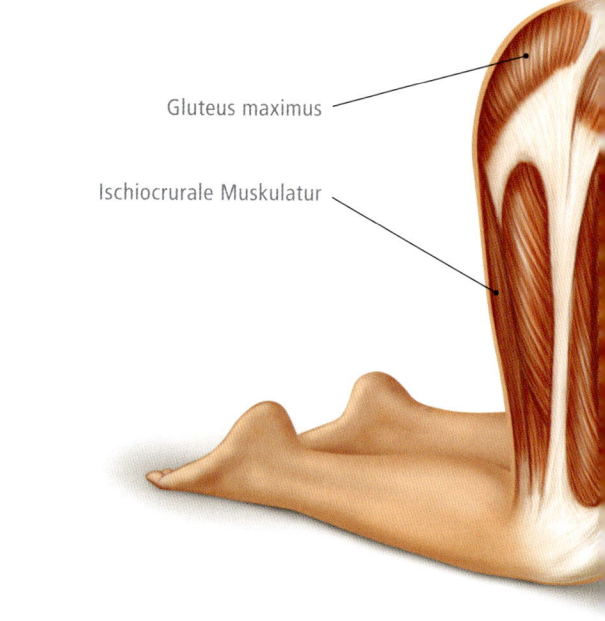

Gluteus maximus

Ischiocrurale Muskulatur

Anleitung

Knien Sie sich auf den Boden, wobei die Hände schulterbreit vor dem Körper aufgestellt sind. Neigen Sie die Hüften vor und zurück, um eine neutrale Position für die Wirbelsäule zu finden. Spannen Sie die Bauchmuskeln an, heben Sie eine Hand und das gegenüberliegende Knie vom Boden und balancieren Sie sich dann aus. Strecken Sie nun Arm und Bein aus und halten Sie den Körper in einer Ebene. Bleiben Sie für 10 Sekunden in dieser Position und wiederholen Sie diese Bewegung mit der jeweils anderen Körperseite.

Variationen

LEICHT

Halten Sie beide Arme am Boden und strecken Sie jeweils nur ein Bein, bis Ihnen die Stabilisierung des Bewegungsablaufs leichter fällt.

SCHWER

Stützen Sie sich auf Händen und Zehen anstatt auf Händen und Knien ab. Die Schulter- und Rumpfstabilisatoren sowie die ischiocrurale Muskulatur werden so stärker beansprucht, da in dieser Variante ein längerer Teil des Körpers stabilisiert werden muss und die Kontaktfläche mit dem Boden verringert wird.

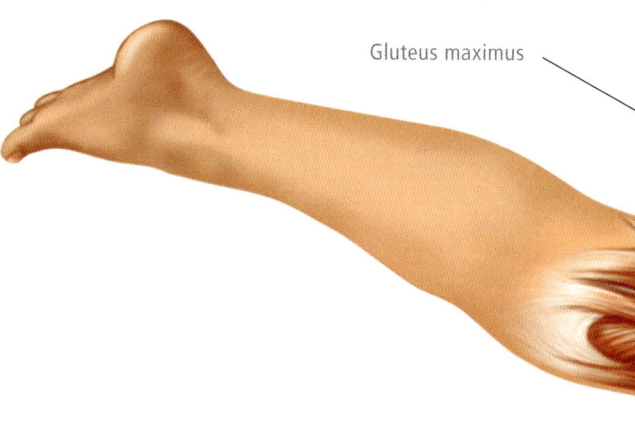

Gluteus maximus

Aktive Muskeln

❶ Rectus abdominis

❷ Obliquus internus (unter Obliquus externus)

❸ Obliquus externus

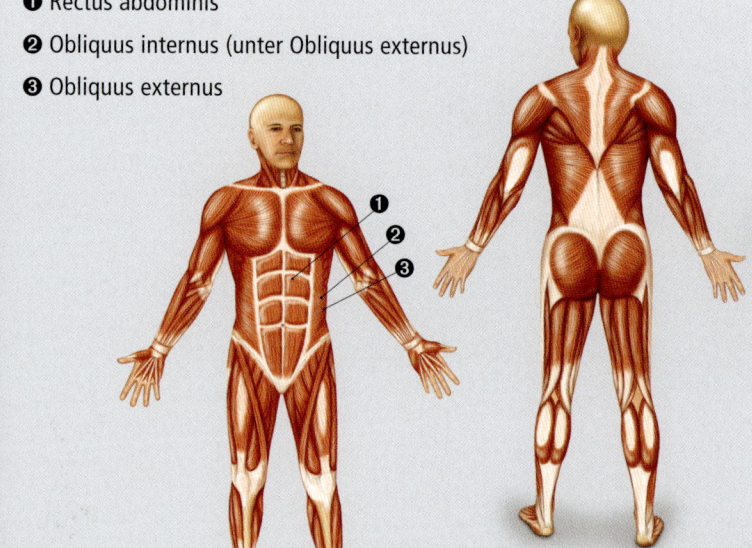

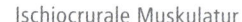

Ischiocrurale Muskulatur

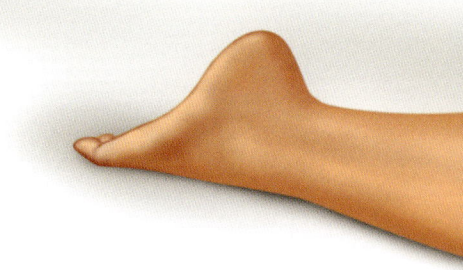

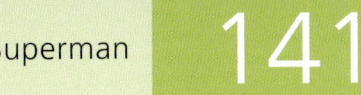

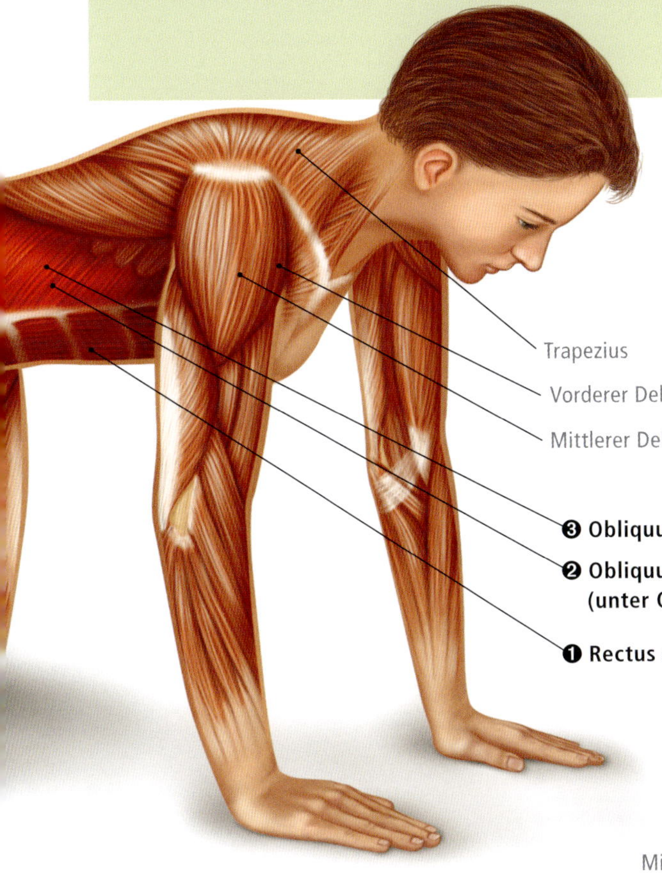
1
Trapezius
Vorderer Deltoideus
Mittlerer Deltoideus
❸ Obliquus externus
❷ Obliquus internus
(unter Obliquus externus)
❶ Rectus abdominis

achtung

Bei Knie- oder Handgelenksverletzungen heben Sie Arm und Bein nicht gleichzeitig, sondern einzeln nacheinander, um die Belastung zu verringern.

so ist's richtig

Heben Sie das Bein nicht zu hoch, damit kein Rundrücken entsteht.

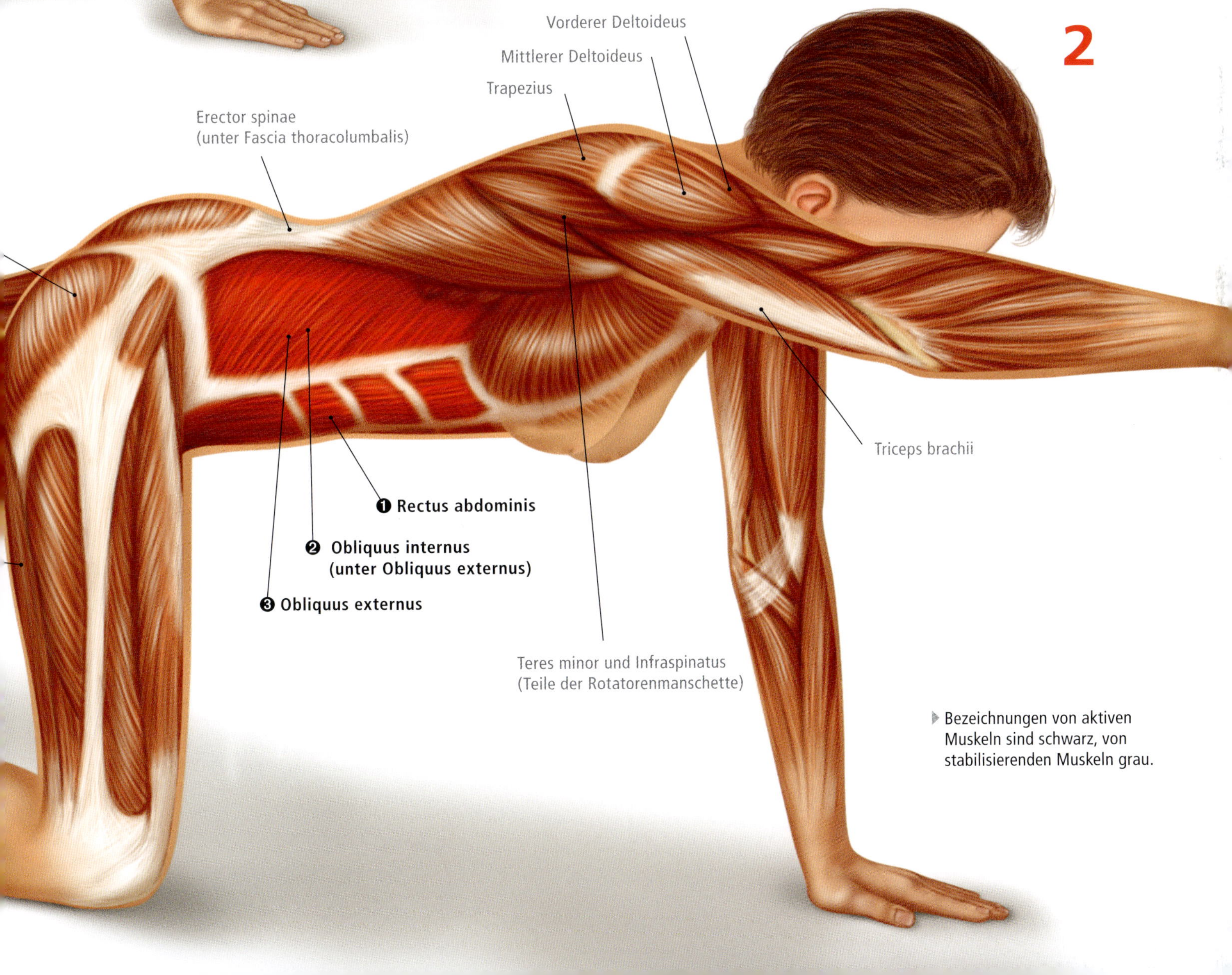
2
Vorderer Deltoideus
Mittlerer Deltoideus
Trapezius
Erector spinae
(unter Fascia thoracolumbalis)
Triceps brachii
❶ Rectus abdominis
❷ Obliquus internus
(unter Obliquus externus)
❸ Obliquus externus
Teres minor und Infraspinatus
(Teile der Rotatorenmanschette)

Bezeichnungen von aktiven Muskeln sind schwarz, von stabilisierenden Muskeln grau.

Brücke

Diese Kraftübung beansprucht die Gesäßmuskeln, die ischiocrurale Muskulatur, die Bauch- und die unteren Rückenmuskeln. Sie eignet sich gut zur Rehabilitation bei Schmerzen im unteren Rücken und zum Aufbau von Rumpfstabilität. Geringe Ausdauer in den unteren Rückenmuskeln ist eine der häufigsten Ursachen für Schmerzen in diesem Bereich. Die Brücke ist eine der effektivsten Übungen, um Muskeln wie den Multifidus und den Erector spinae zu stärken und zu aktivieren. Verwenden Sie diese Übung zur Prävention oder zur Rehabilitation nach Verletzungen. Die Brücke kann in einfachen oder fortgeschrittenen Varianten absolviert werden und erfordert keine spezielle Ausstattung, kann also praktisch überall ausgeführt werden.

1

Anleitung	Legen Sie sich auf den Rücken, die Hände liegen seitlich am Körper und die Knie sind gebeugt.Die Füße stehen flach auf dem Boden. Straffen Sie Bauch- und Gesäßmuskeln und drücken Sie die Hüfte nach oben, Knie und Schultern bilden dabei eine Ebene. Spannen Sie die Rumpfmuskeln an. Lassen Sie die Hüften nicht fallen und machen Sie keinen Rundrücken. Halten Sie die Position 20-30 Sekunden lang.
Variationen LEICHT	Je nach körperlicher Fitness können Sie die Standardversion variieren, indem Sie die Hüften lediglich leicht anheben oder die oben beschriebene Position nur für kürzere Zeit halten.
SCHWER	Machen Sie eine einbeinige Brücke. Führen Sie dazu die Standard-übung durch, winkeln jedoch nur ein Knie an und halten das andere Bein gestreckt. Drücken Sie das gebeugte Bein nach oben, wobei das gestreckte Bein eine Ebene von den Schultern bis zu den Füßen bildet. Drehen Sie den Körper nicht zu einer Seite.

achtung

Lassen Sie sich nicht plötzlich fallen, dies kann Verletzungen am unteren Rücken zur Folge haben.

Aktive Muskeln

❶ Erector spinae

❷ Multifidus
(unter Erector spinae)

❸ Rectus abdominis

❹ Obliquus internus
(unter Obliquus externus)

❺ Obliquus externus

❻ Gluteus maximus

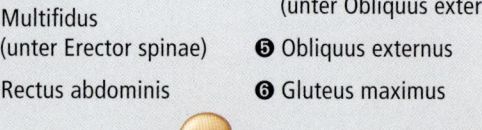
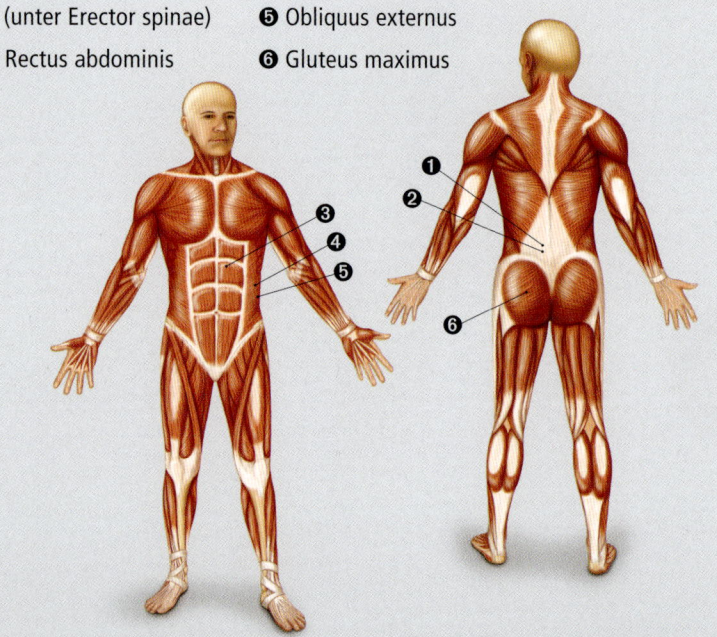
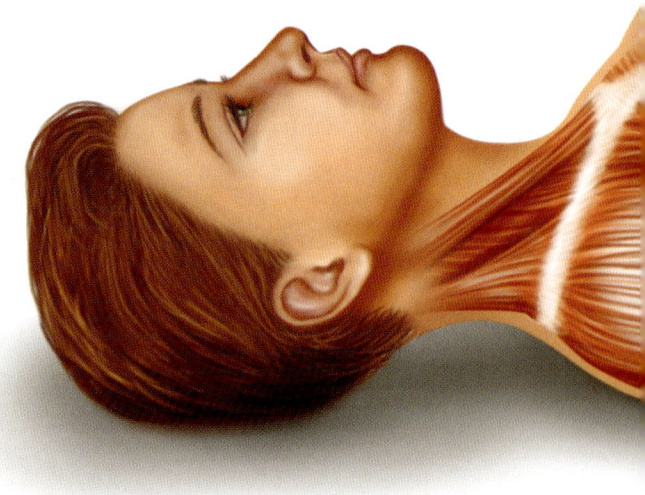

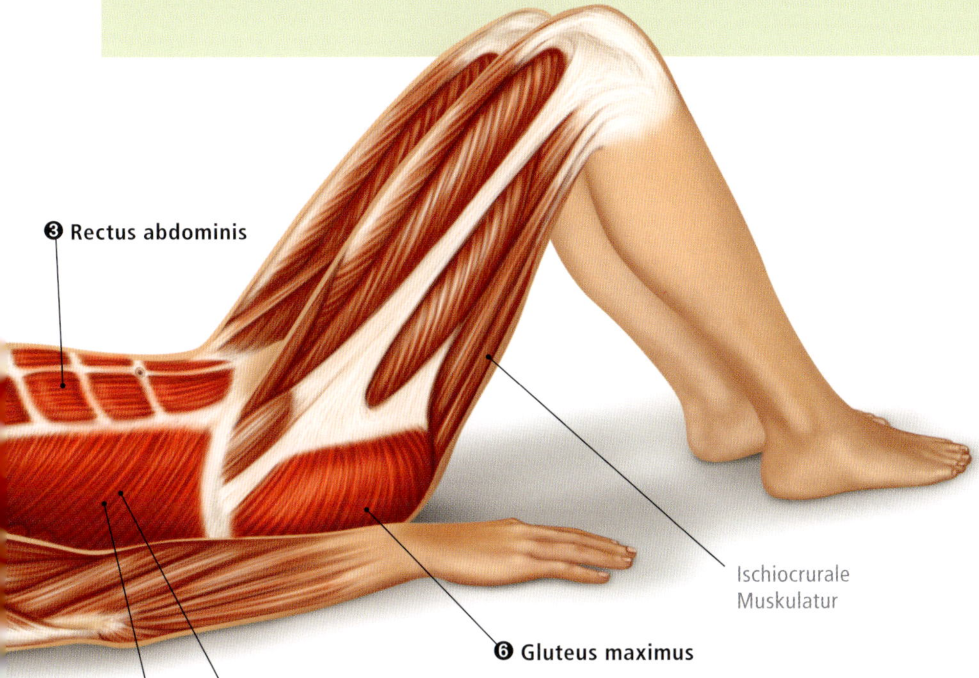

❸ Rectus abdominis

Ischiocrurale
Muskulatur

❻ Gluteus maximus

❹ Obliquus internus
(unter Obliquus externus)

❺ Obliquus externus

so ist's richtig

Zur Rumpfspannung
ziehen Sie den Bauch-
nabel zur Wirbelsäule.

2

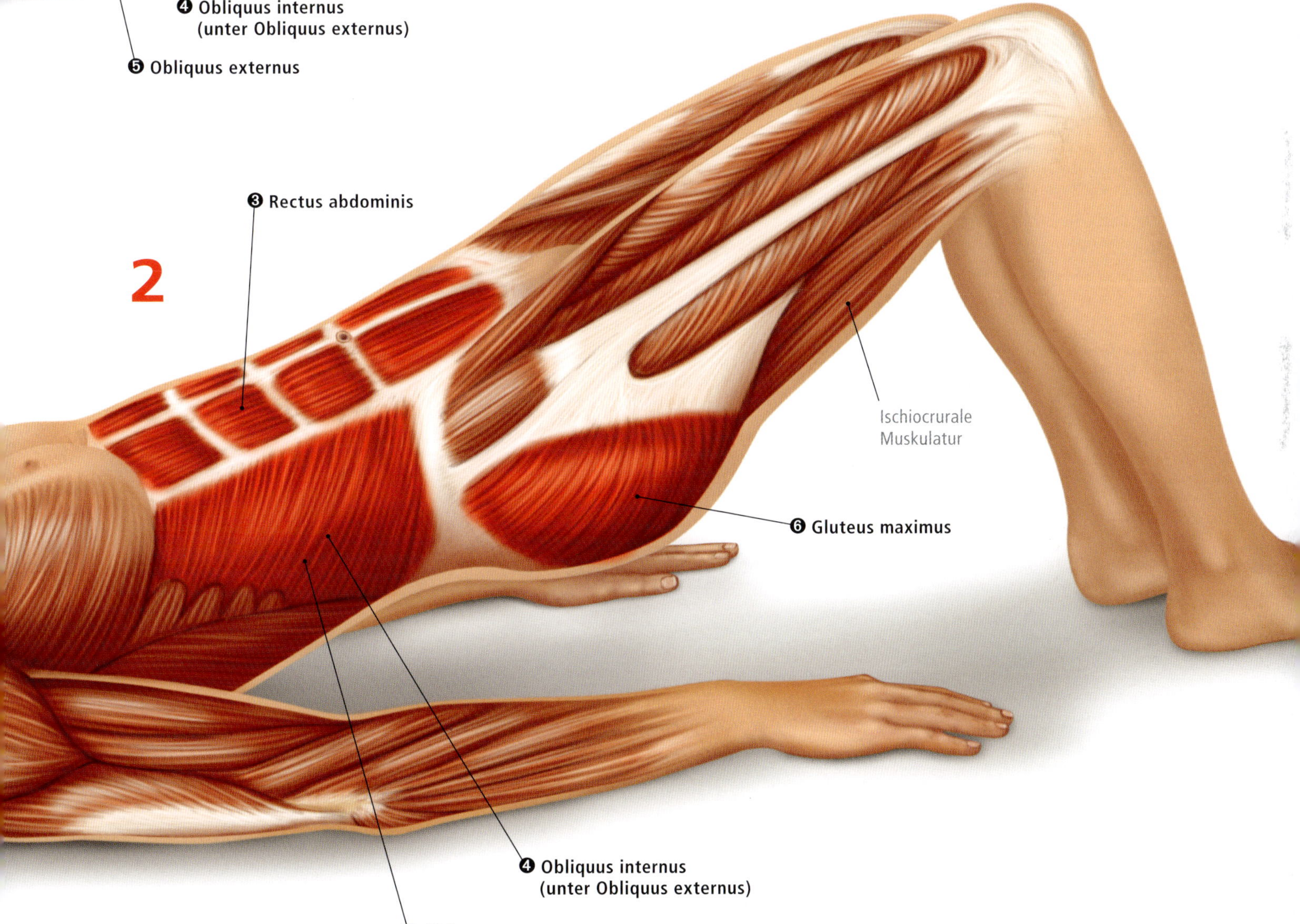

❸ Rectus abdominis

Ischiocrurale
Muskulatur

❻ Gluteus maximus

❹ Obliquus internus
(unter Obliquus externus)

❺ Obliquus externus

▶ Bezeichnungen von aktiven
Muskeln sind schwarz, von
stabilisierenden Muskeln grau.

Rückenstrecker

Diese Eigengewichtsübung streckt und kräftigt die unteren Rückenmuskeln. Für gewöhnlich wird sie im Fitnesscenter an einem Rückenstrecker durchgeführt. In der gesenkten Position werden der Erector spinae, der Quadratus lumborum und die Fascia thoracolumbalis gestreckt; mit der Hebung des Körpers werden die Rückenmuskeln und die ischiocrurale Muskulatur zusammengezogen. Verwenden Sie den Rückenstrecker zur Ergänzung von Crunches oder Sit-ups – oft werden die Bauchmuskeln und der obere Rücken trainiert, der untere Rücken aber vernachlässigt. Kraft und Ausdauer in den unteren Rückenmuskeln sind jedoch zur Prävention von Rückenschmerzen unabdingbar.

achtung

Bereits die leichte Variante dieser Übung belastet den unteren Rücken stark. Stoppen Sie sofort, wenn Sie Schmerzen verspüren.

Anleitung

Benutzen Sie einen Rückenstrecker und platzieren Sie das Polster so, dass es auf den Waden liegt. Hüfte und Becken befinden sich auf dem Gerät, der Oberkörper ragt jedoch darüber hinaus. Starten Sie dann in einer neutralen Position und senken Sie den Körper an der Taille ab. Beugen Sie sich so weit wie möglich nach unten und heben Sie sich dann wieder in die Ausgangsposition zurück.

Variationen

LEICHT

Legen Sie sich mit dem Gesicht nach unten auf den Boden. Verschränken Sie die Hände hinter dem Rücken und heben Sie Kopf, Nacken, Schultern und Brust vom Boden. Diese Variation beansprucht dieselben Muskelgruppen wie die Standardübung, sie lässt sich allerdings ohne Rückenstreckerbank durchführen.

SCHWER

Verwenden Sie zusätzliche Gewichte, wenn Sie bereits drei Sätze à 10-12 Wiederholungen mit Ihrem Eigengewicht meistern können. Halten Sie während der Bewegung eine Hantelscheibe vor der Brust. Legen Sie das Gewicht zur Sicherheit auf den Boden, bevor Sie vom Gerät absteigen.

Aktive Muskeln

❶ Erector spinae

❷ Multifidus

❸ Quadratus lumborum

(1, 2, und 3 alle unter Fascia thoracolumbalis)

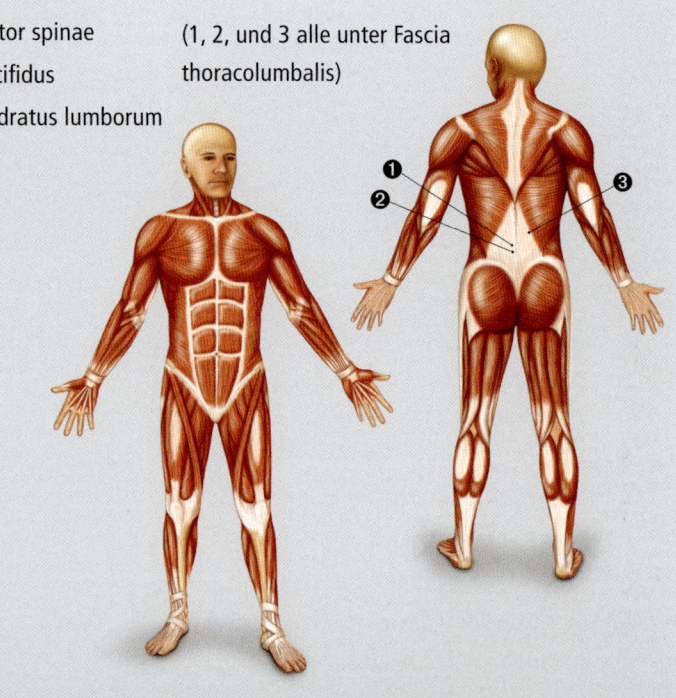

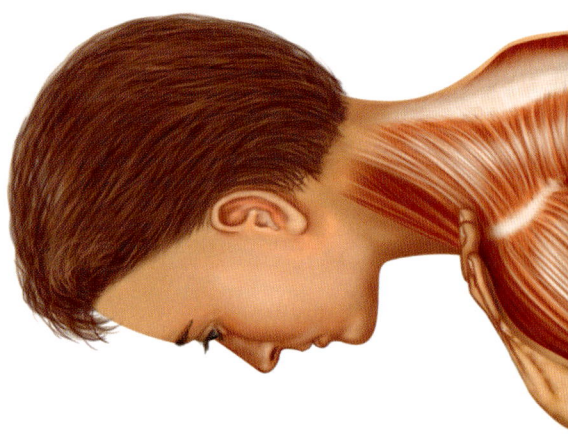

2

so ist's richtig

Vermeiden Sie Schaukel- oder Hüpfbewegungen am Ende der Übung.

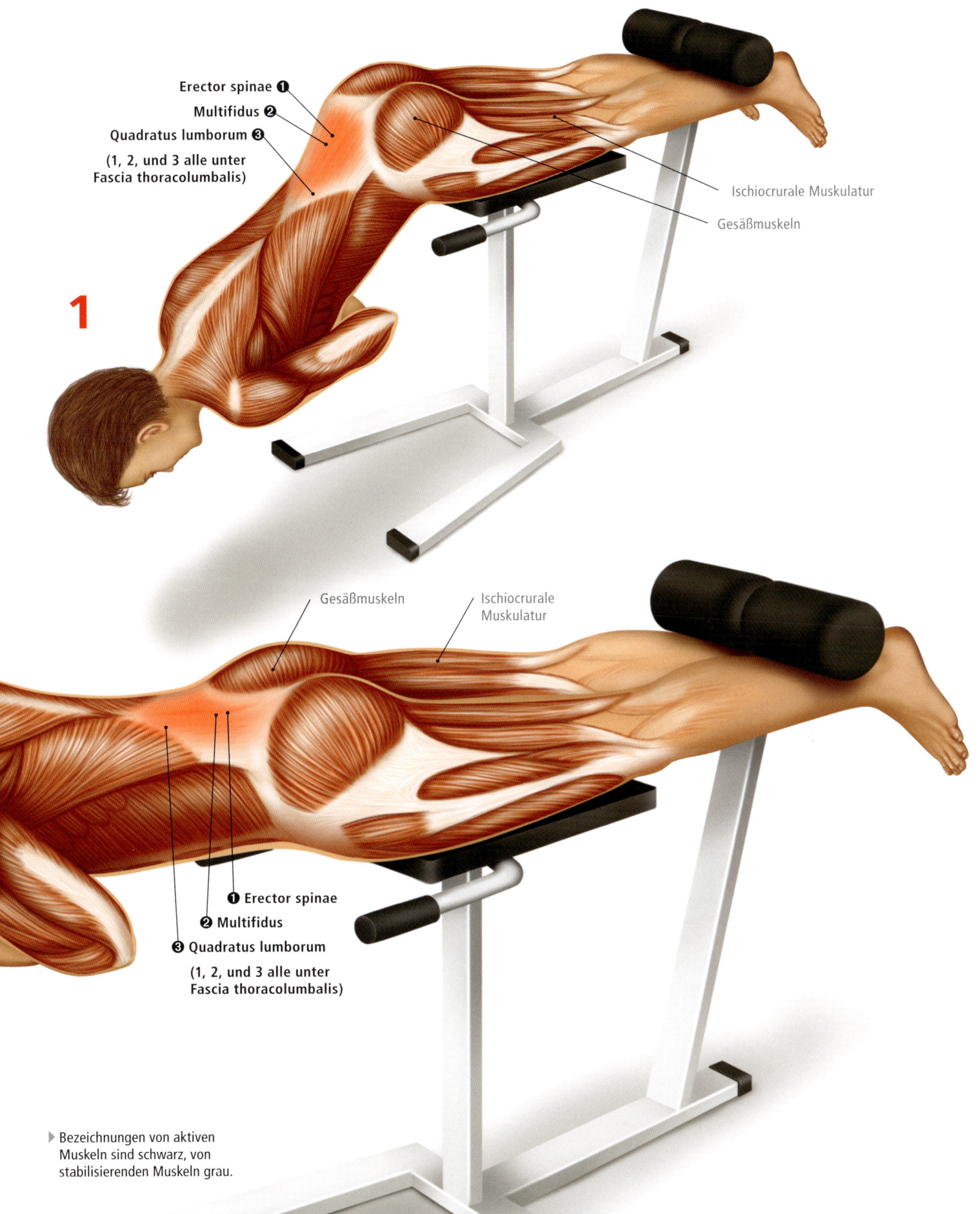

Erector spinae ❶
Multifidus ❷
Quadratus lumborum ❸
(1, 2, und 3 alle unter
Fascia thoracolumbalis)

Ischiocrurale Muskulatur

Gesäßmuskeln

1

Gesäßmuskeln

Ischiocrurale
Muskulatur

❶ Erector spinae
❷ Multifidus
❸ Quadratus lumborum
(1, 2, und 3 alle unter
Fascia thoracolumbalis)

▶ Bezeichnungen von aktiven
Muskeln sind schwarz, von
stabilisierenden Muskeln grau.

Lift

Diese in der Propriozeptiven Neuromuskulären Fazilitation (PNF) eingesetzte Übung kombiniert komplexe multidirektionale Bewegungen der oberen und unteren Gliedmaßen und wird oft zusammen mit Wood Chops benutzt. Die Übung verbindet eine Extensions- und Rotationsbewegung, durch die die Rumpfrotation, der obere Rücken, die Brust, die Schultern und die Arme gestärkt werden. Das Training kann mit einem Kabelzug, Elastikbändern oder einem Medizinball durchgeführt werden. Das Ziel von Rumpfstabilitätsübungen ist es nicht, schwere Gewichte zu heben, sondern stabilisiert zu bleiben. Die Übung kann im Rahmen von Rehabilitationsmaßnahmen, aber auch für das Training in Schlägersportarten, vor allem Golf, verwendet werden.

Anleitung

Die Ausgangsposition ist variabel und reicht von Knien, Halb-Knien, Sitzen auf einem Gymnastikball bis hin zum Stehen. Das Bewegungsmuster bleibt immer gleich und verläuft von unten nach oben. Es beginnt mit einer beidhändigen Zugbewegung über die Körpermitte und endet mit einer Druckbewegung. Stellen Sie sich bei der Variante im Stehen mit Kabeln seitwärts zum Kabelzug und fassen Sie den Griff mit beiden Händen auf einer Seite des Körpers unterhalb der Knie. Ziehen Sie nun mit dem oberen Arm das Kabel, wobei Sie den Rumpf drehen und strecken und zugleich den anderen Arm hochschieben, sodass die Bewegung auf der anderen Körperseite endet. Machen Sie Sätze von rechts nach links, dann von links nach rechts.

Variationen

LEICHT Nehmen Sie eine breite Grundstellung ein, um den Körper während der Übung besser unterstützen und stabilisieren zu können.

SCHWER Stellen Sie sich auf ein Bein, um die Stabilität zu verringern. Lenken Sie die gesamte Belastung auf die Rumpfmuskeln.

Aktive Muskeln

❶ Erector spinae

❷ Multifidus (unter Erector spinae)

❸ Deltoideus

❹ Biceps brachii

❺ Rectus abdominis

❻ Obliquus externus

❼ Obliquus internus (unter Obliquus externus)

❽ Gluteus maximus

❾ Triceps brachii

❿ Trapezius

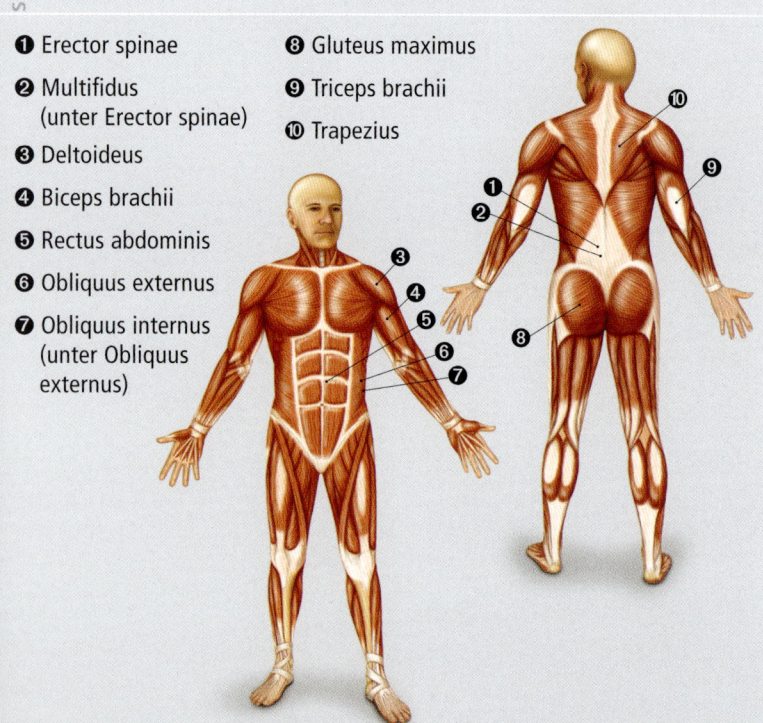

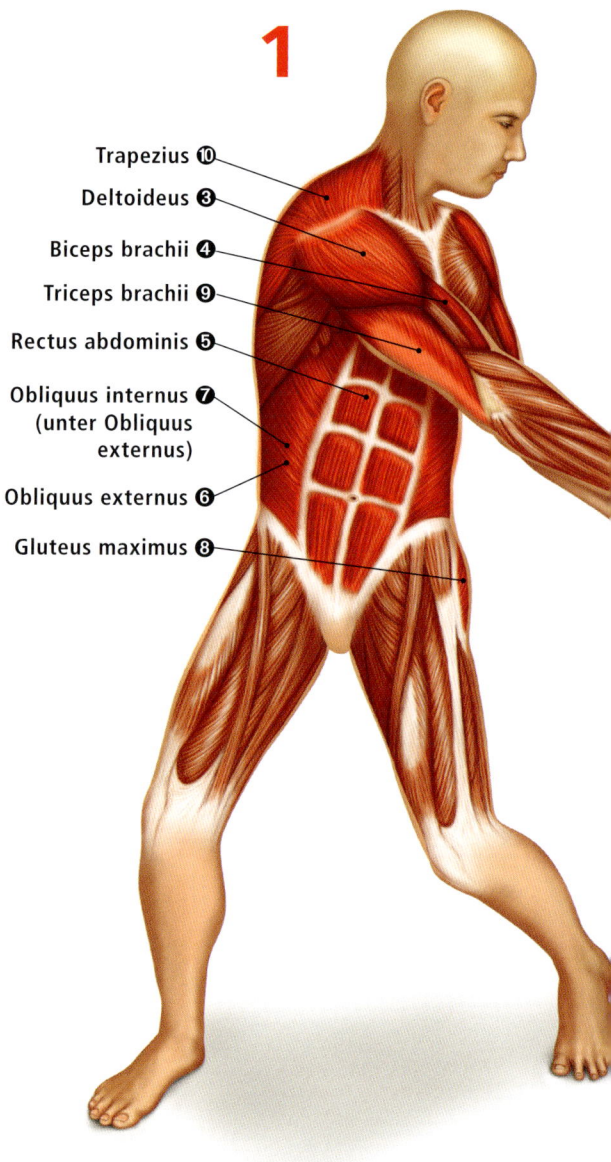

Trapezius ❿
Deltoideus ❸
Biceps brachii ❹
Triceps brachii ❾
Rectus abdominis ❺
Obliquus internus ❼ (unter Obliquus externus)
Obliquus externus ❻
Gluteus maximus ❽

1

achtung

Führen Sie die Übung nicht zu schnell mit schweren Gewichten durch, sondern konzentrieren Sie sich auf deren Ausführung und die korrekte Technik.

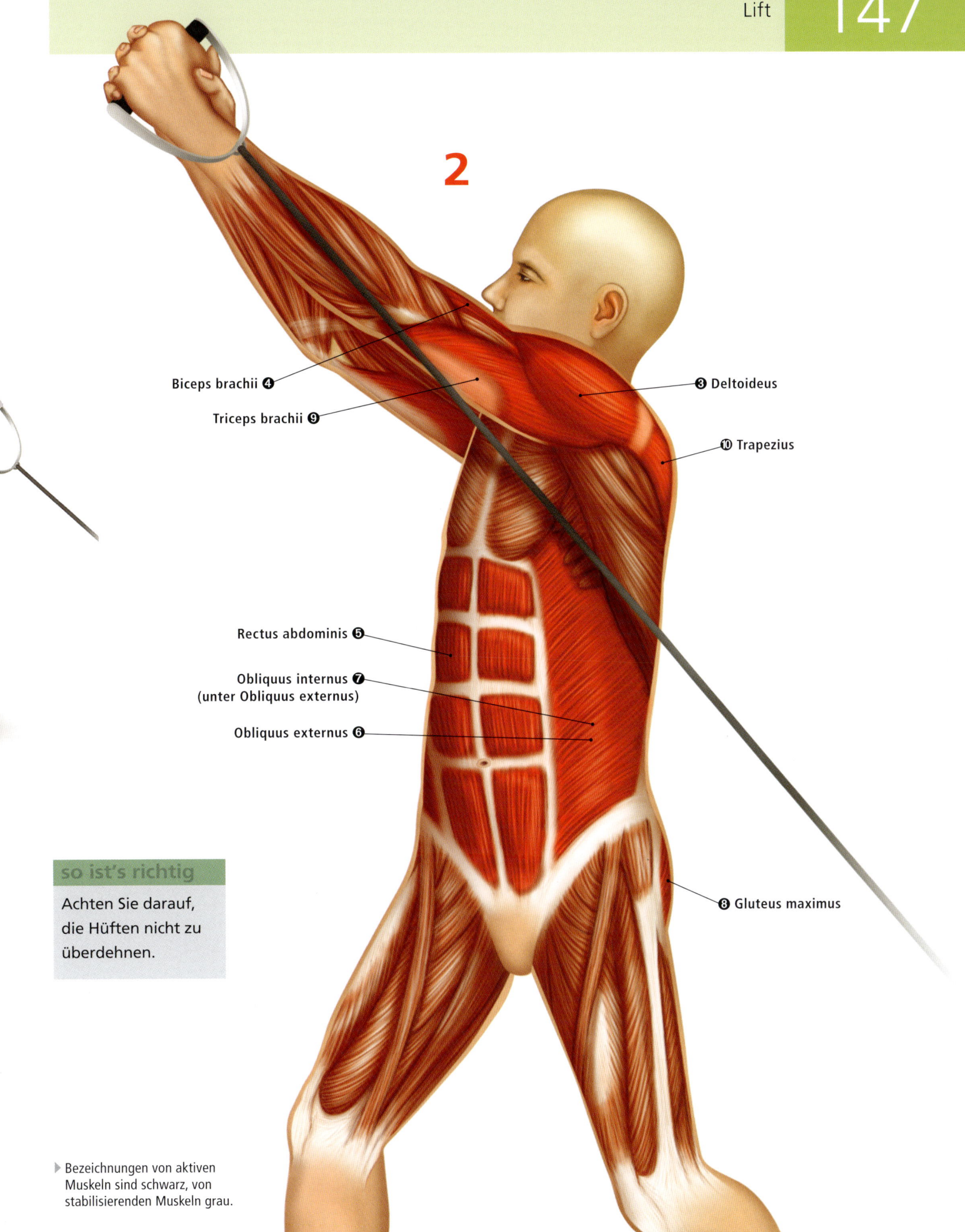

2

Biceps brachii ❹

Triceps brachii ❾

❸ Deltoideus

❿ Trapezius

Rectus abdominis ❺

Obliquus internus ❼
(unter Obliquus externus)

Obliquus externus ❻

❽ Gluteus maximus

so ist's richtig

Achten Sie darauf,
die Hüften nicht zu
überdehnen.

▸ Bezeichnungen von aktiven
Muskeln sind schwarz, von
stabilisierenden Muskeln grau.

Wood Chop

Diese Übung ist im Prinzip ein Spiegelbild des Lift. Die Bewegung verläuft hier von oben nach unten, sodass beim Wood Chop zumeist etwa ein Drittel mehr Gewicht gehoben werden kann als beim Lift. Die Wood Chop-Lift-Kombination, rechts und links ausgeführt, beansprucht die vier Rumpfquadranten. Ein Physiotherapeut kann die Kraft der einzelnen Quadranten testen und so bestimmen, ob zunächst nur ein Bereich belastet werden sollte oder ob alle vier zugleich trainiert werden können.

Anleitung

Die Übung kann stehend, sitzend oder kniend ausgeführt werden. Fassen Sie den Griff des Kabels mit beiden Händen, wobei die Handflächen nach innen zeigen. Die Bewegung verläuft von oben nach unten und beginnt mit einer Zugbewegung über die Körpermitte mit dem oberen Arm und endet mit einer Druckbewegung des anderen Arms. Wählen Sie anfangs ein Gewicht, mit dem 6-12 Wiederholungen möglich sind. Korrigieren Sie bei Balanceverlust die Position, versuchen Sie aber weiterzumachen; ansonsten beenden Sie den Satz. Wiederholen Sie die Bewegung mit der anderen Seite.

Variationen

LEICHT

Stellen Sie die Füße weit auseinander und beugen Sie leicht die Knie. Je stabiler die Position der Beine, desto weniger wird der Rumpf beansprucht. Verwenden Sie ein elastisches Band, um die Übung zuhause oder unterwegs durchzuführen.

SCHWER

Knien Sie sich auf einen Gymnastikball, eine sehr unstabile Oberfläche. Durch die Drehbewegung benötigen Sie eine extrem hohe Rumpfstabilität, um diese Variation kontrolliert durchführen zu können.

Aktive Muskeln

❶ Deltoideus
❷ Biceps brachii
❸ Rectus abdominis
❹ Obliquus internus (unter Obliquus externus)
❺ Obliquus externus
❻ Gluteus maximus
❼ Multifidus (unter Erector spinae)
❽ Erector spinae
❾ Triceps brachii
❿ Trapezius

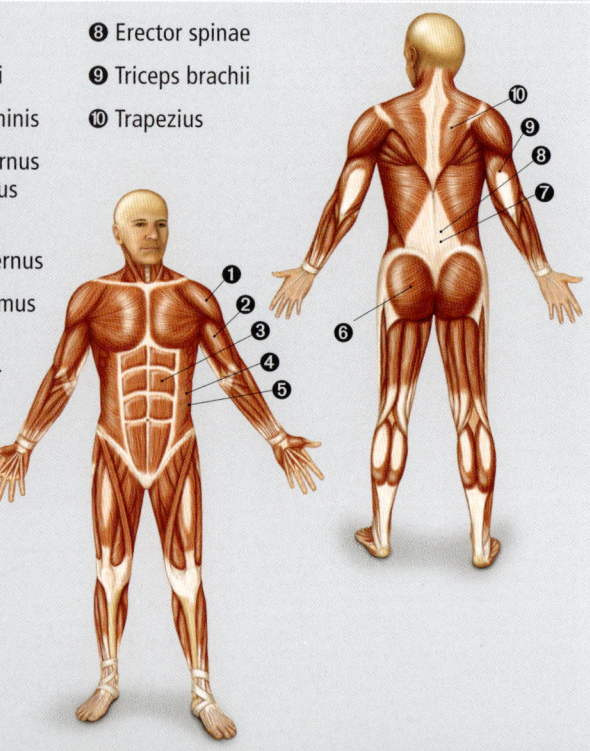

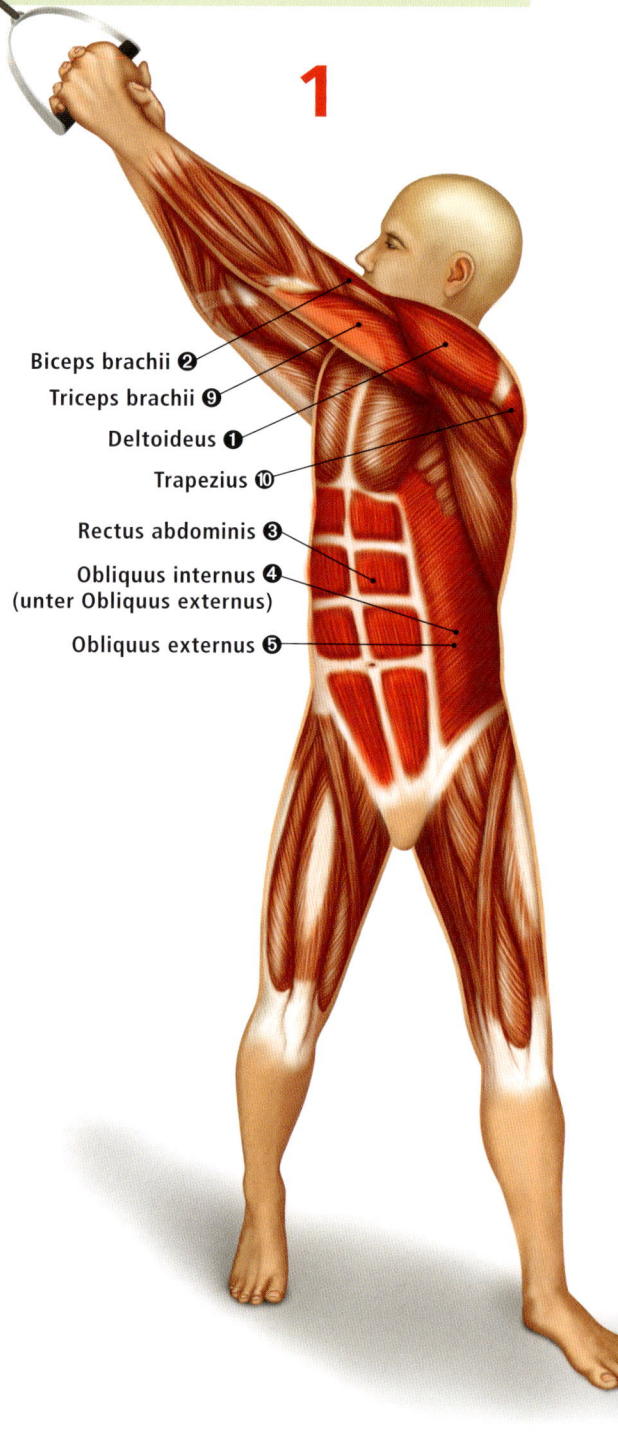

1

Biceps brachii ❷
Triceps brachii ❾
Deltoideus ❶
Trapezius ❿
Rectus abdominis ❸
Obliquus internus ❹ (unter Obliquus externus)
Obliquus externus ❺

achtung

Verwenden Sie keinen Gymnastikball, wenn Sie die Position noch nicht perfekt beherrschen.

2

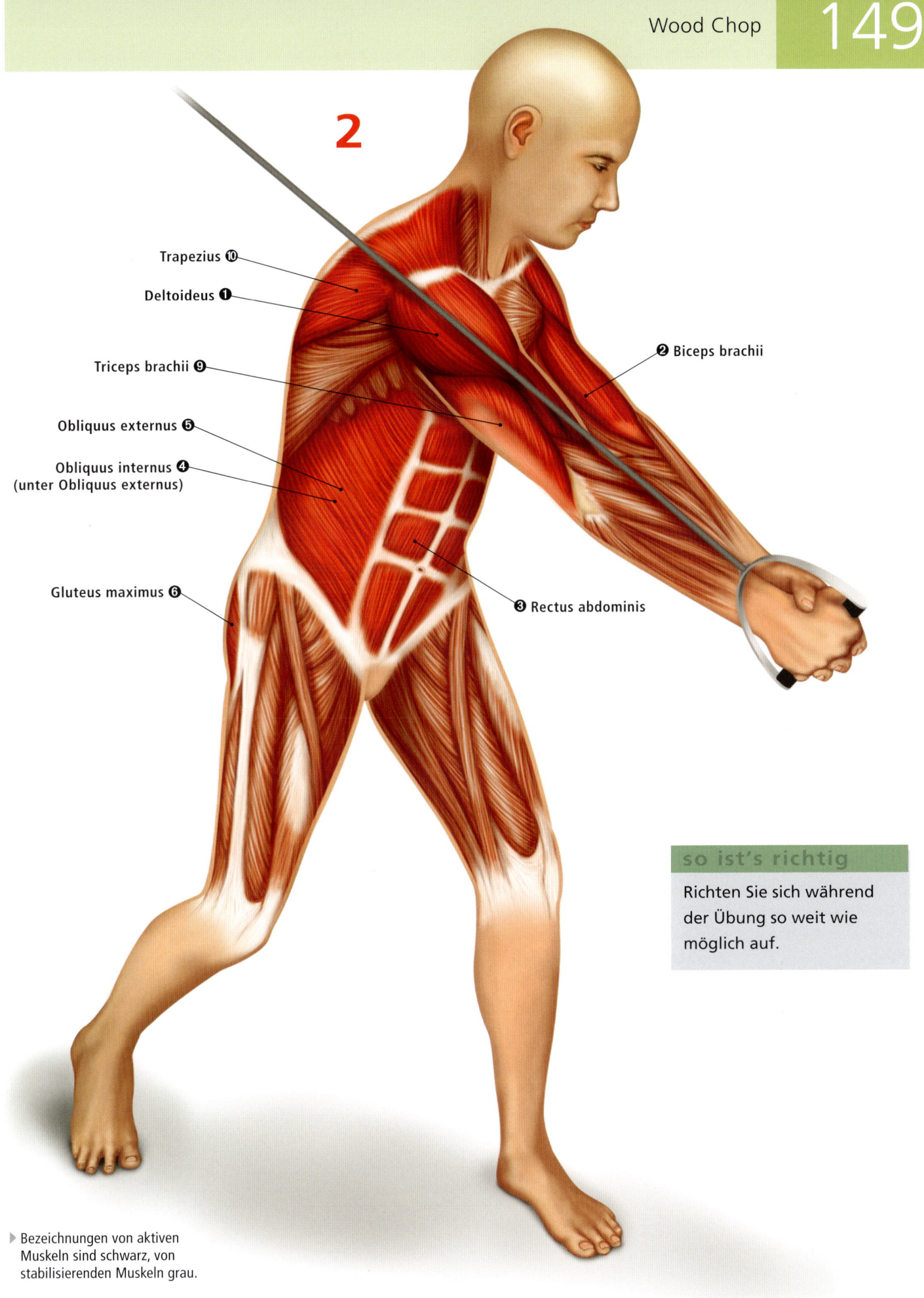

Trapezius ⑩

Deltoideus ❶

Triceps brachii ❾

Obliquus externus ❺

Obliquus internus ❹
(unter Obliquus externus)

Gluteus maximus ❻

❷ Biceps brachii

❸ Rectus abdominis

so ist's richtig

Richten Sie sich während
der Übung so weit wie
möglich auf.

▶ Bezeichnungen von aktiven
Muskeln sind schwarz, von
stabilisierenden Muskeln grau.

Walkout

Diese Gymnastikball-Übung beansprucht die Bauch- und Rückenmuskeln. Die Verwendung eines Gymnastikballs erfordert die Aktivierung verschiedener Muskelgruppen, um den Körper auf dem Ball
auszubalancieren und ermöglicht so eine schwierigere Ausgestaltung
vieler Übungen. Während des Walkouts sind die Bauch- und unteren
Rückenmuskeln isometrisch aktiv und die Schulter- und Scapulastabi-
lisatoren halten unterdessen das Gleichgewicht im Schultergelenk.
Benutzen Sie diese Übung zum Training der Rumpfstabilität sowie zur
Stärkung und Stabilisierung der Schulterkapsel. Sie eignet sich als
generelle Fitnessübung, als Teil eines individuellen Trainings oder bei
Rehabilitationsmaßnahmen für Rücken, Nacken oder Schultern.

achtung

Gehen Sie erst zu schwierigeren Varianten über, wenn Sie die Standardausführung der Übung vollständig beherrschen.

so ist's richtig

Lassen Sie den unteren Rücken und die Hüften nicht durchhän-gen. Halten Sie den Körper starr.

Ischiocrurale Muskulatur

Quadriceps femoris

2

Anleitung

Legen Sie sich bäuchlings so auf einen Gymnastikball, dass sich die
Hände und Zehen auf dem Boden befinden. Spannen Sie die
Bauchmuskeln an, heben Sie die Füße auf den Ball und strecken Sie die
Beine so, dass Beine und Rumpf eine Ebene bilden. Halten Sie die
Beine starr und bewegen Sie sich mit den Händen langsam vorwärts.
Rollen Sie den Ball so weit nach vorne, bis nur noch die Füße darauf
liegen. Bewegen Sie sich langsam zur Ausgangspostion zurück.

Variationen

LEICHT

Je weiter Sie sich nach vorne bewegen, desto schwieriger wird die
Übung. Falls es Ihnen schwer fällt, Balance zu halten, stoppen Sie,
wenn die Knie oder Oberschenkel sich in der Mitte des Balls befinden.

SCHWER

Heben Sie am Ende der Übung einen Fuß vom Ball. Halten Sie die
Beine ausgestreckt und lassen Sie den Ball nicht von einer Seite zur
anderen rollen. Machen Sie am Ende der Übung zur weiteren
Erhöhung des Schwierigkeitsgrads einen Liegestütz oder kombinieren
Sie beide Varianten.

Aktive Muskeln

❶ Erector spinae
(unter Fascia thoracolumbalis)

❷ Rectus abdominis

❸ Obliquus internus
(unter Obliquus externus)

❹ Obliquus externus

1

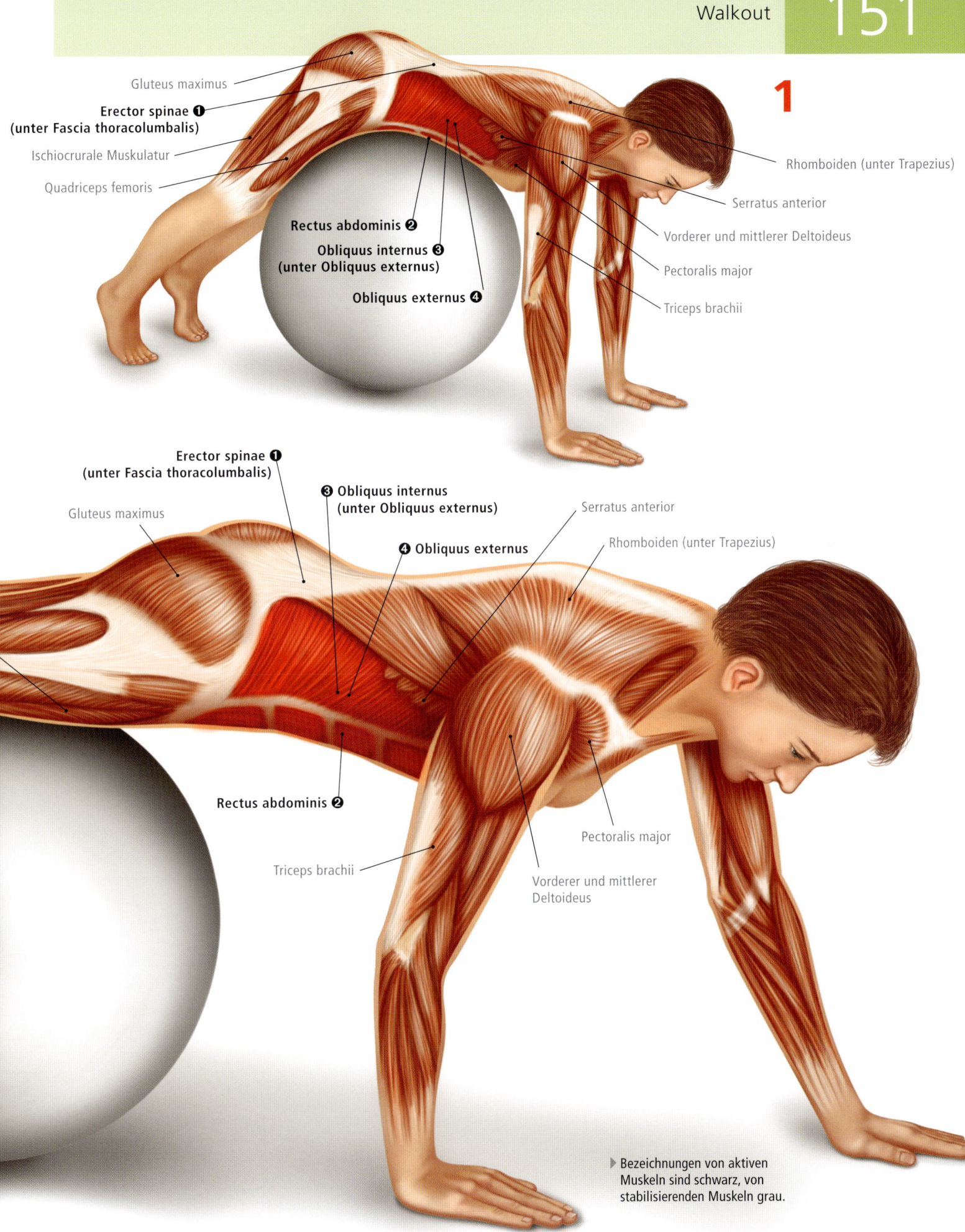

Gluteus maximus

**Erector spinae ❶
(unter Fascia thoracolumbalis)**

Ischiocrurale Muskulatur

Quadriceps femoris

Rectus abdominis ❷

**Obliquus internus ❸
(unter Obliquus externus)**

Obliquus externus ❹

Rhomboiden (unter Trapezius)

Serratus anterior

Vorderer und mittlerer Deltoideus

Pectoralis major

Triceps brachii

**Erector spinae ❶
(unter Fascia thoracolumbalis)**

Gluteus maximus

**❸ Obliquus internus
(unter Obliquus externus)**

❹ Obliquus externus

Serratus anterior

Rhomboiden (unter Trapezius)

Rectus abdominis ❷

Triceps brachii

Pectoralis major

Vorderer und mittlerer
Deltoideus

▶ Bezeichnungen von aktiven
Muskeln sind schwarz, von
stabilisierenden Muskeln grau.

Arbeitsheft

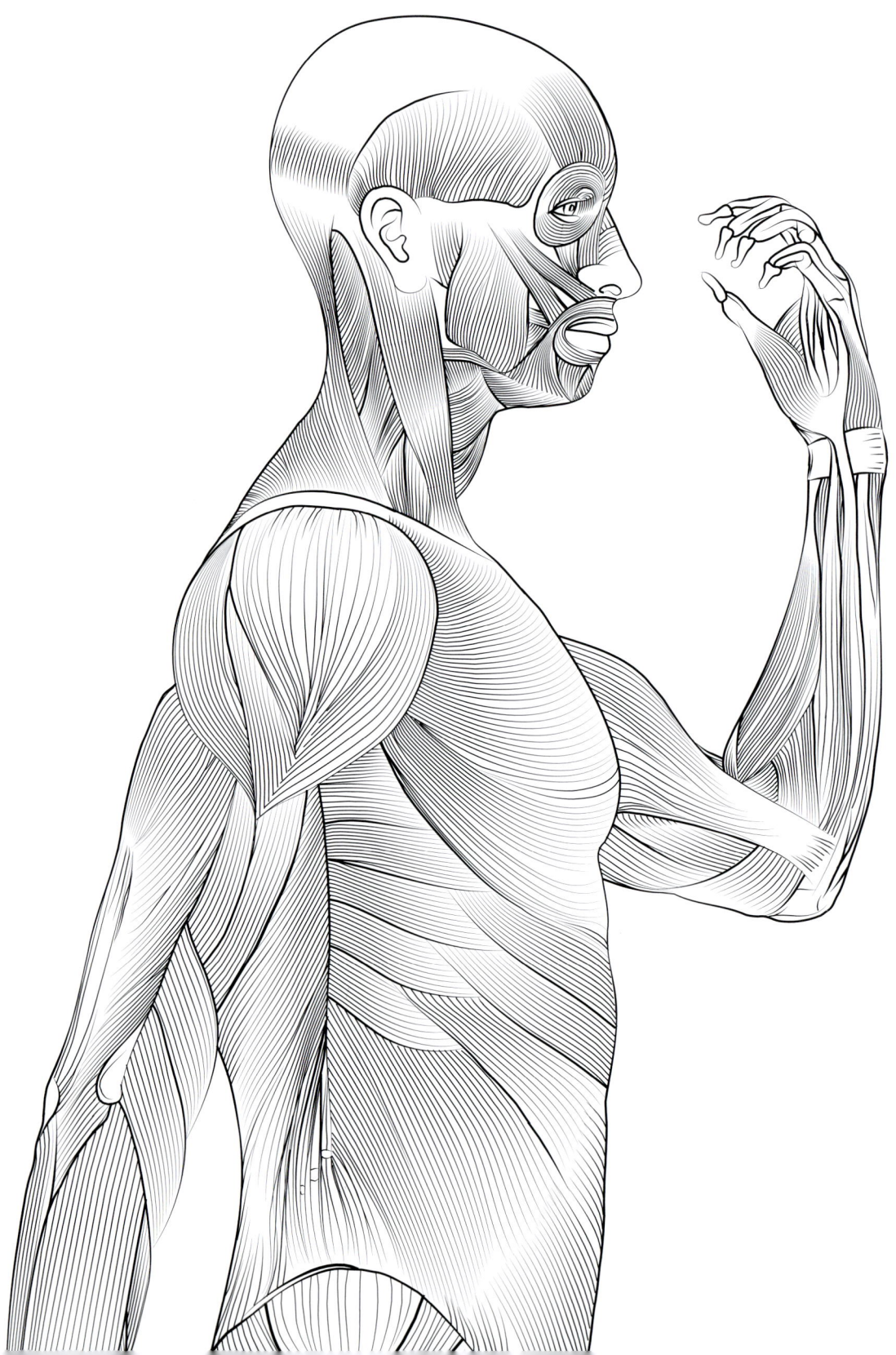

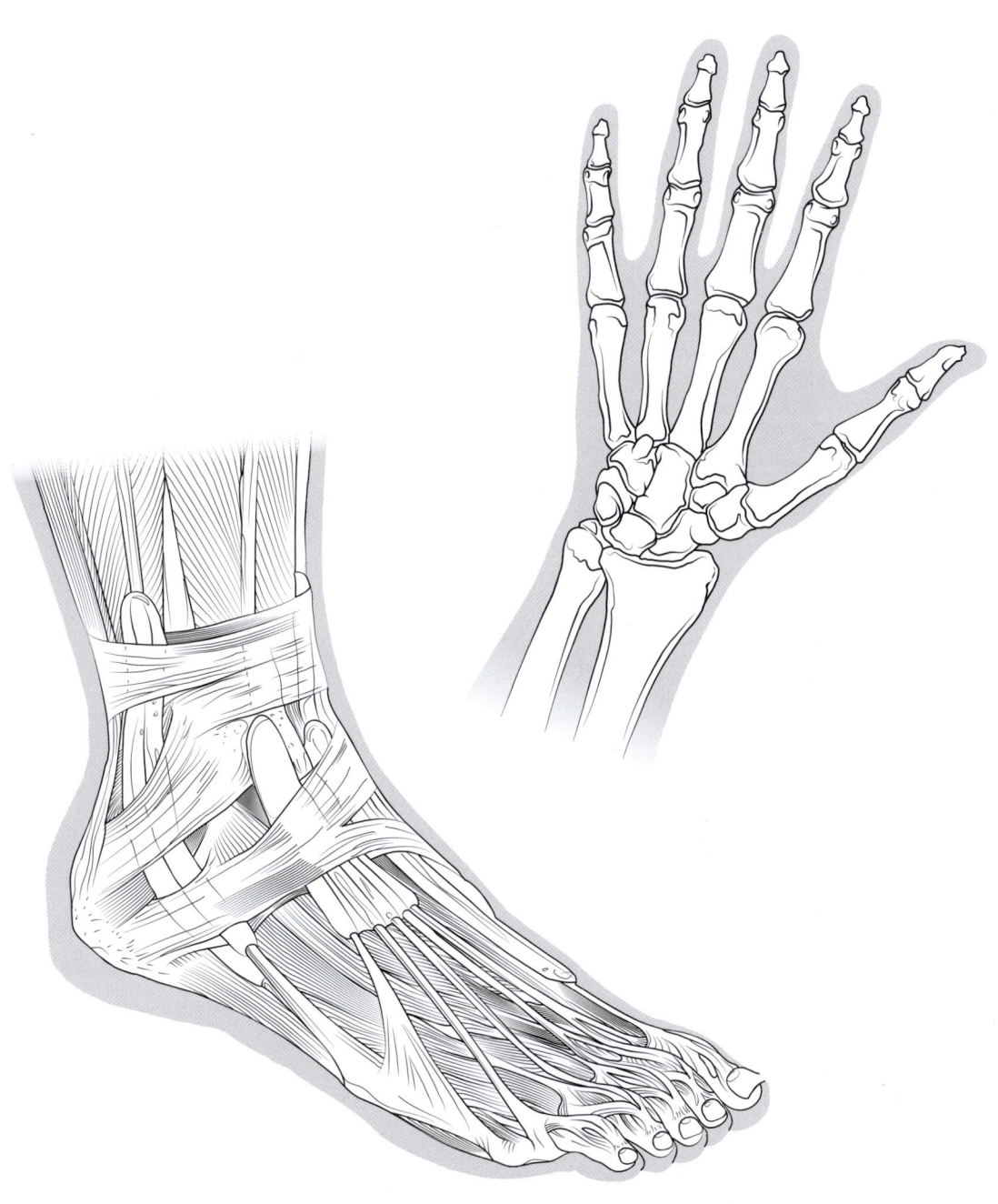

Muskelsystem

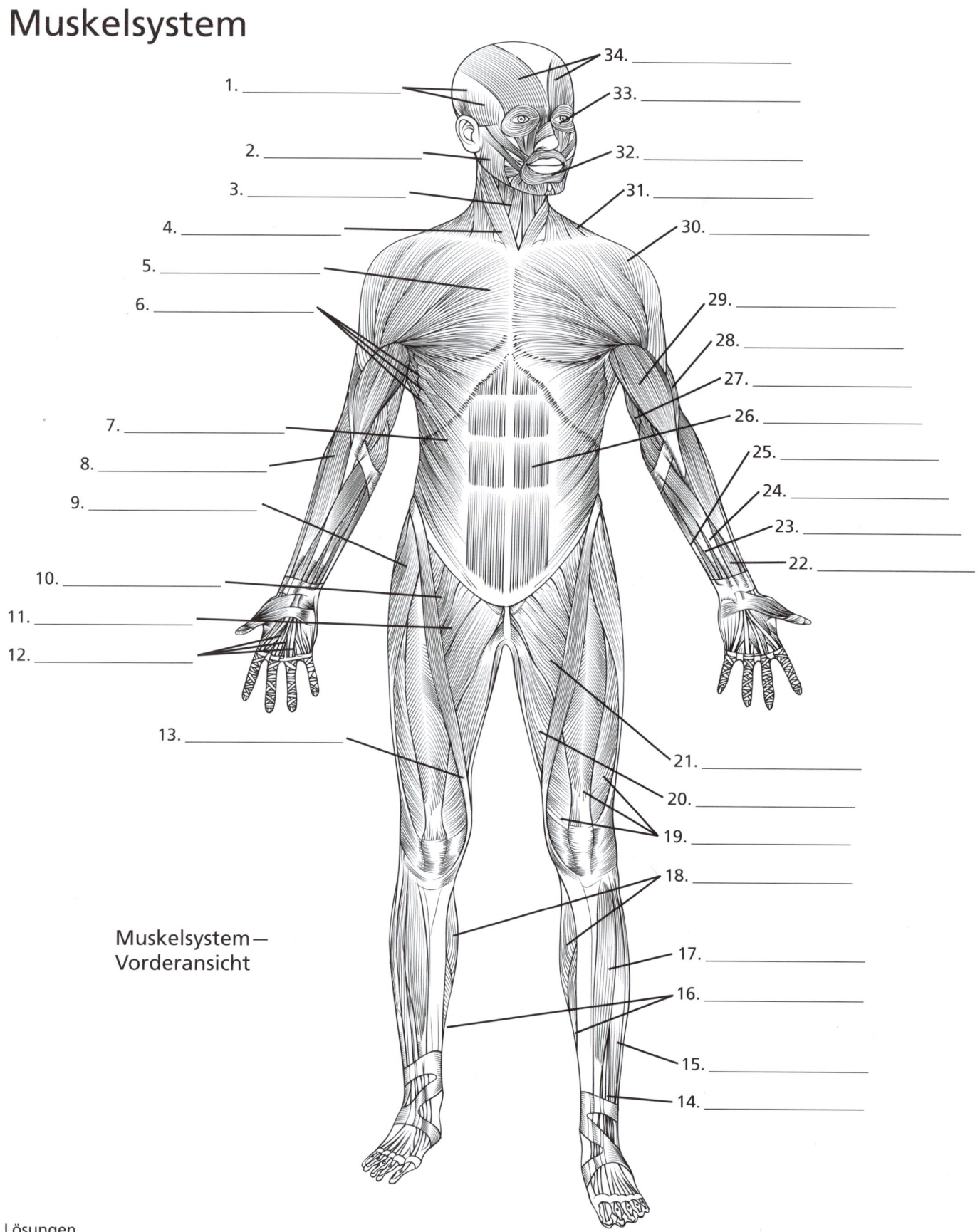

1. _____

2. _____

3. _____

4. _____

5. _____

6. _____

7. _____

8. _____

9. _____

10. _____

11. _____

12. _____

13. _____

34. _____

33. _____

32. _____

31. _____

30. _____

29. _____

28. _____

27. _____

26. _____

25. _____

24. _____

23. _____

22. _____

21. _____

20. _____

19. _____

18. _____

17. _____

16. _____

15. _____

14. _____

Muskelsystem—
Vorderansicht

Muskelsystem—Rückansicht

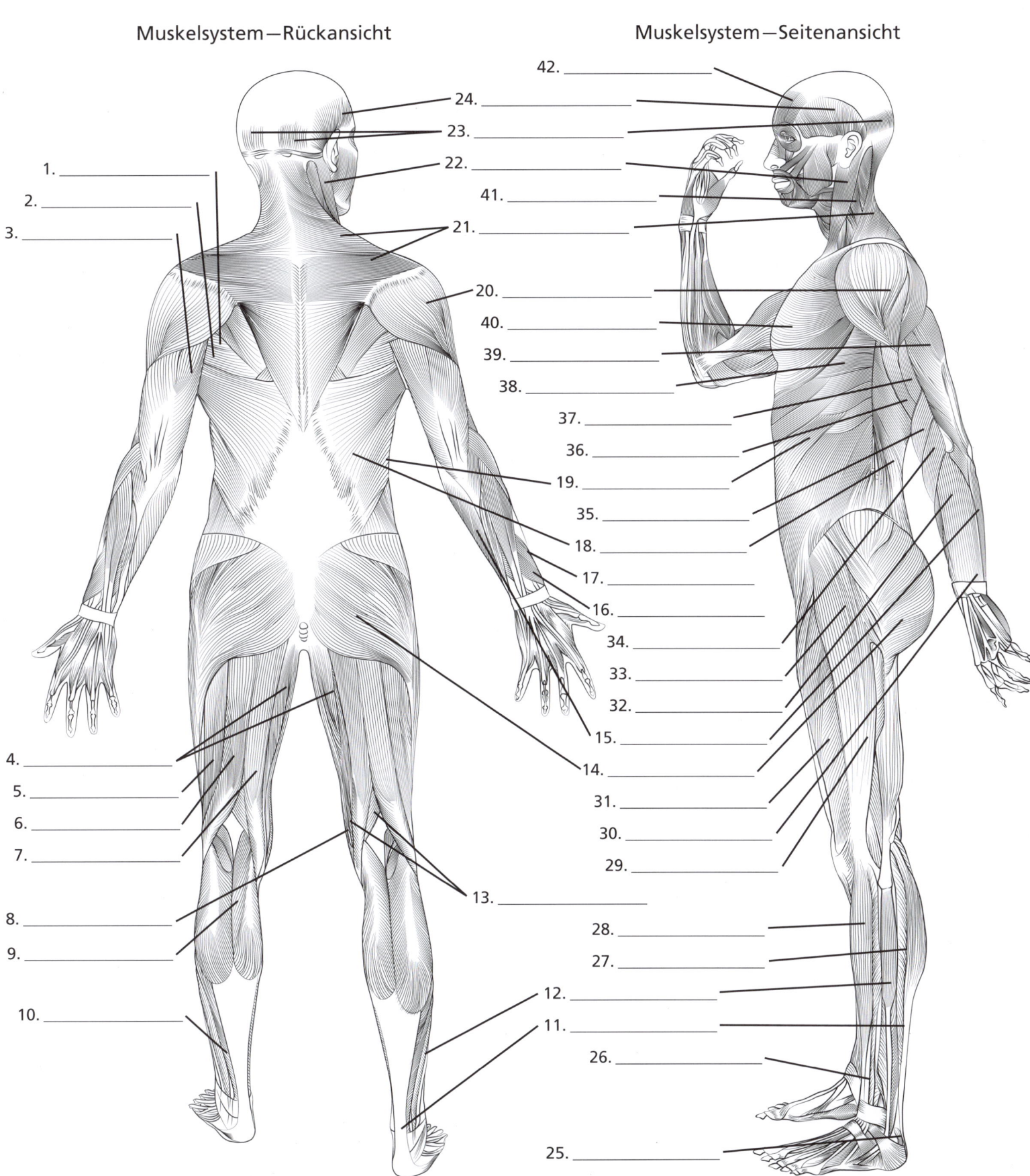

Muskelsystem—Seitenansicht

1. _____

2. _____

3. _____

4. _____

5. _____

6. _____

7. _____

8. _____

9. _____

10. _____

42. _____

24. _____

23. _____

22. _____

41. _____

21. _____

20. _____

40. _____

39. _____

38. _____

37. _____

36. _____

19. _____

35. _____

18. _____

17. _____

16. _____

34. _____

33. _____

32. _____

15. _____

14. _____

31. _____

30. _____

29. _____

28. _____

27. _____

12. _____

11. _____

26. _____

13. _____

25. _____

Lösungen

Kopf- und Nackenmuskulatur

Oberflächliche und tiefe
Kopf- und
Nackenmuskulatur —
Vorderansicht

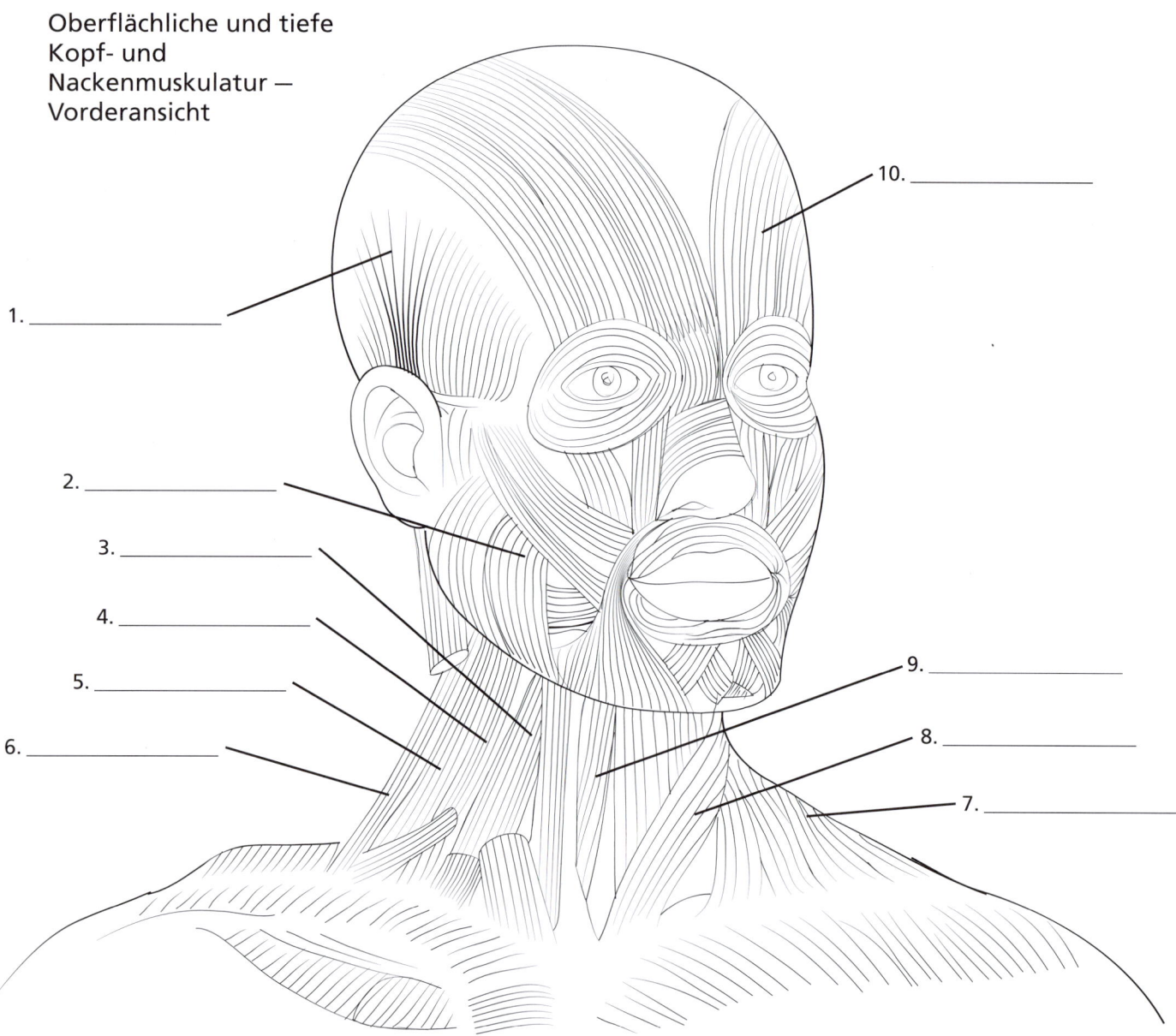

1. _____

2. _____

3. _____

4. _____

5. _____

6. _____

10. _____

9. _____

8. _____

7. _____

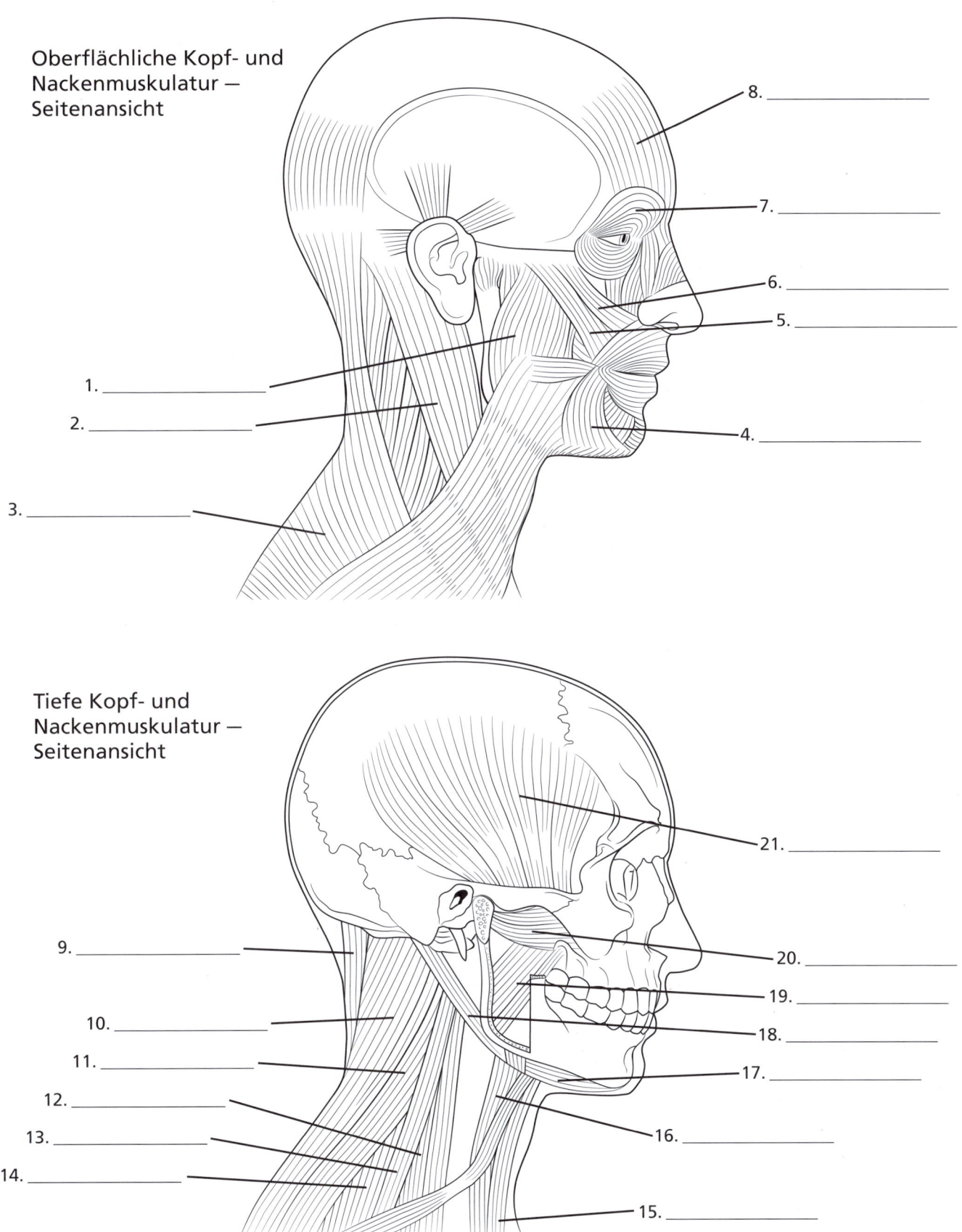

Oberflächliche Kopf- und
Nackenmuskulatur —
Seitenansicht

8. _____

7. _____

6. _____

5. _____

1. _____

2. _____

4. _____

3. _____

Tiefe Kopf- und
Nackenmuskulatur —
Seitenansicht

21. _____

9. _____

20. _____

10. _____

19. _____

11. _____

18. _____

12. _____

17. _____

13. _____

16. _____

14. _____

15. _____

Rückenmuskulatur

Oberflächliche
Rückenmuskulatur –
Rückansicht

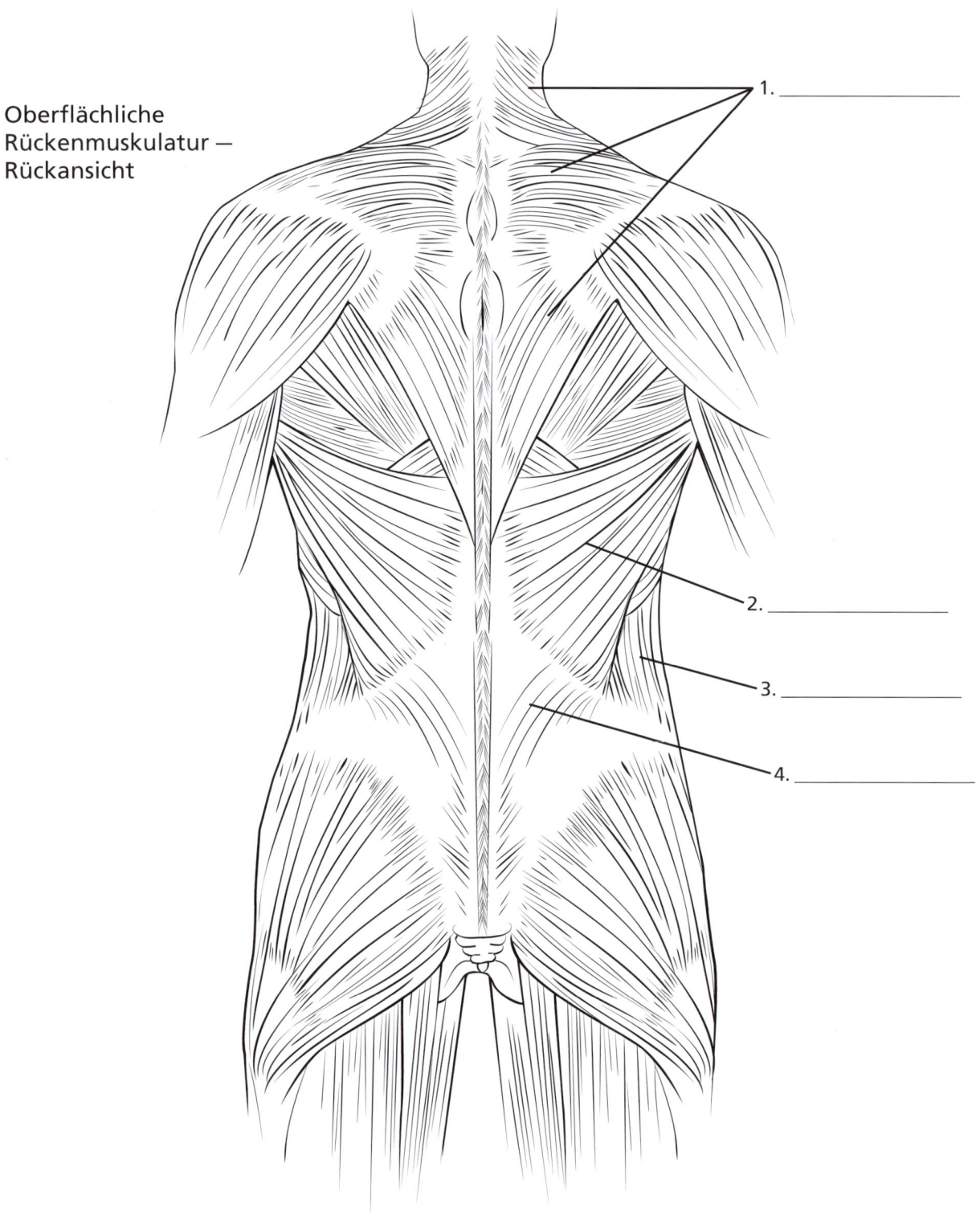

1. _____

2. _____

3. _____

4. _____

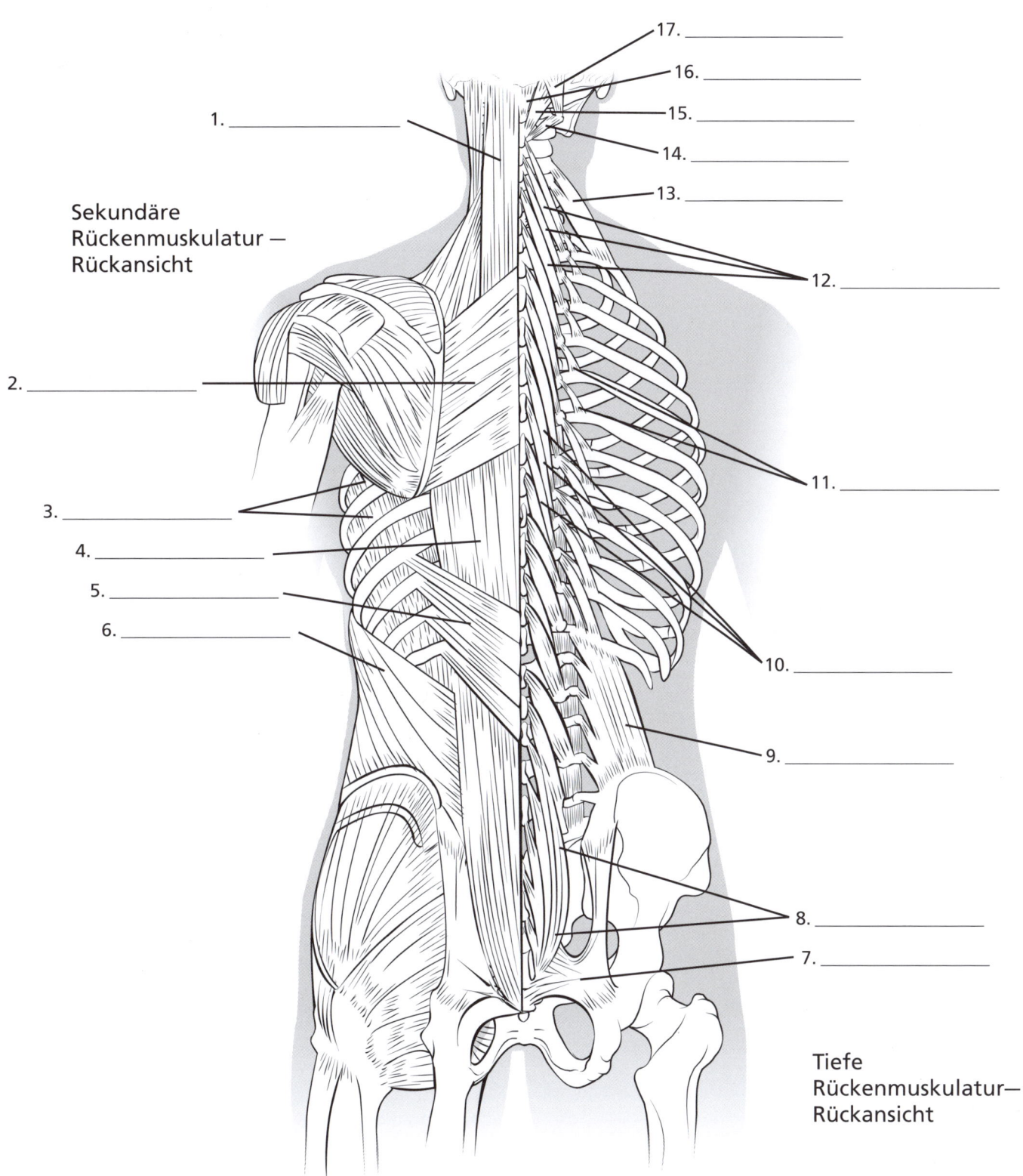

17. _____

16. _____

15. _____

1. _____

14. _____

13. _____

Sekundäre
Rückenmuskulatur –
Rückansicht

12. _____

2. _____

11. _____

3. _____

4. _____

5. _____

6. _____

10. _____

9. _____

8. _____

7. _____

Tiefe
Rückenmuskulatur–
Rückansicht

Lösungen

1. Semispinalis capitis, 2. Rhomboideus major, 3. Intercostales externi, 4. Erector spinae, 5. Serratus posterior inferior, 6. Obliquus internus, 7. Ligamentum sacrotuberale, 8. Multifidus, 9. Quadratus lumborum, 10. Semispinalis thoracis, 11. Levatores costarum, 12. Semispinalis cervicis, 13. Scalenus posterior, 14. Obliquus capitis inferior, 15. Rectus capitis posterior major, 16. Rectus capitis posterior minor, 17. Obliquus capitis superior

Brust- und Bauchmuskulatur

Oberflächliche und tiefe
Brust- und
Bauchmuskulatur –
Vorderansicht

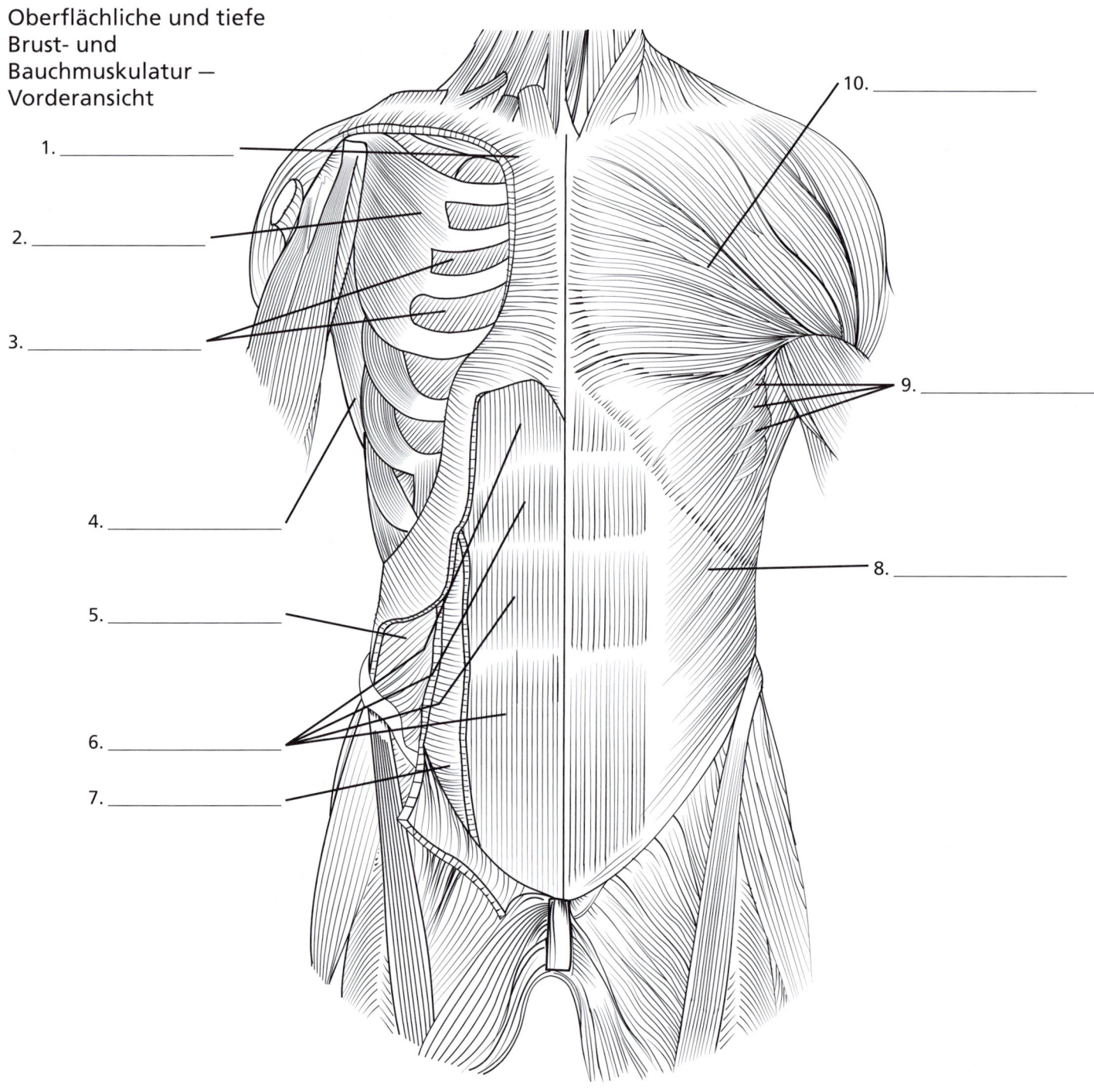

1. _____

2. _____

3. _____

4. _____

5. _____

6. _____

7. _____

10. _____

9. _____

8. _____

Schultermuskulatur

Oberflächliche und tiefe
Schultermuskulatur –
Rückansicht

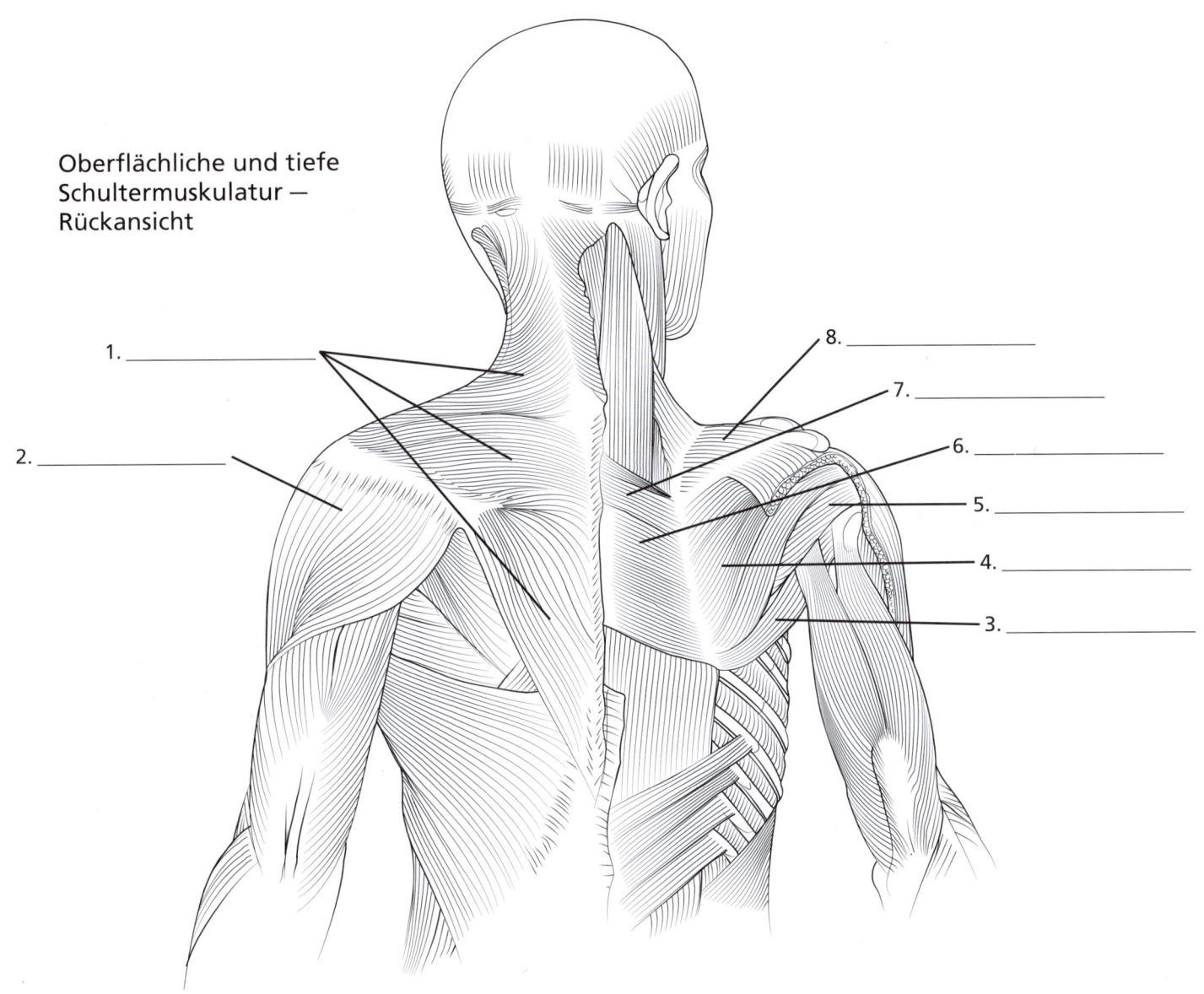

1. _____

2. _____

8. _____

7. _____

6. _____

5. _____

4. _____

3. _____

Schultermuskulatur

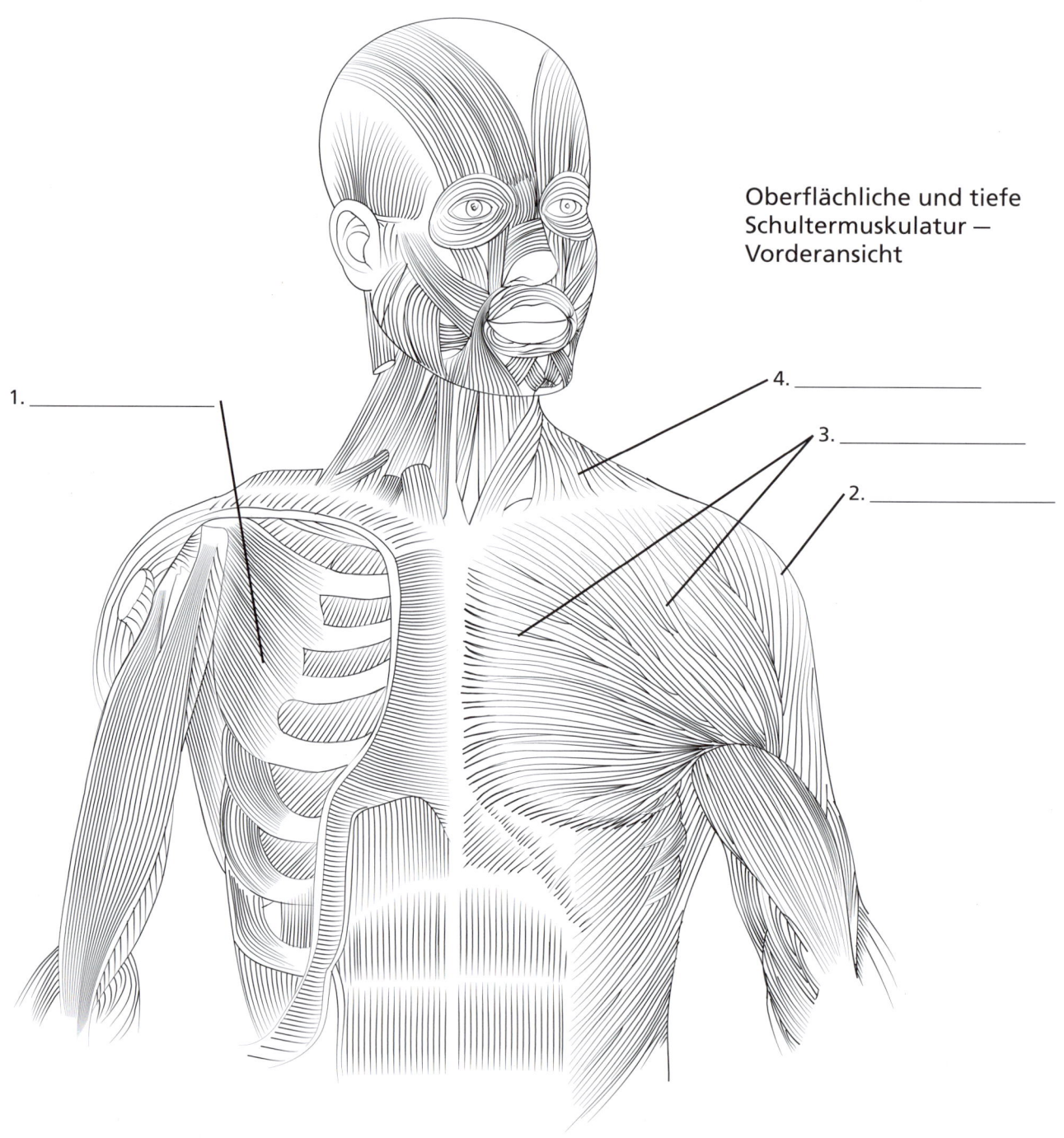

Oberflächliche und tiefe
Schultermuskulatur —
Vorderansicht

1. _____

4. _____

3. _____

2. _____

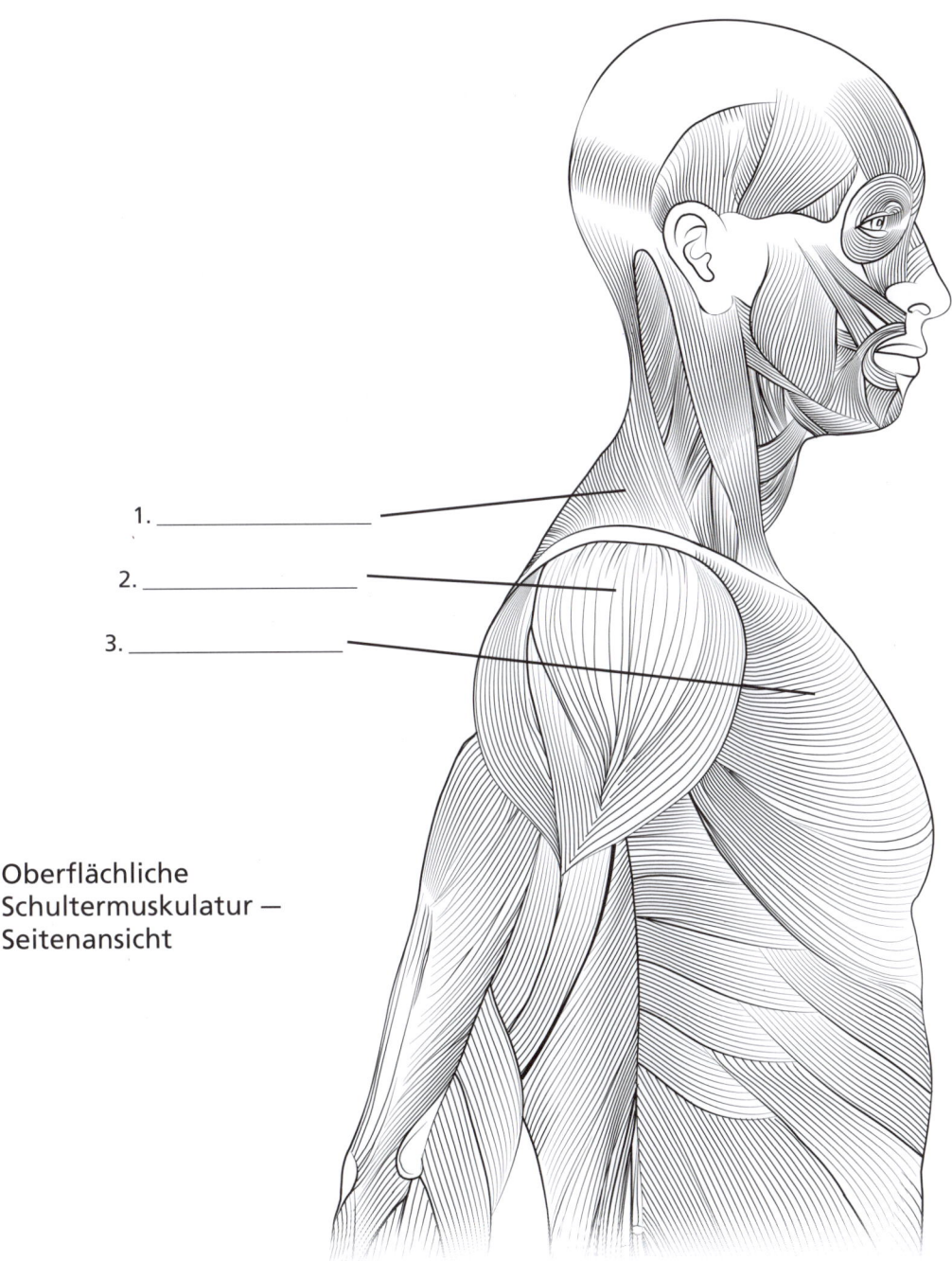

1. _____

2. _____

3. _____

Oberflächliche
Schultermuskulatur –
Seitenansicht

Muskeln der oberen Gliedmaßen

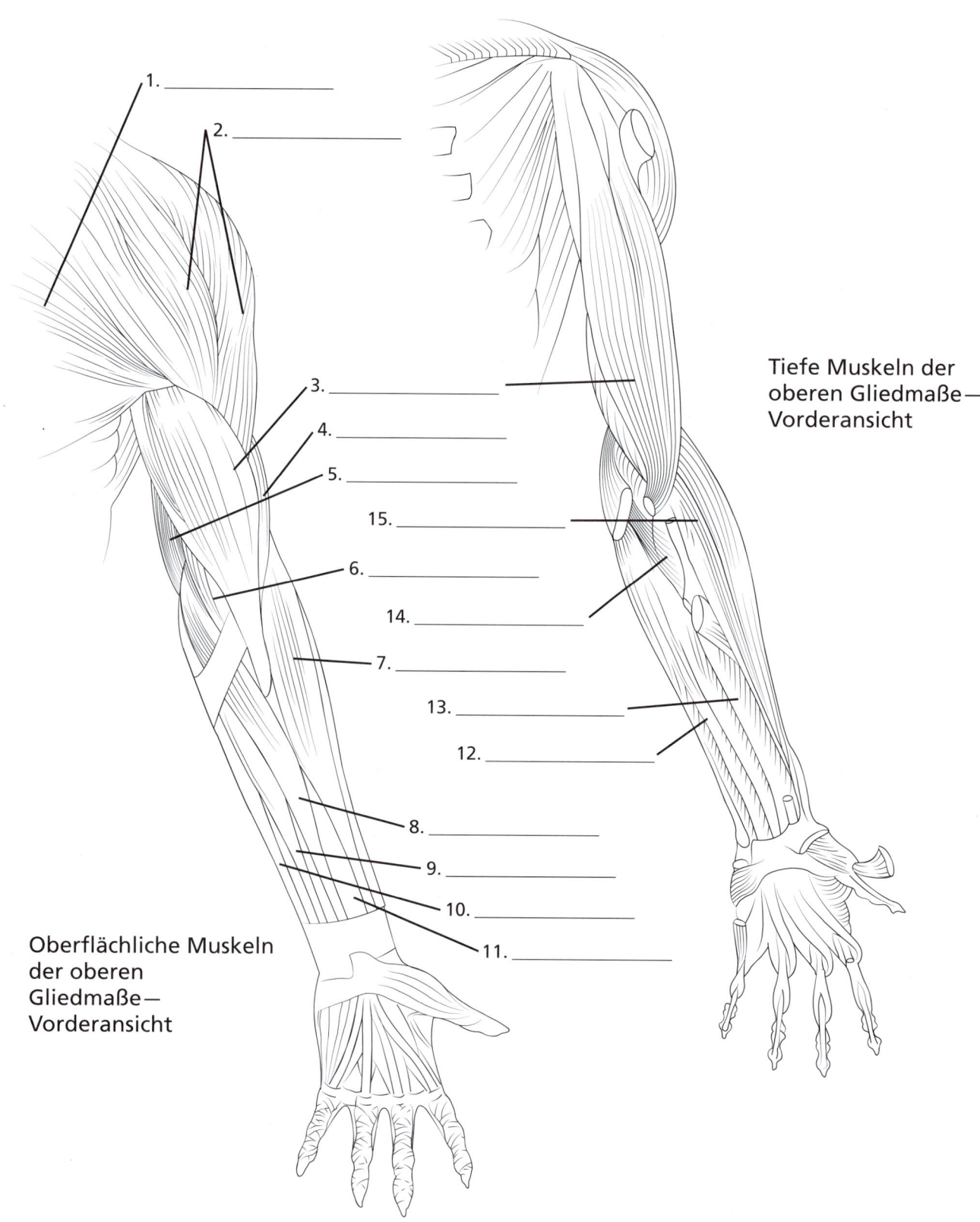

1. _____

2. _____

3. _____

4. _____

5. _____

15. _____

6. _____

14. _____

7. _____

13. _____

12. _____

8. _____

9. _____

10. _____

11. _____

Tiefe Muskeln der
oberen Gliedmaße—
Vorderansicht

Oberflächliche Muskeln
der oberen
Gliedmaße—
Vorderansicht

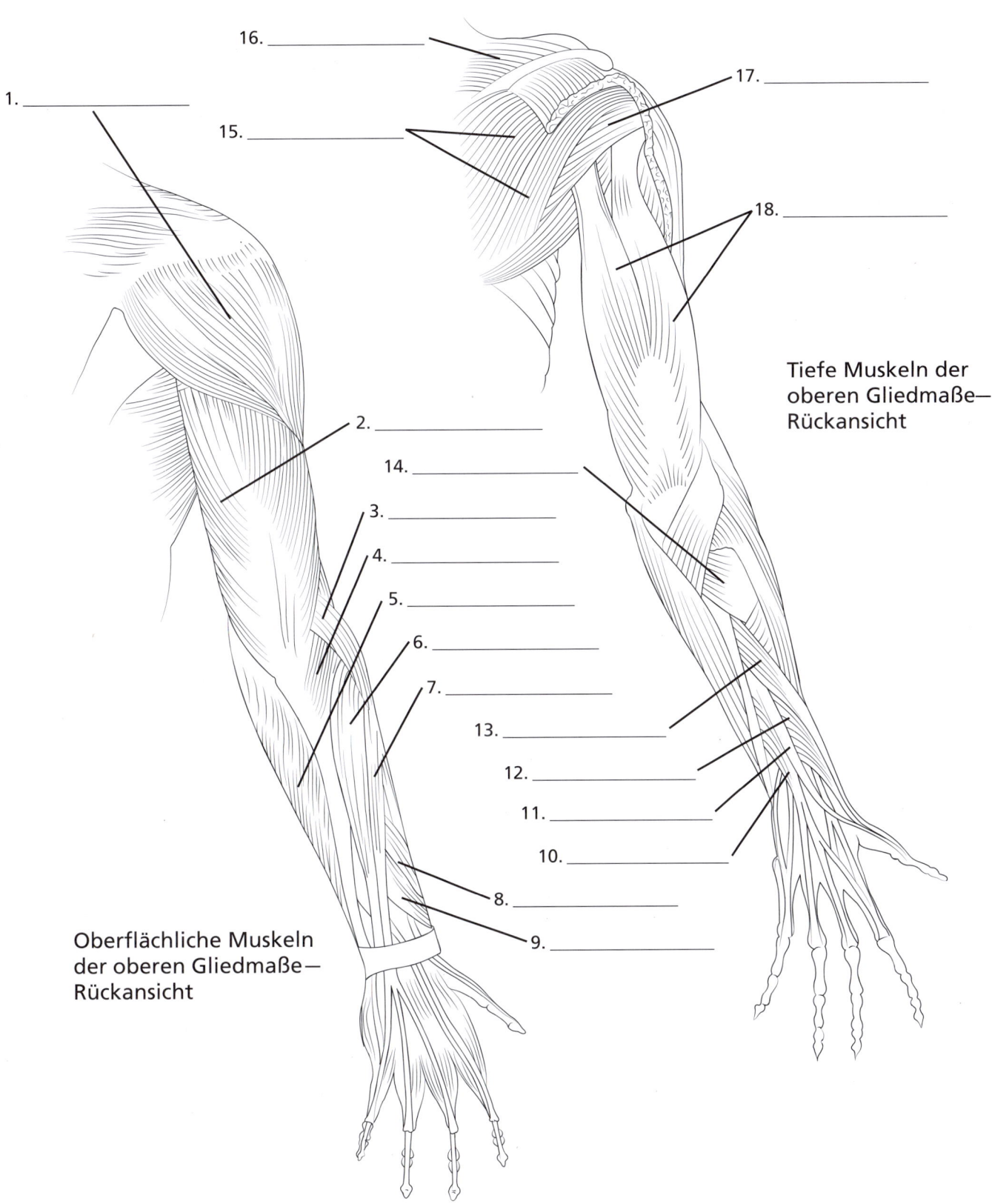

16. _____

17. _____

1. _____

15. _____

18. _____

Tiefe Muskeln der
oberen Gliedmaße—
Rückansicht

2. _____

14. _____

3. _____

4. _____

5. _____

6. _____

7. _____

13. _____

12. _____

11. _____

10. _____

8. _____

9. _____

Oberflächliche Muskeln
der oberen Gliedmaße—
Rückansicht

Muskeln der oberen Gliedmaßen

Oberflächliche
Muskeln der
oberen
Gliedmaße —
Seitenansicht

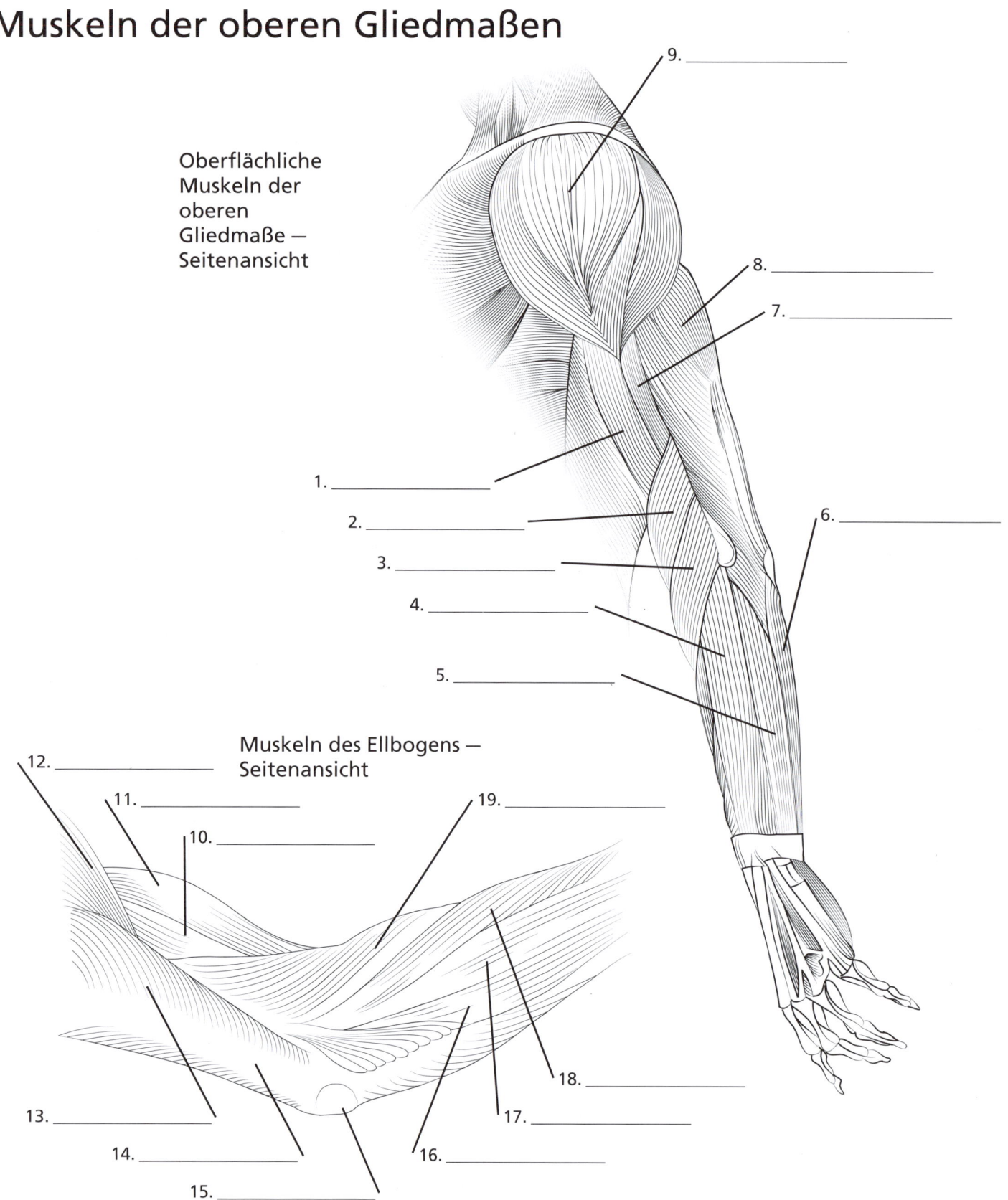

9. _____

8. _____

7. _____

1. _____

2. _____

3. _____

4. _____

6. _____

5. _____

Muskeln des Ellbogens —
Seitenansicht

12. _____

11. _____

10. _____

19. _____

18. _____

17. _____

16. _____

13. _____

14. _____

15. _____

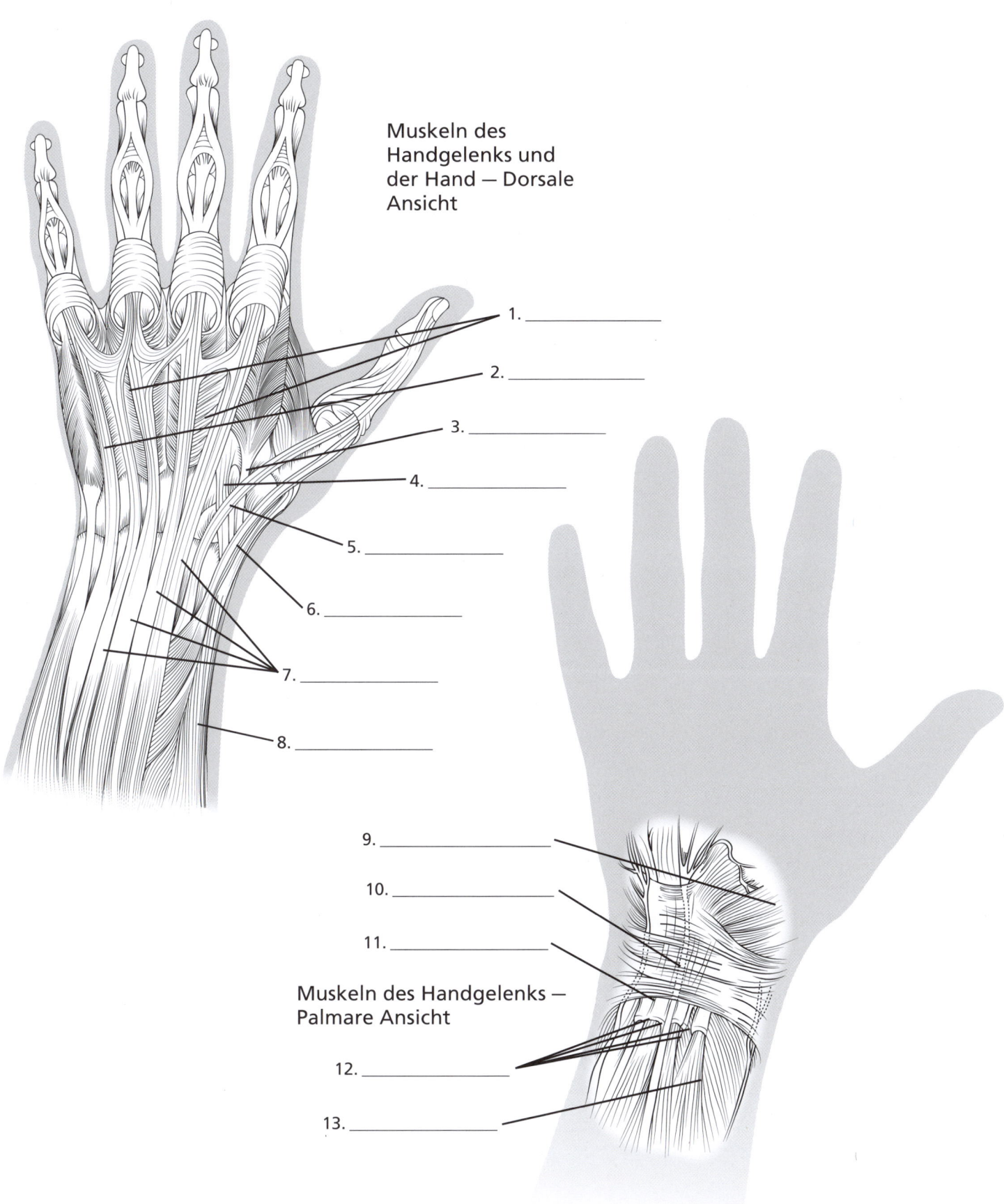

Muskeln des
Handgelenks und
der Hand — Dorsale
Ansicht

1. _____

2. _____

3. _____

4. _____

5. _____

6. _____

7. _____

8. _____

9. _____

10. _____

11. _____

Muskeln des Handgelenks —
Palmare Ansicht

12. _____

13. _____

Muskeln der unteren Gliedmaßen

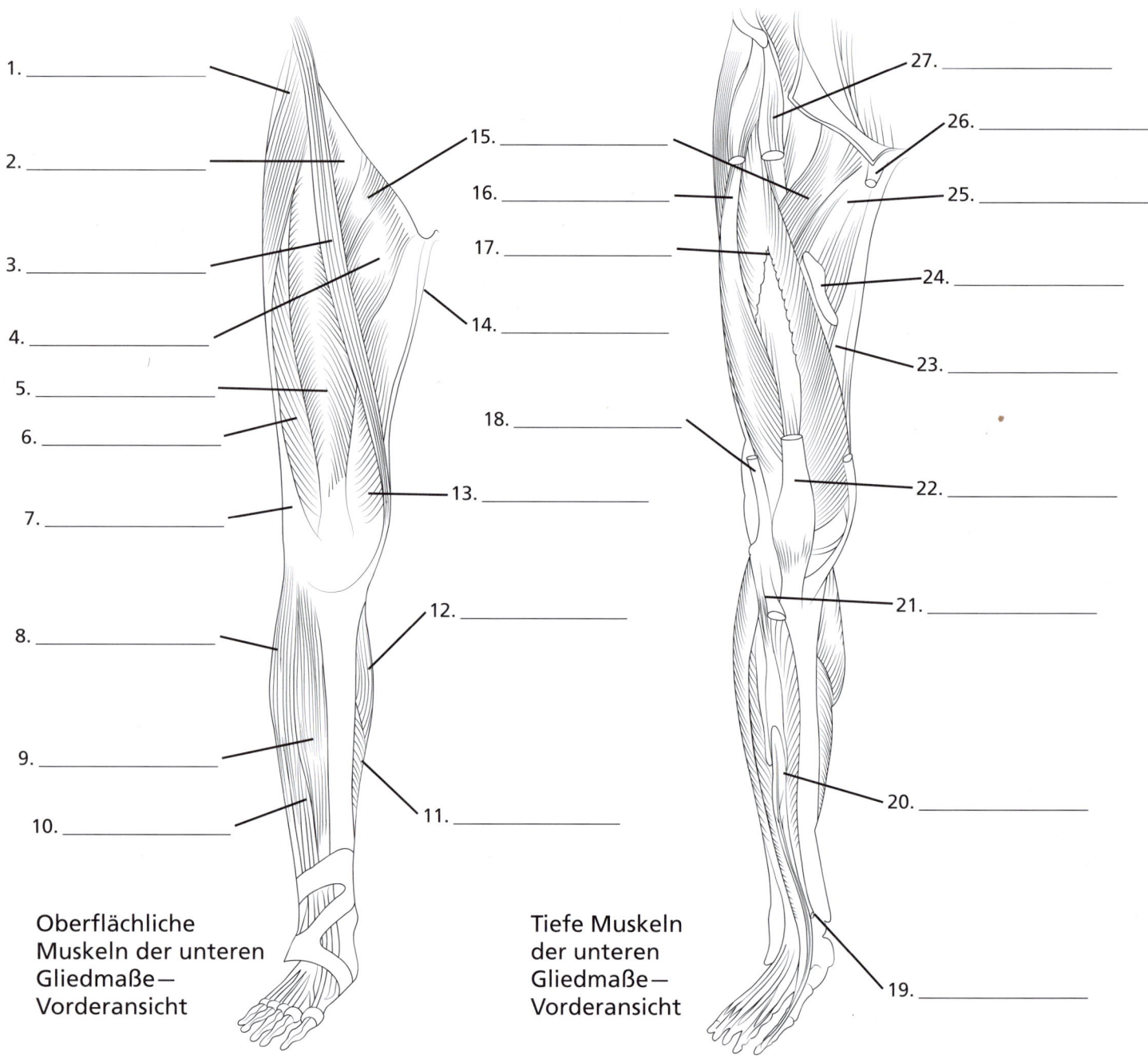

1. _____

2. _____

3. _____

4. _____

5. _____

6. _____

7. _____

8. _____

9. _____

10. _____

15. _____

16. _____

17. _____

14. _____

18. _____

13. _____

12. _____

11. _____

27. _____

26. _____

25. _____

24. _____

23. _____

22. _____

21. _____

20. _____

19. _____

Oberflächliche Muskeln der unteren Gliedmaße— Vorderansicht

Tiefe Muskeln der unteren Gliedmaße— Vorderansicht

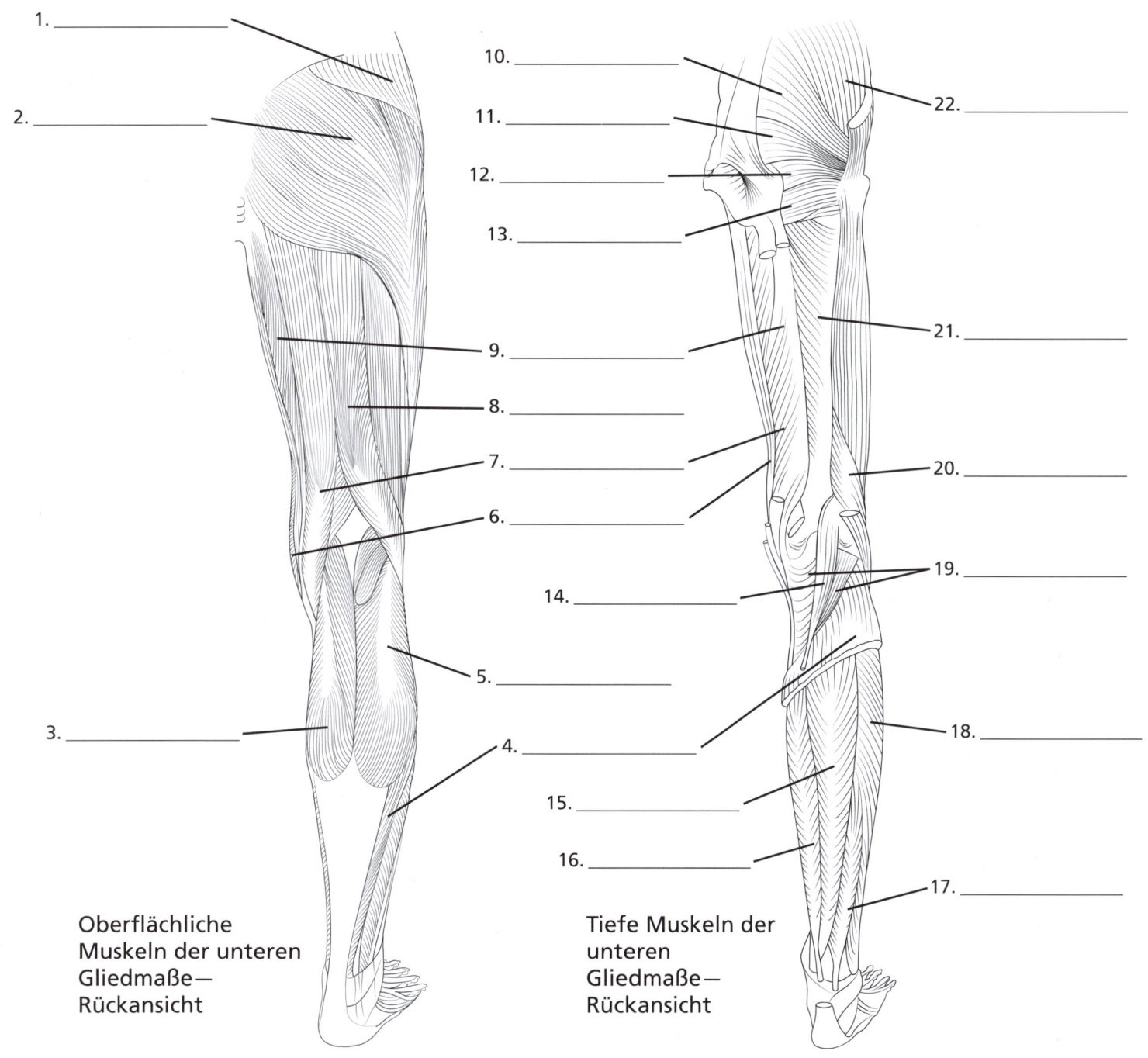

1. _____

2. _____

10. _____

11. _____

12. _____

13. _____

22. _____

9. _____

8. _____

7. _____

6. _____

21. _____

20. _____

14. _____

19. _____

5. _____

3. _____

4. _____

18. _____

15. _____

16. _____

17. _____

Oberflächliche
Muskeln der unteren
Gliedmaße—
Rückansicht

Tiefe Muskeln der
unteren
Gliedmaße—
Rückansicht

Lösungen

1. Gluteus medius, 2. Gluteus maximus, 3. Caput mediale des Gastrocnemius, 4. Soleus, 5 Caput laterale des Gastrocnemius, 6. Gracilis, 7. Semitendinosus, 8. Biceps femoris, 9. Adductor magnus, 10. Piriformis, 11. Gemellus superior, 12. Gemellus inferior, 13. Quadratus femoris, 14. Plantaris, 15. Tibialis posterior, 16. Flexor digitorum longus, 17. Flexor hallucis longus, 18. Peroneus longus, 19. Popliteus, 20. Caput breve des Biceps femoris, 21. Adductor magnus, 22. Gluteus minimus

Muskeln der unteren Gliedmaßen

Oberflächliche
Muskeln der unteren
Gliedmaße—
Seitenansicht

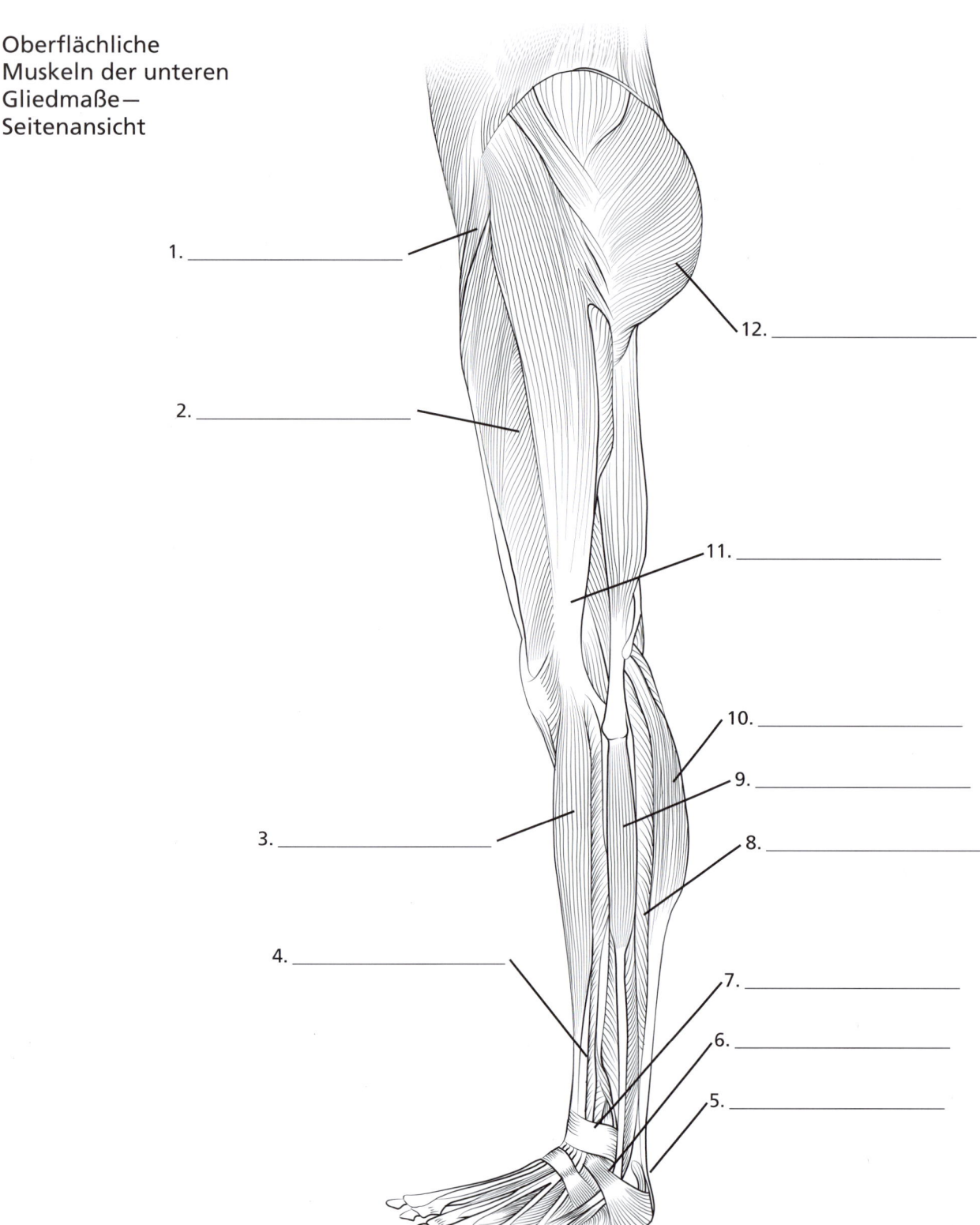

1. _____

2. _____

12. _____

11. _____

10. _____

9. _____

8. _____

3. _____

4. _____

7. _____

6. _____

5. _____

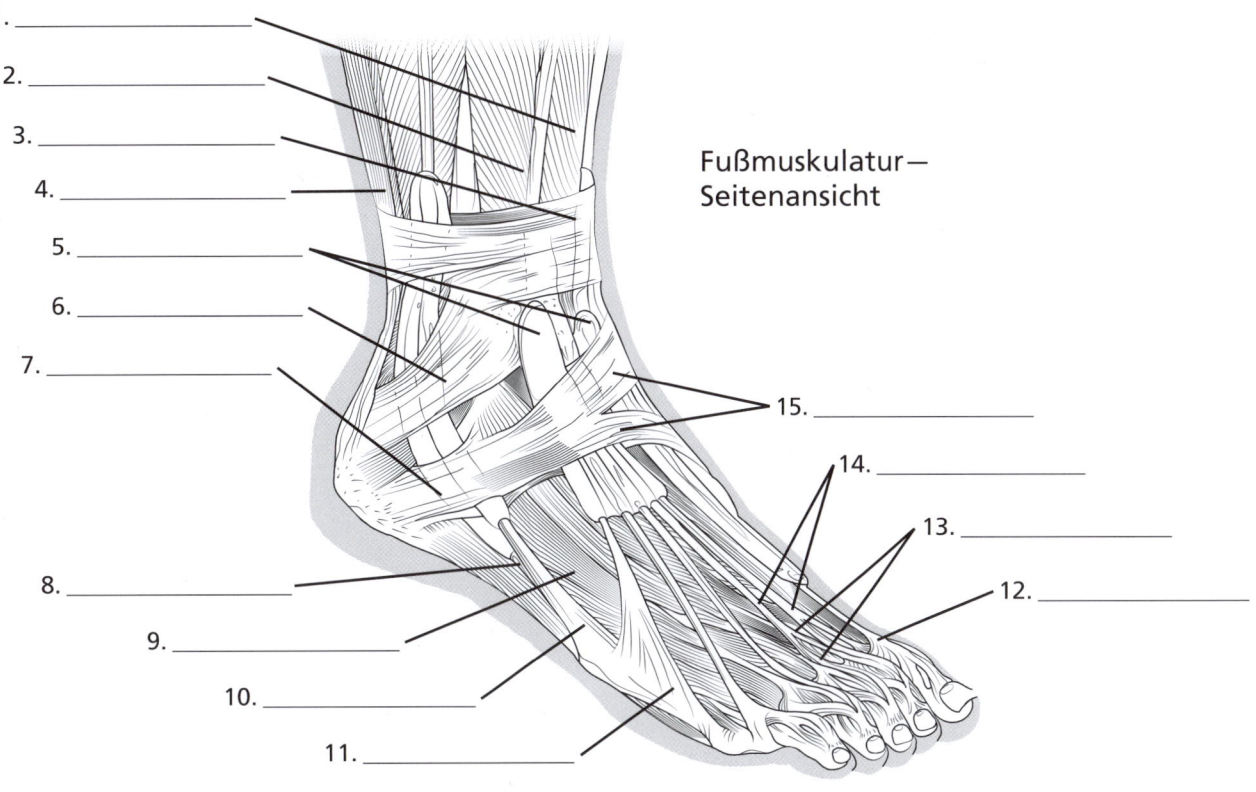

Fußmuskulatur—
Seitenansicht

1. _____
2. _____
3. _____
4. _____
5. _____
6. _____
7. _____
8. _____
9. _____
10. _____
11. _____
12. _____
13. _____
14. _____
15. _____

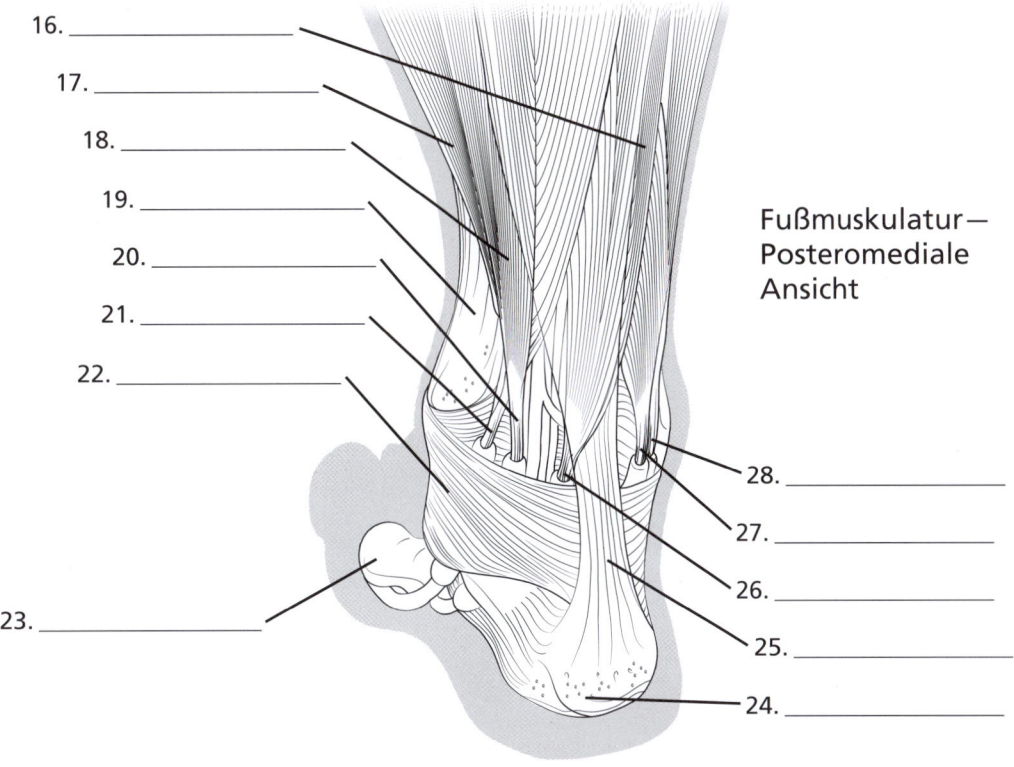

Fußmuskulatur—
Posteromediale
Ansicht

16. _____
17. _____
18. _____
19. _____
20. _____
21. _____
22. _____
23. _____
24. _____
25. _____
26. _____
27. _____
28. _____

Lösungen

1. Extensor hallucis longus, 2. Extensor digitorum longus, 3. Retinaculum extensorum superior, 4. Tendo calcaneus (Achillessehne), 5. Sehnenscheiden, 6. Retinaculum fibularum superior, 7. Retinaculum fibularum inferior, 8. Sehne des Peroneus longus, 9. Extensor digitorum brevis, 10. Sehne des Peroneus brevis, 11. Peroneus tertius, 12. Sehne des Extensor hallucis longus, 13. Sehnen des Extensor digitorum brevis, 14. Sehnen des Extensor digitorum longus, 15. Retinaculum extensorum inferior, 16. Flexor hallucis longus, 17. Tibialis posterior, 18. Flexor digitorum longus, 19. Tibia, 20. Sehne des Flexor digitorum longus, 21. Retinaculum flexorum, 22. Sehne des Tibialis posterior, 23. Erster Mittelfußknochen, 24. Fersenbeinhöcker, 25. Tendo calcaneus (Achillessehne), 26. Sehne des Flexor hallucis longus, 27. Sehne des Peroneus longus, 28. Sehne des Peroneus brevis

Muskelarten

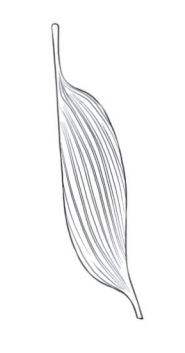

1. _____

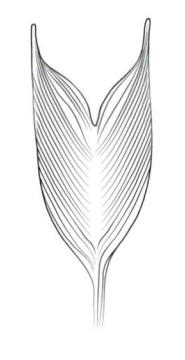

2. _____

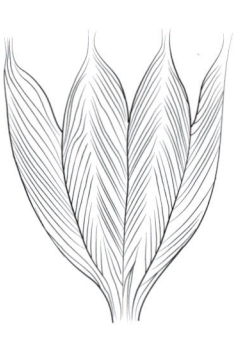

3. _____

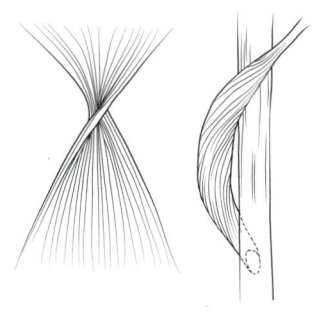

4. _____

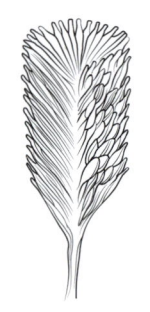

5. _____

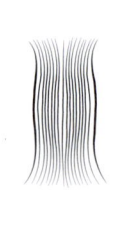

6. _____

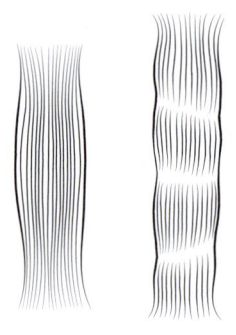

7. _____

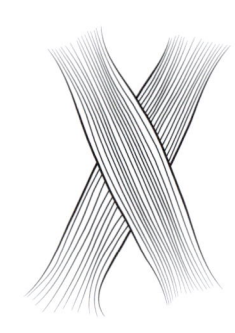

8. _____

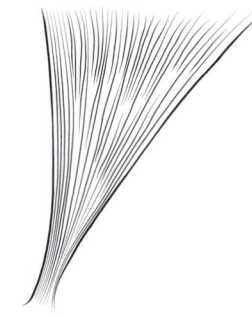

9. _____

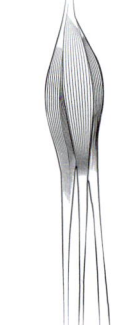

10. _____

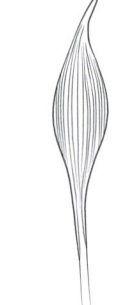

11. _____

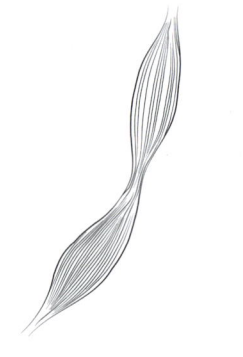

12. _____

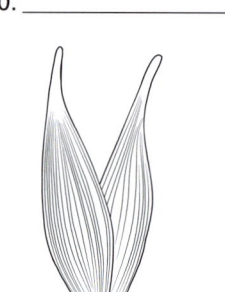

13. _____

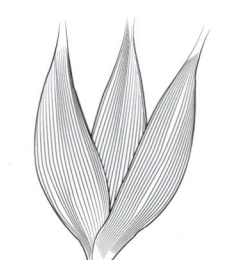

14. _____

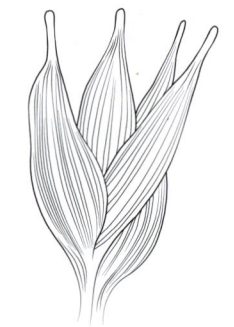

15. _____

16. _____

Lösungen

1. Unipennatus, 2. Bipennatus, 3. Multipennatus, 4. Spiralmuskel, 5. Radialmuskel, 6. Quadratmuskel, 7. Infrahyoidei, 8. Kreuzmuskel, 9. Dreiecksmuskel, 10. Multikaudale Muskeln, 11. Spindelförmige Muskeln, 12. Digastricus, 13. Ringmuskel, 14. Bizepsmuskeln, 15. Trizepsmuskeln, 16. Quadrizepsmuskeln

Gelenke

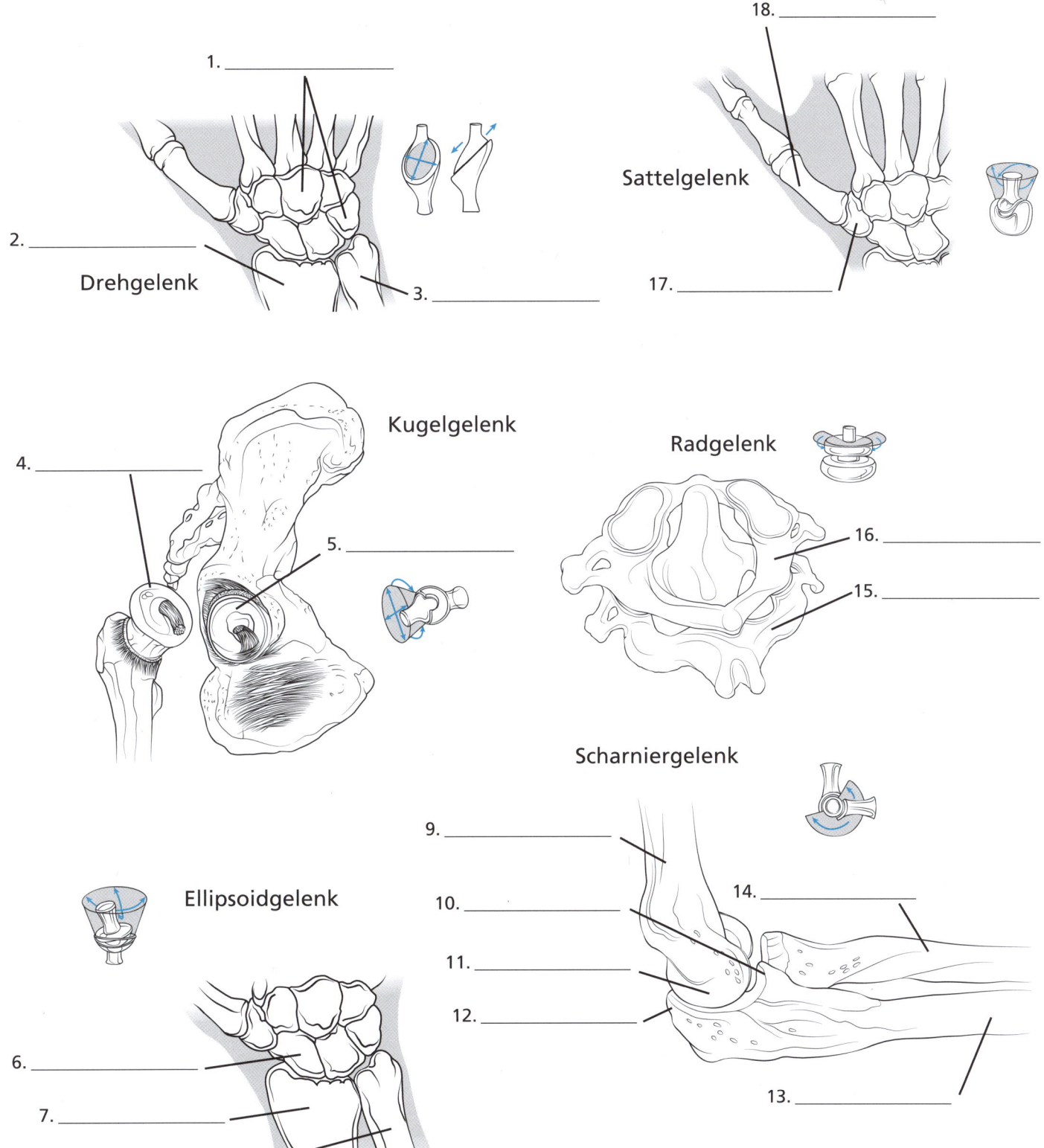

1. _____

2. _____

Drehgelenk

3. _____

18. _____

Sattelgelenk

17. _____

Kugelgelenk

4. _____

5. _____

Radgelenk

16. _____

15. _____

Ellipsoidgelenk

6. _____

7. _____

8. _____

Scharniergelenk

9. _____

10. _____

11. _____

12. _____

14. _____

13. _____

Skelettsystem

Skelettsystem—
Vorderansicht

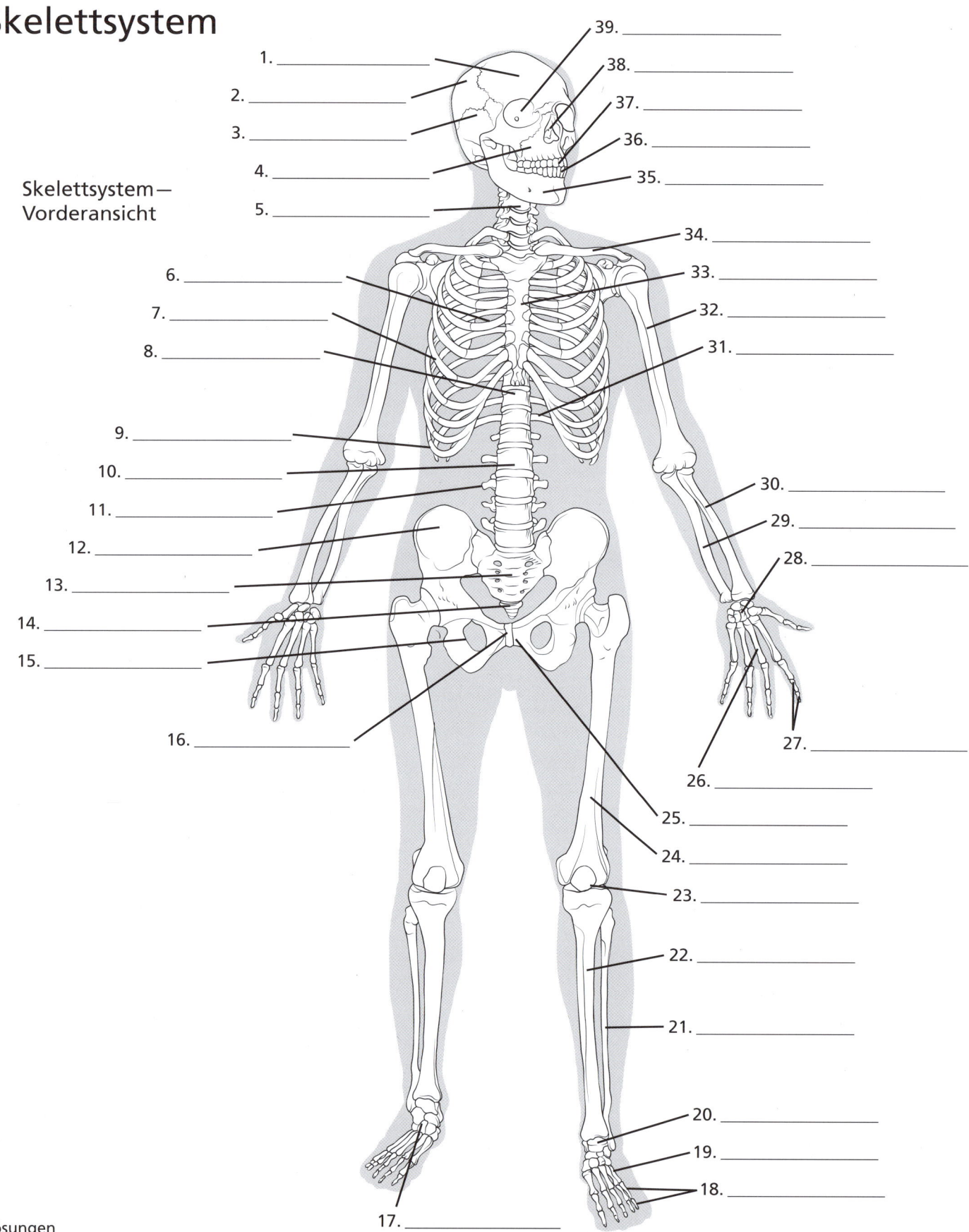

1. _____

2. _____

3. _____

4. _____

5. _____

6. _____

7. _____

8. _____

9. _____

10. _____

11. _____

12. _____

13. _____

14. _____

15. _____

16. _____

17. _____

18. _____

19. _____

20. _____

21. _____

22. _____

23. _____

24. _____

25. _____

26. _____

27. _____

28. _____

29. _____

30. _____

31. _____

32. _____

33. _____

34. _____

35. _____

36. _____

37. _____

38. _____

39. _____

Lösungen

1. Stirnbein, 2. Scheitelbein, 3. Schläfenbein, 4. Oberkiefer, 5. Halswirbel, 6. Rippenknorpel, 7. Echte Rippen, 8. Unechte Rippen, 9. Lendenwirbel, 10. Querfortsatz, 11. Hüftbein, 12. Kreuzbein, 13. Steißbein, 14. Ischium, 15. Schambeinfuge, 16. Schambeinast, 17. Fußwurzelknochen, 18. Phalangen, 19. Mittelfußknochen, 20. Talus, 21. Fibula, 22. Tibia, 23. Patella, 24. Femur, 25. Schambein, 26. Mittelhandknochen, 27. Phalangen, 28. Karpalknochen, 29. Elle, 30. Speiche, 31. Zwölfte Rippe (freie Rippe), 32. Humerus, 33. Sternum, 34. Schlüsselbein, 35. Unterkiefer, 36. Unterkieferzähne, 37. Oberkieferzähne, 38. Vordere (birnenförmige) Nasenöffnung, 39. Augenhöhle

Skelettsystem—Rückansicht

Skelettsystem—Seitenansicht

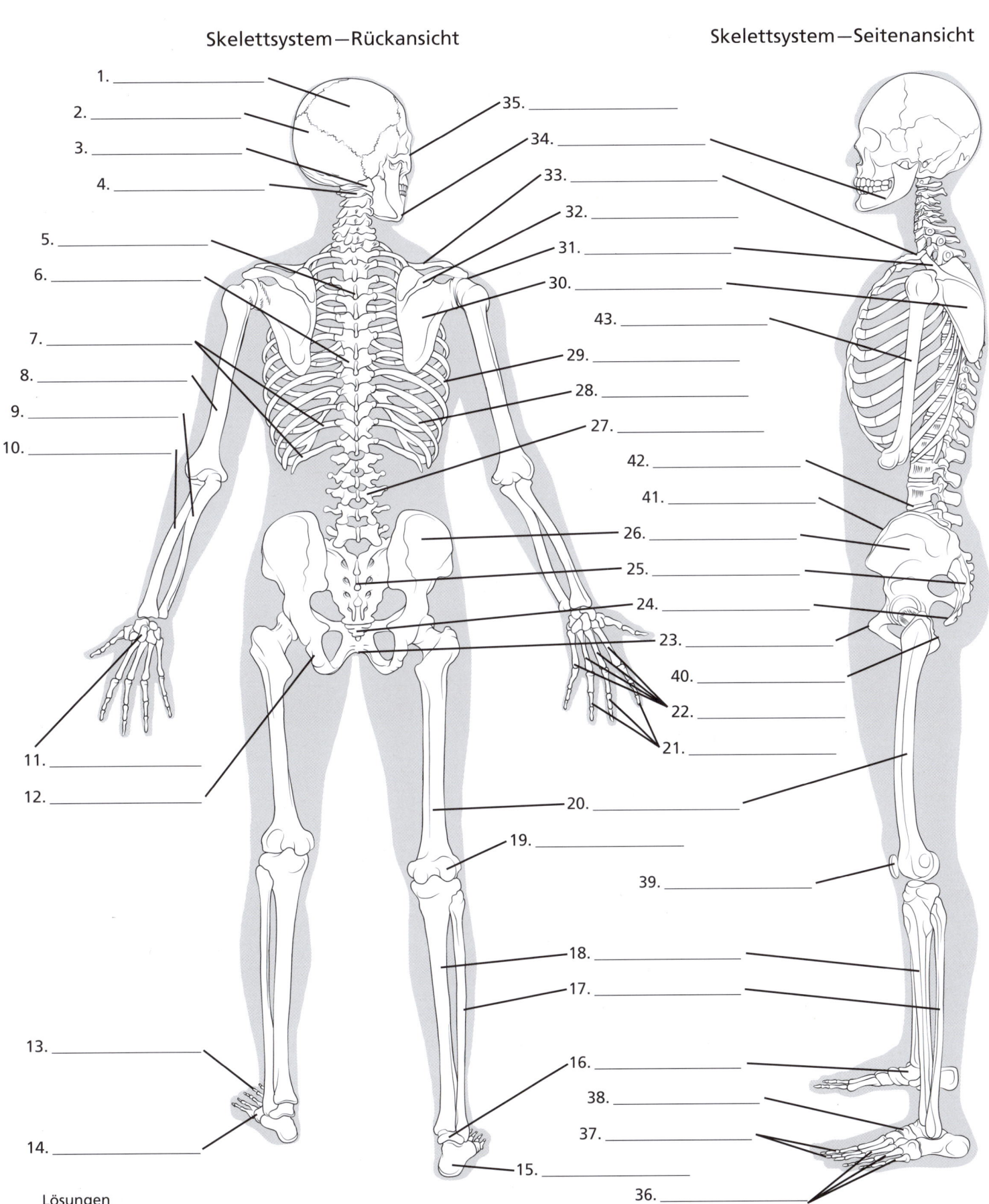

1. _____
2. _____
3. _____
4. _____
5. _____
6. _____
7. _____
8. _____
9. _____
10. _____
11. _____
12. _____
13. _____
14. _____

35. _____
34. _____
33. _____
32. _____
31. _____
30. _____
43. _____
29. _____
28. _____
27. _____
42. _____
41. _____
26. _____
25. _____
24. _____
23. _____
40. _____
22. _____
21. _____
20. _____
19. _____
39. _____
18. _____
17. _____
16. _____
38. _____
37. _____
36. _____
15. _____

Lösungen

1. Scheitelbein, 2. Hinterhauptbein, 3. Atlas (C1), 4. Axis (C2), 5. Dornfortsatz der Brustwirbel, 6. Brustwirbel, 7. Freie Rippen (11 & 12), 8. Humerus, 9. Elle, 10. Speiche, 11. Karpalknochen, 12. Sitzbeinhöcker, 13. Phalangen, 14. Mittelfußknochen, 15. Talus, 16. Calcaneus, 17. Fibula, 18. Tibia, 19. Femur, 20. Gelenkfortsatz des Oberschenkelknochen, 21. Phalangen, 22. Karpalknochen, 23. Schambein, 24. Steißbein, 25. Kreuzbein, 26. Hüftbein, 27. Lendenwirbel, 28. Unechte Rippen, 29. Echte Rippen, 30. Scapula, 31. Schulterdach, 32. Spina scapulae, 33. Schlüsselbein, 34. Unterkiefer, 35. Jochbein, 36. Mittelfußknochen, 37. Phalangen, 38. Kahnbein, 39. Patella, 40. Ischium, 41. Crista iliaca, 42. Bandscheibe, 43. Humerus

Wirbelsäule

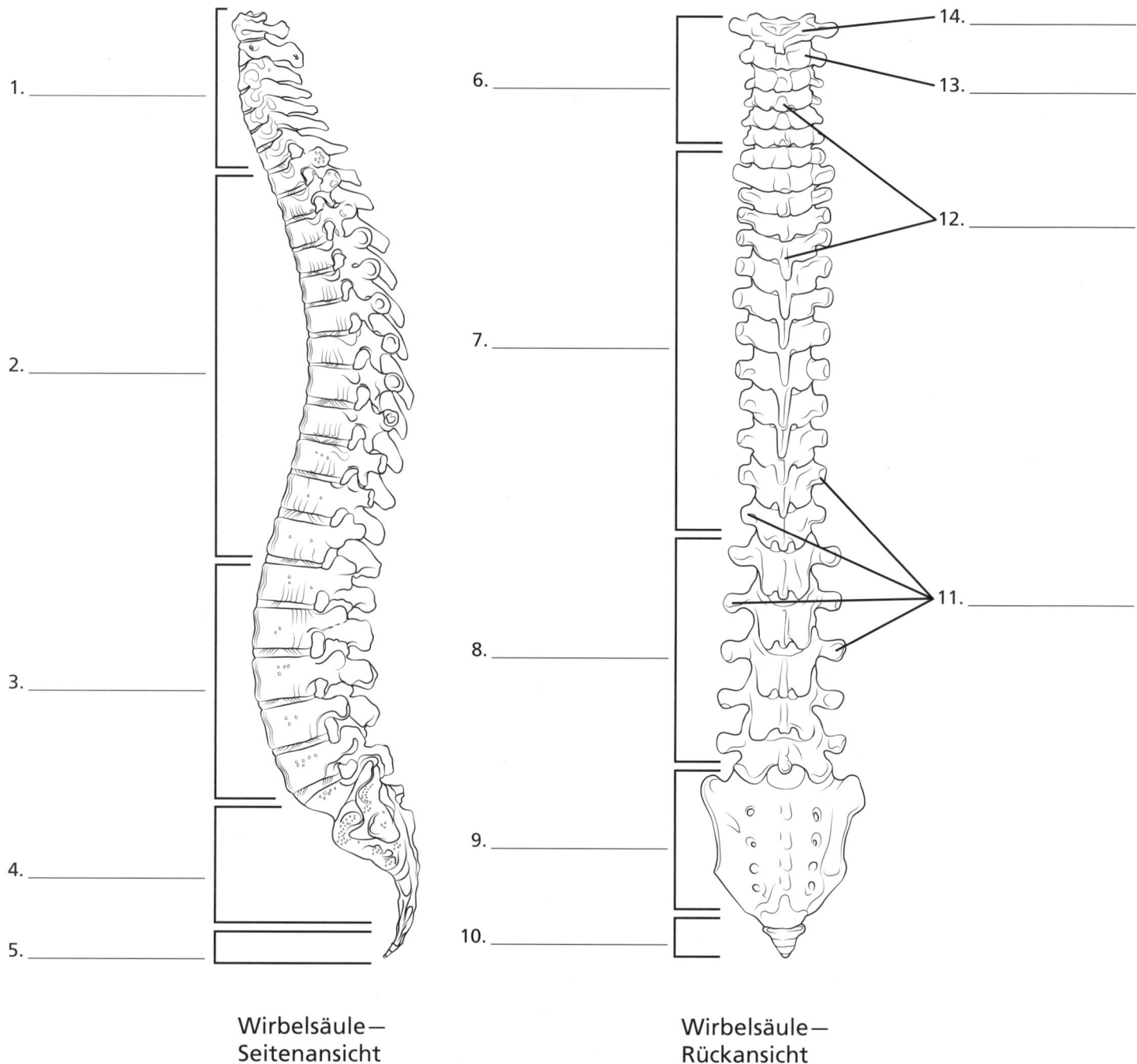

1. _____

2. _____

3. _____

4. _____

5. _____

Wirbelsäule—
Seitenansicht

6. _____

7. _____

8. _____

9. _____

10. _____

14. _____

13. _____

12. _____

11. _____

Wirbelsäule—
Rückansicht

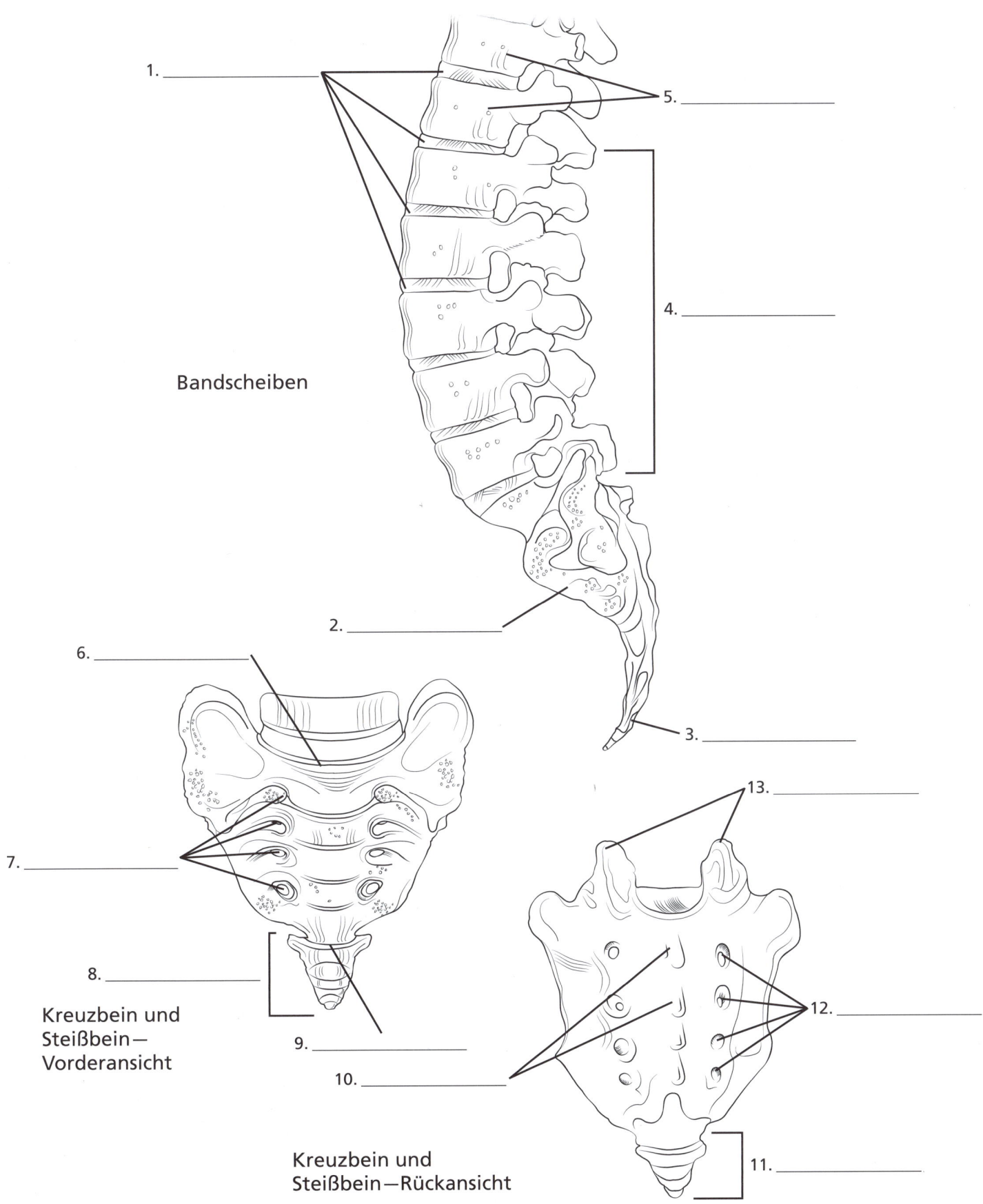

1. _____

5. _____

4. _____

Bandscheiben

2. _____

6. _____

3. _____

13. _____

7. _____

8. _____

12. _____

Kreuzbein und
Steißbein—
Vorderansicht

9. _____

10. _____

11. _____

Kreuzbein und
Steißbein—Rückansicht

Lösungen

Knochen der oberen Gliedmaßen

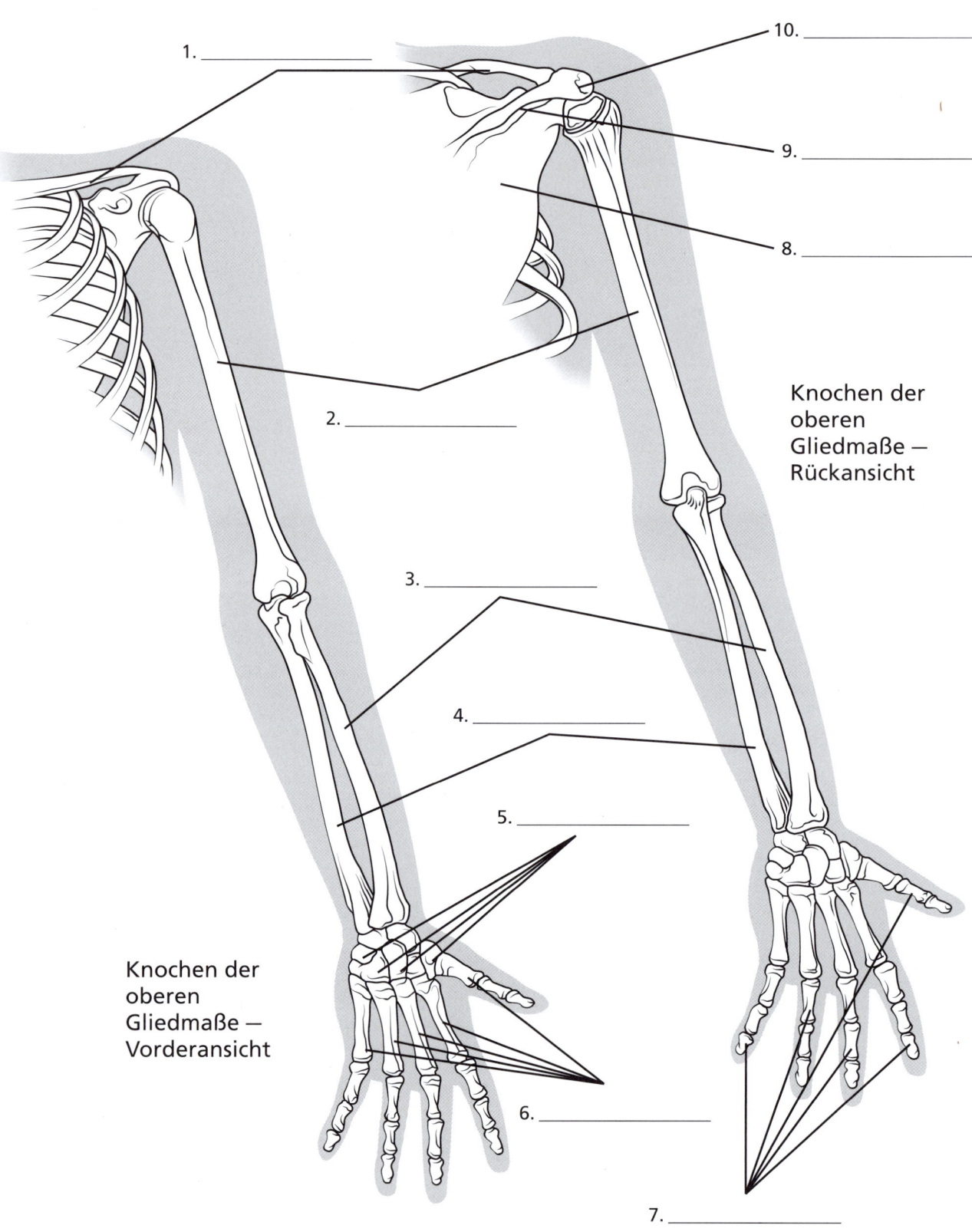

1. _____

10. _____

9. _____

8. _____

Knochen der
oberen
Gliedmaße –
Rückansicht

2. _____

3. _____

4. _____

5. _____

Knochen der
oberen
Gliedmaße –
Vorderansicht

6. _____

7. _____

Lösungen

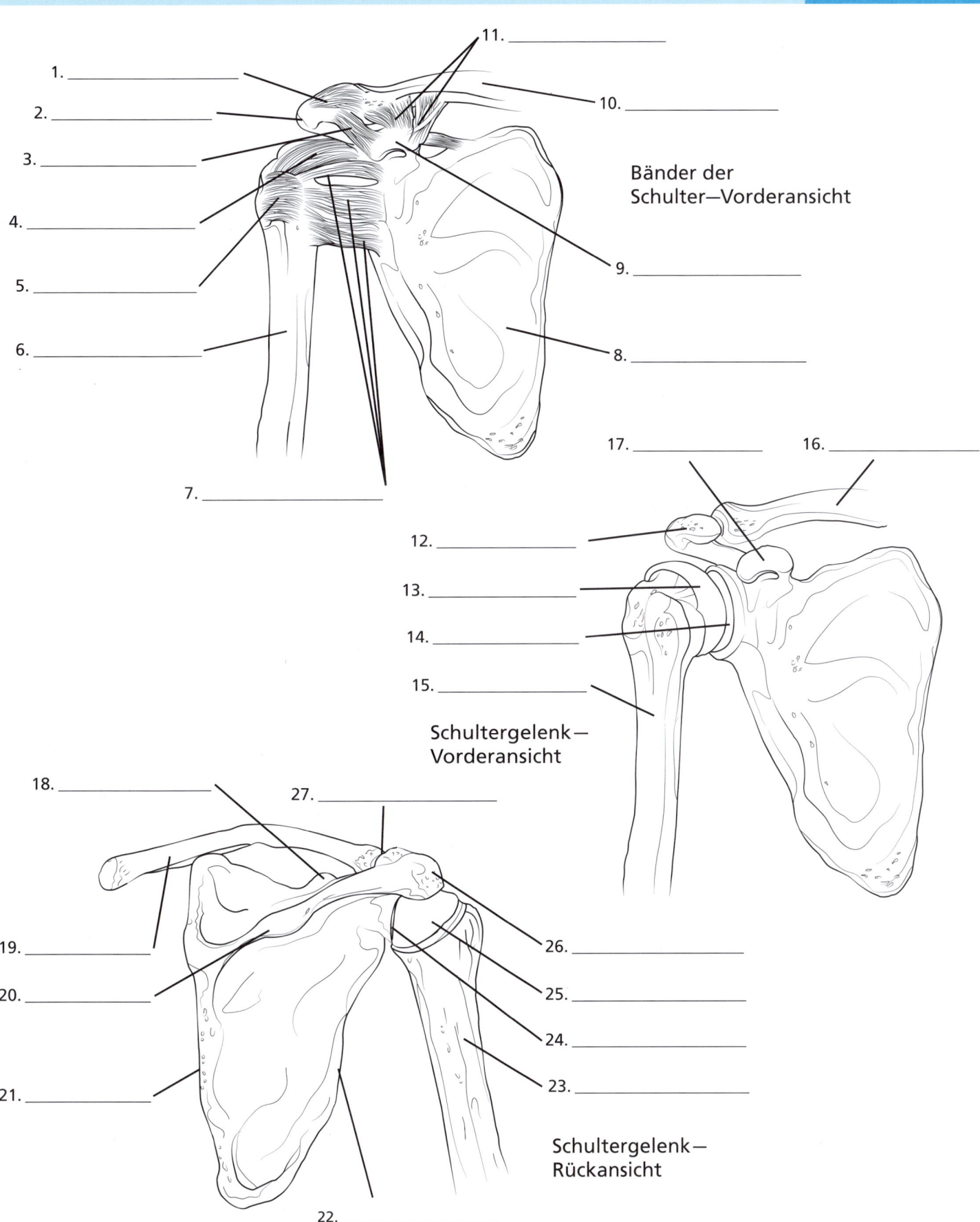

1. _____

2. _____

3. _____

4. _____

5. _____

6. _____

11. _____

10. _____

Bänder der
Schulter—Vorderansicht

9. _____

8. _____

7. _____

17. _____

16. _____

12. _____

13. _____

14. _____

15. _____

Schultergelenk—
Vorderansicht

18. _____

27. _____

19. _____

20. _____

21. _____

26. _____

25. _____

24. _____

23. _____

22. _____

Schultergelenk—
Rückansicht

Lösungen

Knochen der oberen Gliedmaßen

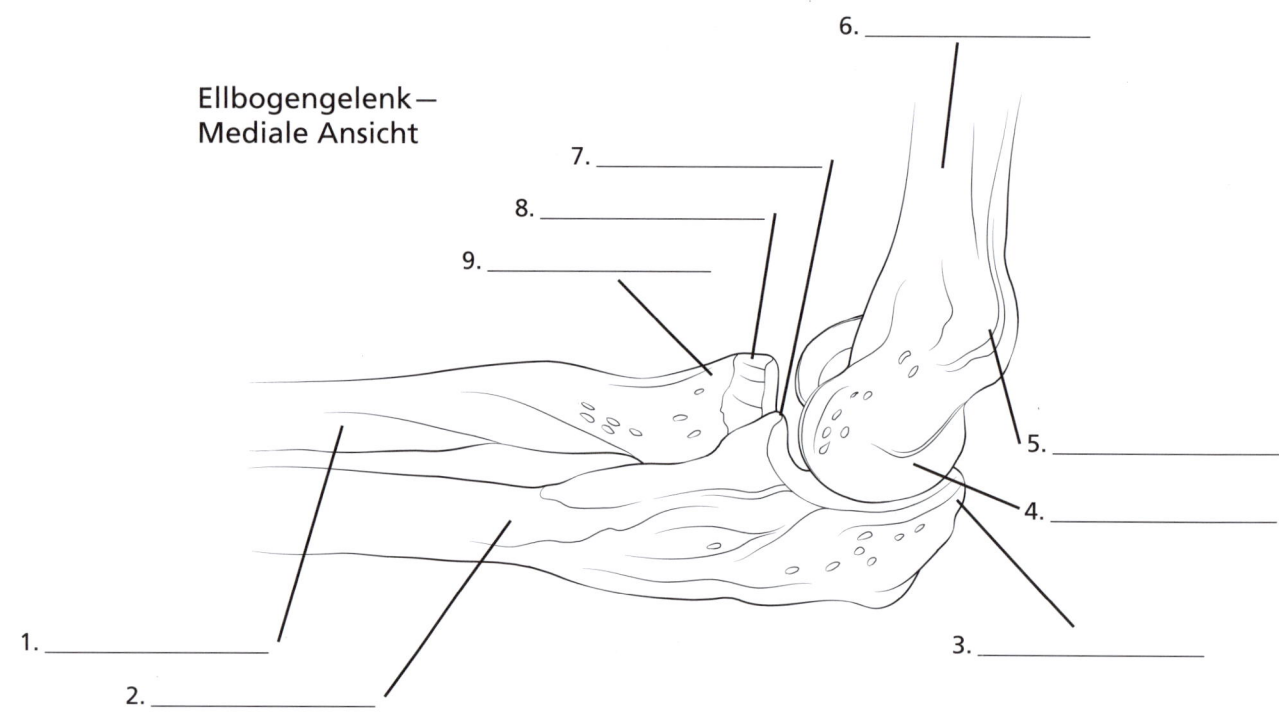

Ellbogengelenk—
Mediale Ansicht

6. _____

7. _____

8. _____

9. _____

5. _____

4. _____

1. _____

2. _____

3. _____

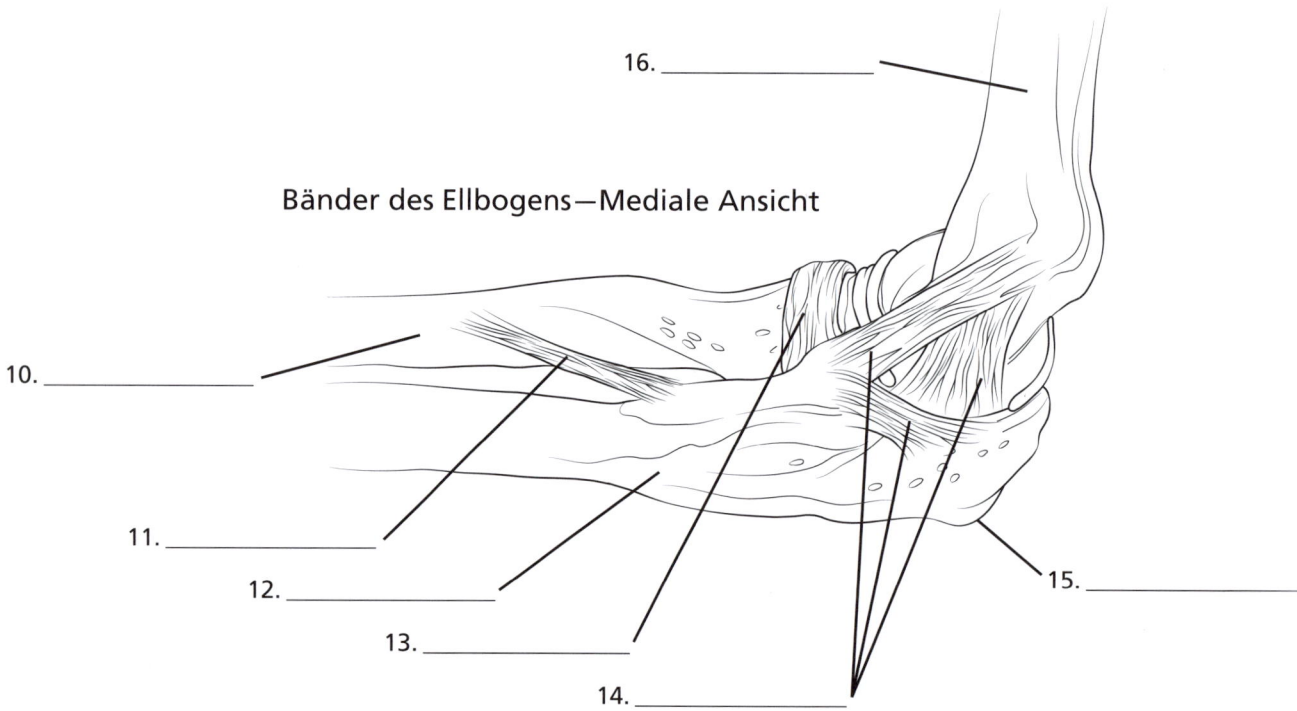

16. _____

Bänder des Ellbogens—Mediale Ansicht

10. _____

11. _____

12. _____

13. _____

14. _____

15. _____

Lösungen

1. Speiche, 2. Elle, 3. Olecranon, 4. Trochlea humeri, 5. Epicondylus medialis humeri, 6. Humerus, 7. Kronenfortsatz der Elle, 8. Speichenkopf, 9. Speichenhals, 10. Speiche, 11. Speiche, 12. Elle, 13. Ringband der Speiche, 14. Seitenbänder der Elle, 15. Olecranon, 16. Humerus

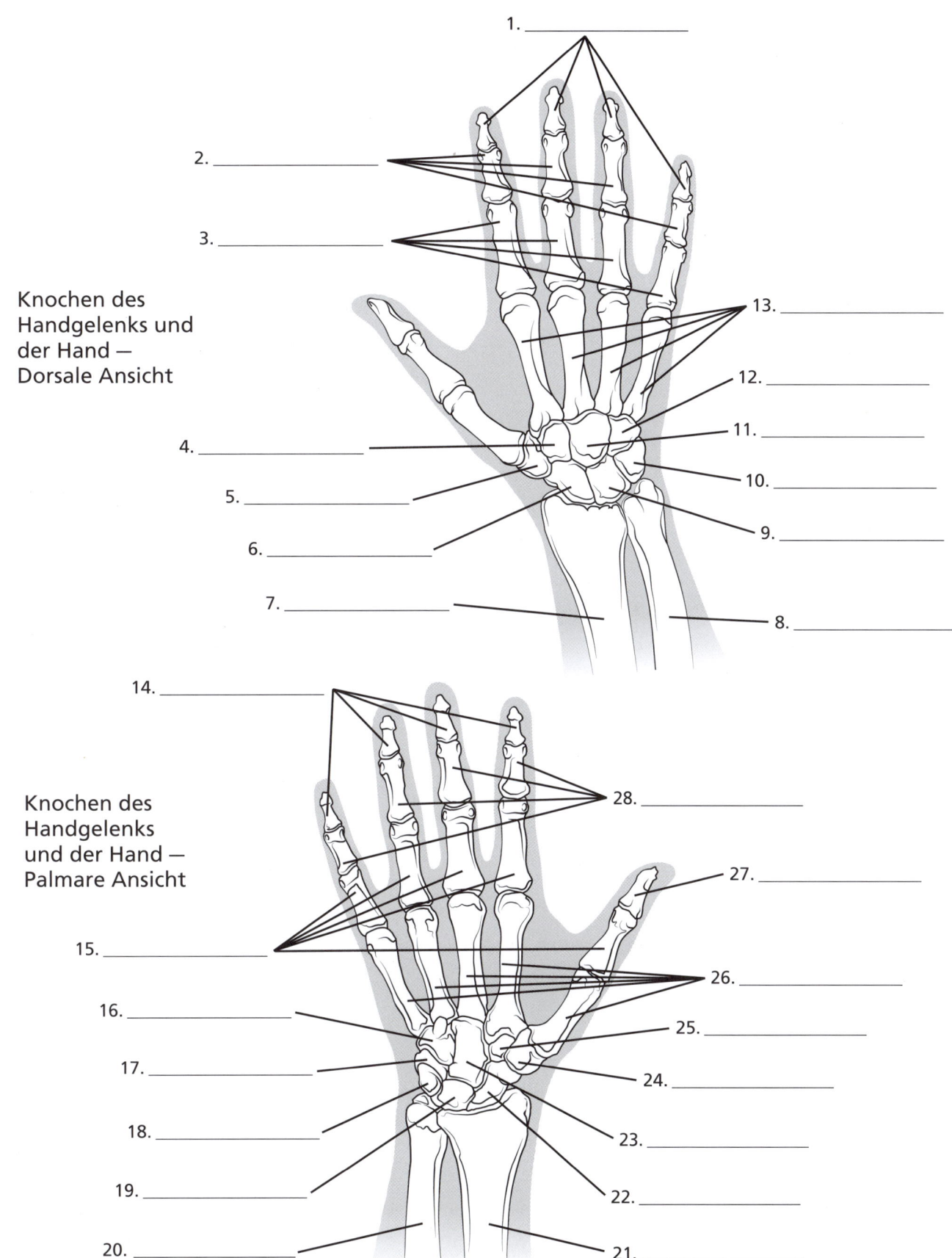

1. _____

2. _____

3. _____

**Knochen des
Handgelenks und
der Hand —
Dorsale Ansicht**

13. _____

12. _____

11. _____

4. _____

10. _____

5. _____

9. _____

6. _____

7. _____

8. _____

14. _____

**Knochen des
Handgelenks
und der Hand —
Palmare Ansicht**

28. _____

27. _____

15. _____

26. _____

16. _____

25. _____

17. _____

24. _____

18. _____

23. _____

19. _____

22. _____

20. _____

21. _____

Lösungen

Knochen der unteren Gliedmaßen

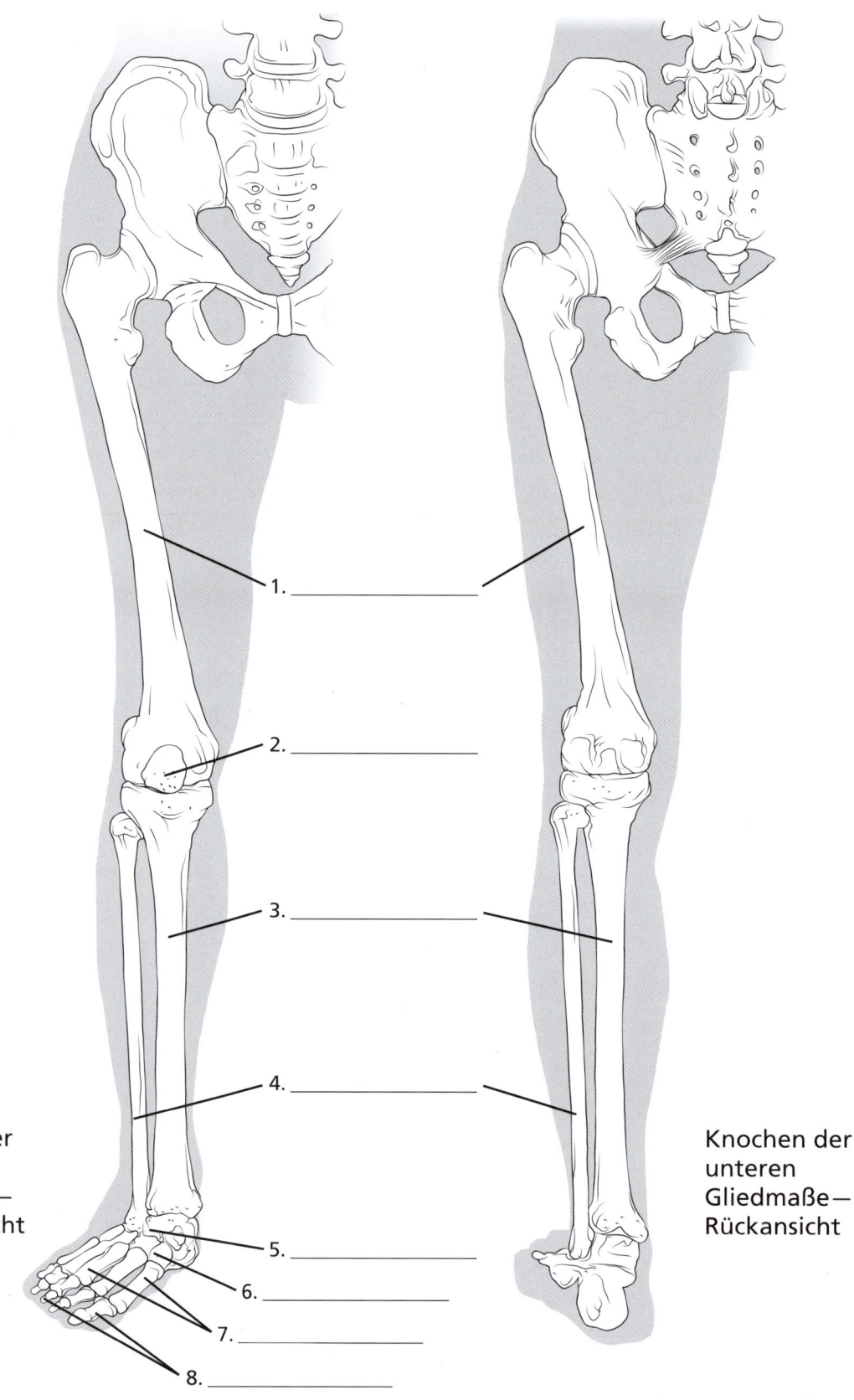

1. _____

2. _____

3. _____

4. _____

Knochen der
unteren
Gliedmaße—
Vorderansicht

Knochen der
unteren
Gliedmaße—
Rückansicht

5. _____

6. _____

7. _____

8. _____

Lösungen

1. Femur, 2. Patella, 3. Tibia, 4. Fibula, 5. Talus, 6. Fußwurzelknochen, 7. Mittelfußknochen, 8. Phalangen

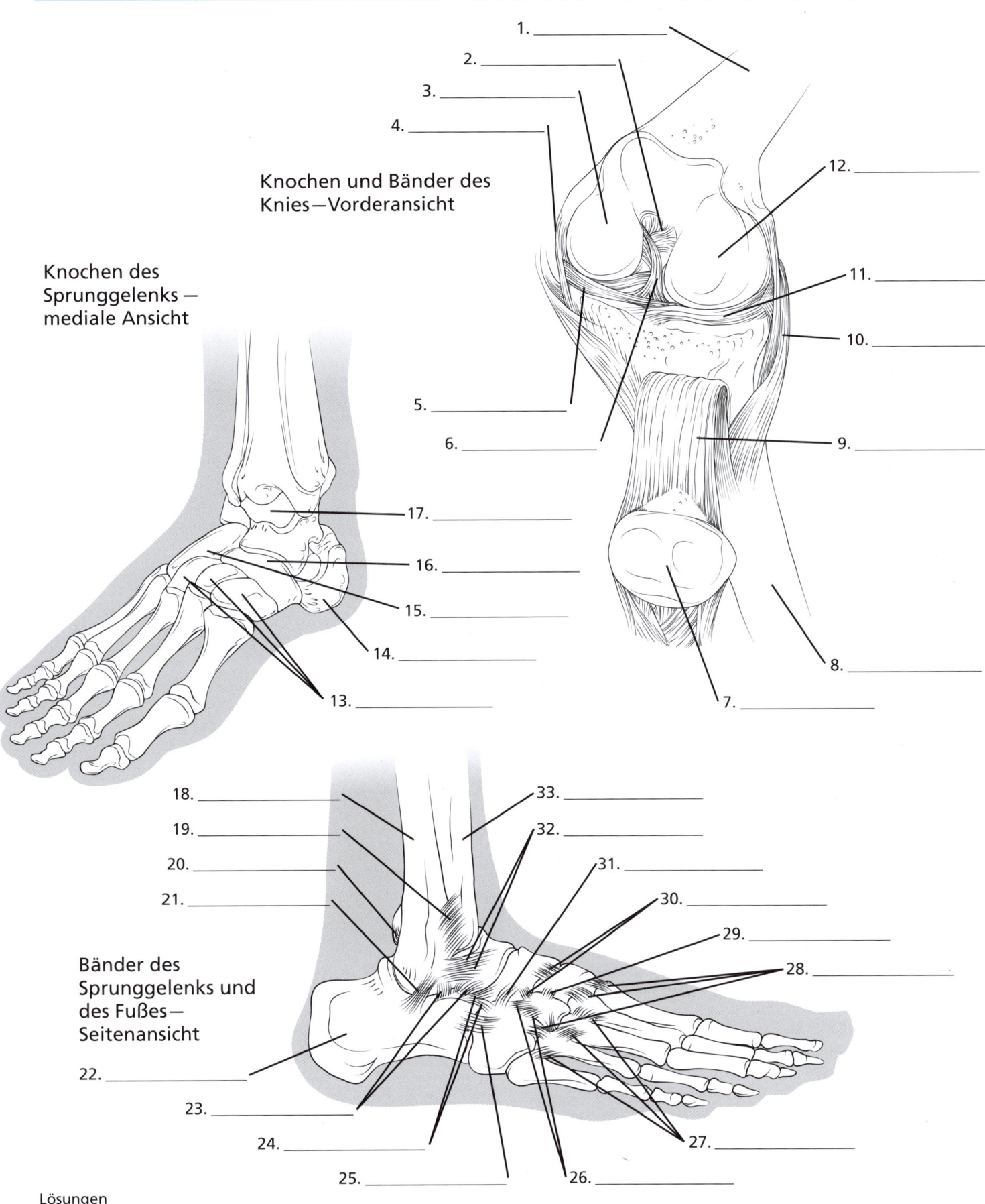

Knochen und Bänder des
Knies—Vorderansicht

Knochen des
Sprunggelenks —
mediale Ansicht

1. _____
2. _____
3. _____
4. _____

12. _____
11. _____
10. _____

5. _____
6. _____

9. _____

17. _____
16. _____
15. _____
14. _____
13. _____

8. _____
7. _____

18. _____
19. _____
20. _____
21. _____

33. _____
32. _____
31. _____
30. _____
29. _____
28. _____

Bänder des
Sprunggelenks und
des Fußes—
Seitenansicht

22. _____
23. _____
24. _____
25. _____
26. _____
27. _____

Lösungen

1. Femur, 2. Hinteres Kreuzband, 3. Lateraler Femurkondylus, 4. Laterales Seitenband, 5. Lateraler Meniskus, 6. Vorderes Kreuzband, 7. Patella, 8. Tibia, 9. Kniescheibenband, 10. Mediales Seitenband, 11. Medialer Meniskus, 12. Medialer Femurkondylus, 13. Keilbein, 14. Calcaneus, 15. Würfelbein, 16. Kahnbein, 17. Talus, 18. Fibula, 19. Vorderes Syndesmoseband, 20. Hinteres Syndesmoseband, 21. Fersenbein-Wadenbein-Band, 22. Calcaneus, 23. Ligamentum talocalcaneum, 24. Ligamentum talocalcaneum interosseum, 25. Ligamenta intercuneiformia dorsalia, 26. Ligamentum cuneocuboideum dorsale, 27. Ligamenta metatarsalia dorsalia, 28. Ligamenta tarsometatarsalia dorsalia, 29. Ligamenta navicularicuneiformia dorsalia, 30. Ligamentum calcaneocuboideum dorsale, 31. Ligamentum cuboideonavicularedorsale, 32. Sprungbein-Wadenbein-Band, 33. Tibia

Nerven der oberen und unteren Gliedmaßen

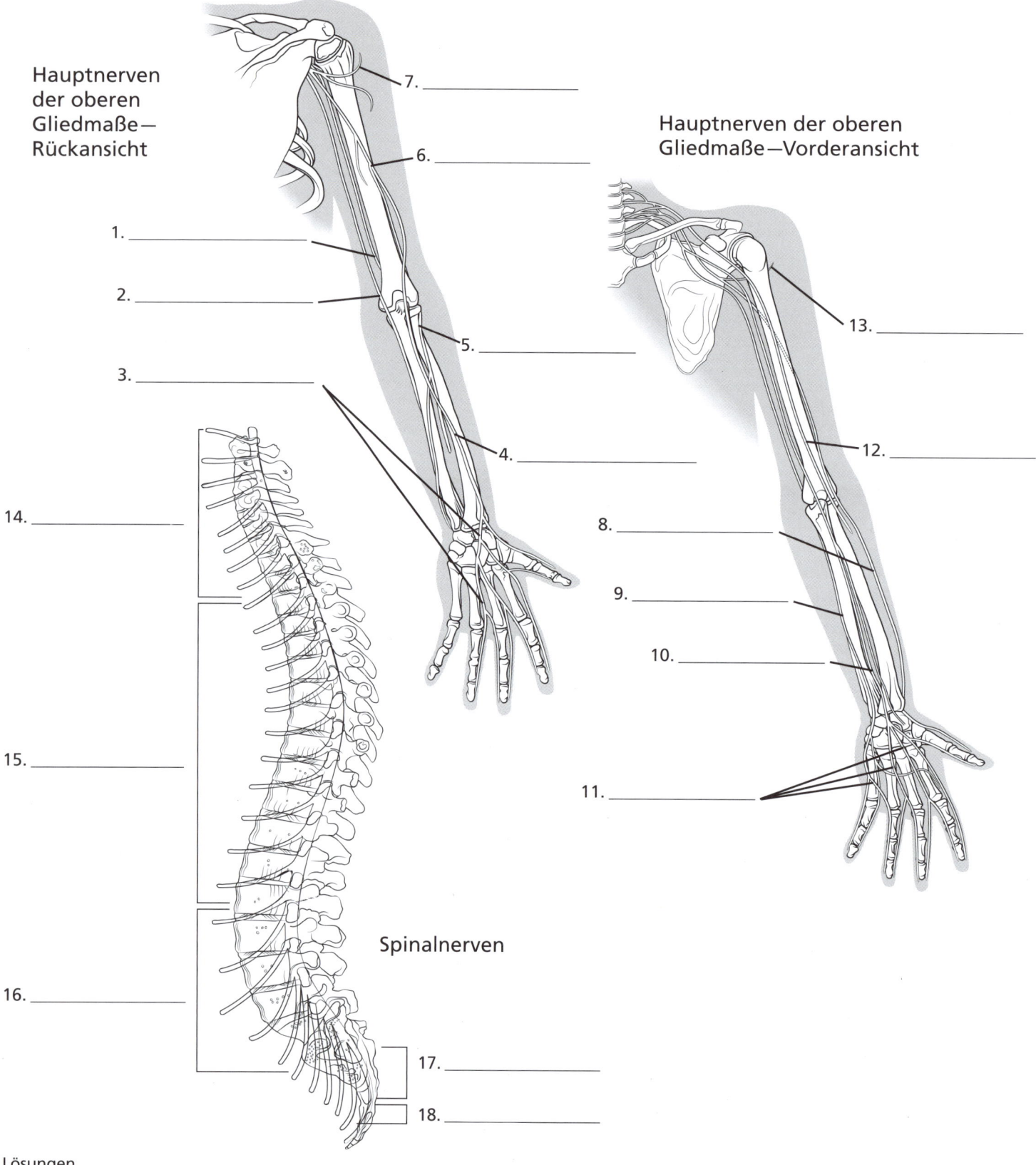

Hauptnerven
der oberen
Gliedmaße—
Rückansicht

Hauptnerven der oberen
Gliedmaße—Vorderansicht

7. _____

6. _____

1. _____

2. _____

5. _____

3. _____

4. _____

13. _____

12. _____

14. _____

15. _____

16. _____

8. _____

9. _____

10. _____

11. _____

Spinalnerven

17. _____

18. _____

Lösungen

1. Medianusnerv, 2. Ellennerv, 3. Fingernerven des Speichennervs, 4. Oberflächlicher Strang des Speichennervs, 5. Tiefer Strang des Speichennervs, 6. Speichennerv, 7. Achselnerv, 8. Speichennerv, 9. Ellennerv, 10. Ellennerv, 11. Nervi digitales palmares communes, 12. Nervus musculocutaneus, 13. Achselnerv, 14. Zervikale Nervenpaare C1-C8, 15. Thorakale Nervenpaare Th1-Th12, 16. Lumbare Nervenpaare L1-L5, 17. Sakrale Nervenpaare S1-S5, 18. Kokzygeales Nervenpaar

Hauptnerven der unteren Gliedmaße—Rückansicht

Hauptnerven der unteren Gliedmaße—Vorderansicht

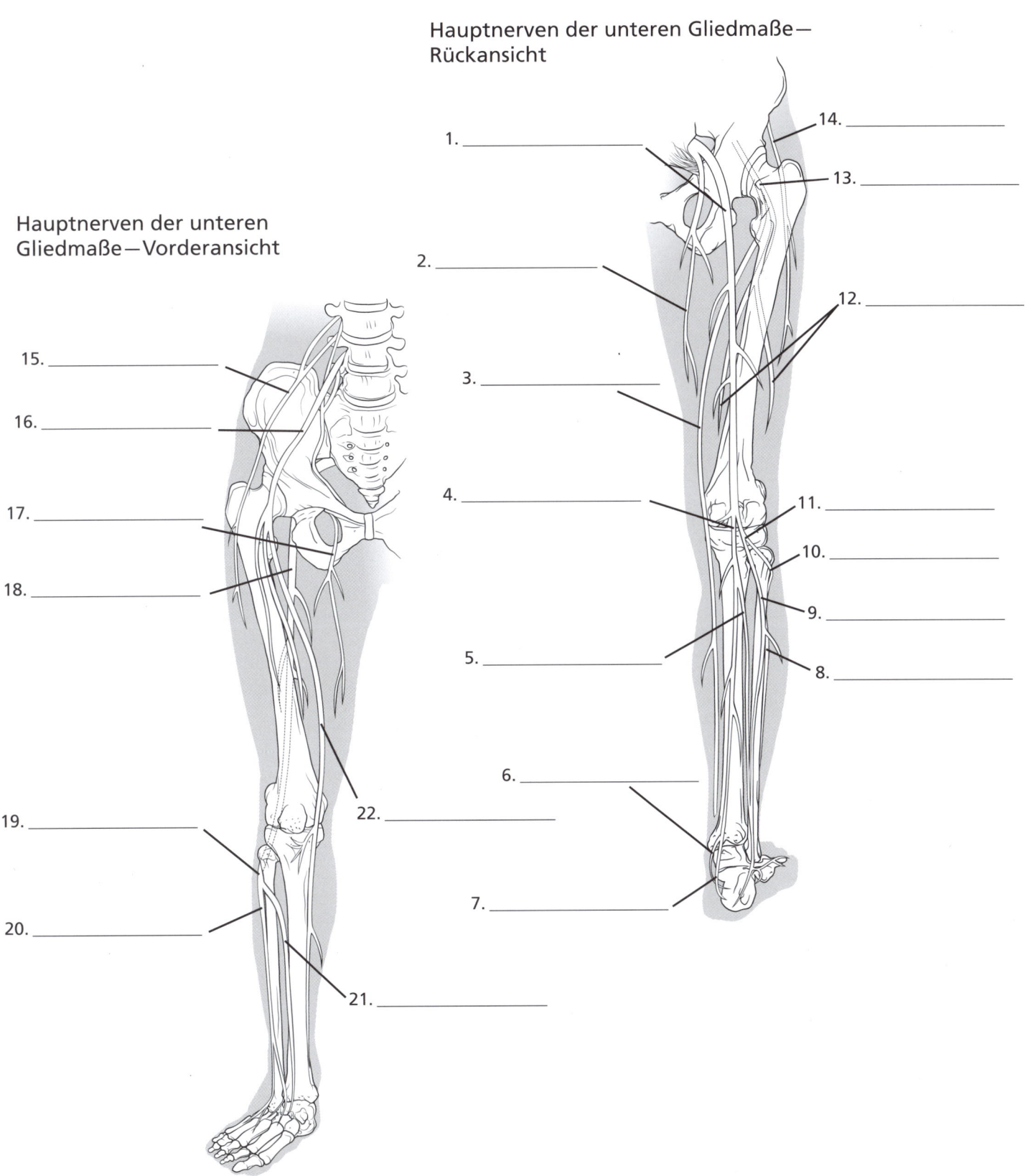

1. _____
2. _____
3. _____
4. _____
5. _____
6. _____
7. _____
8. _____
9. _____
10. _____
11. _____
12. _____
13. _____
14. _____
15. _____
16. _____
17. _____
18. _____
19. _____
20. _____
21. _____
22. _____

Lösungen

1. Ischiasnerv, 2. Hinterer Oberschenkelhautnerv, 3. Nervus tibialis, 4. Nervus saphenus, 5. Tibialisnerv, 6. Medialer Wadennerv, 7. Seitlicher Plantarnerv, 8. Seitlicher Wadennerv, 9. Tiefer Wadennerv, 10. Oberflächlicher Wadennerv, 11. Gemeinsamer Wadennerv, 12. Stränge des Femoralnerv, 13. Femoralnerv, 14. Lateraler Oberschenkelhautnerv, 15. Lateraler Oberschenkelhautnerv, 16. Femoralnerv, 17. Nervus obturatorius, 18. Ischiasnerv, 19. Gemeinsamer Wadennerv, 20. Oberflächlicher Wadennerv, 21. Tiefer Wadennerv, 22. Nervus saphenus

Anhang

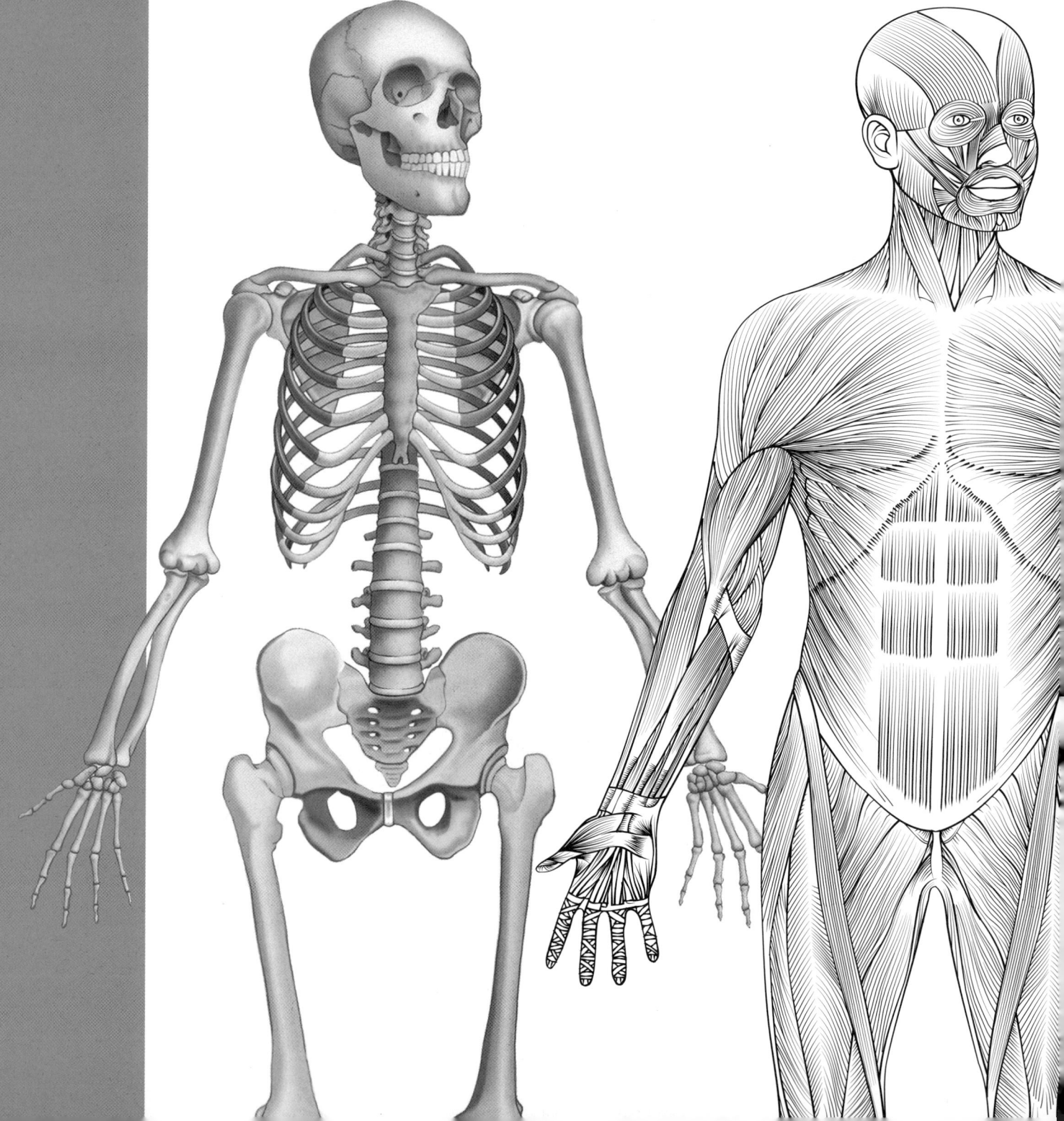

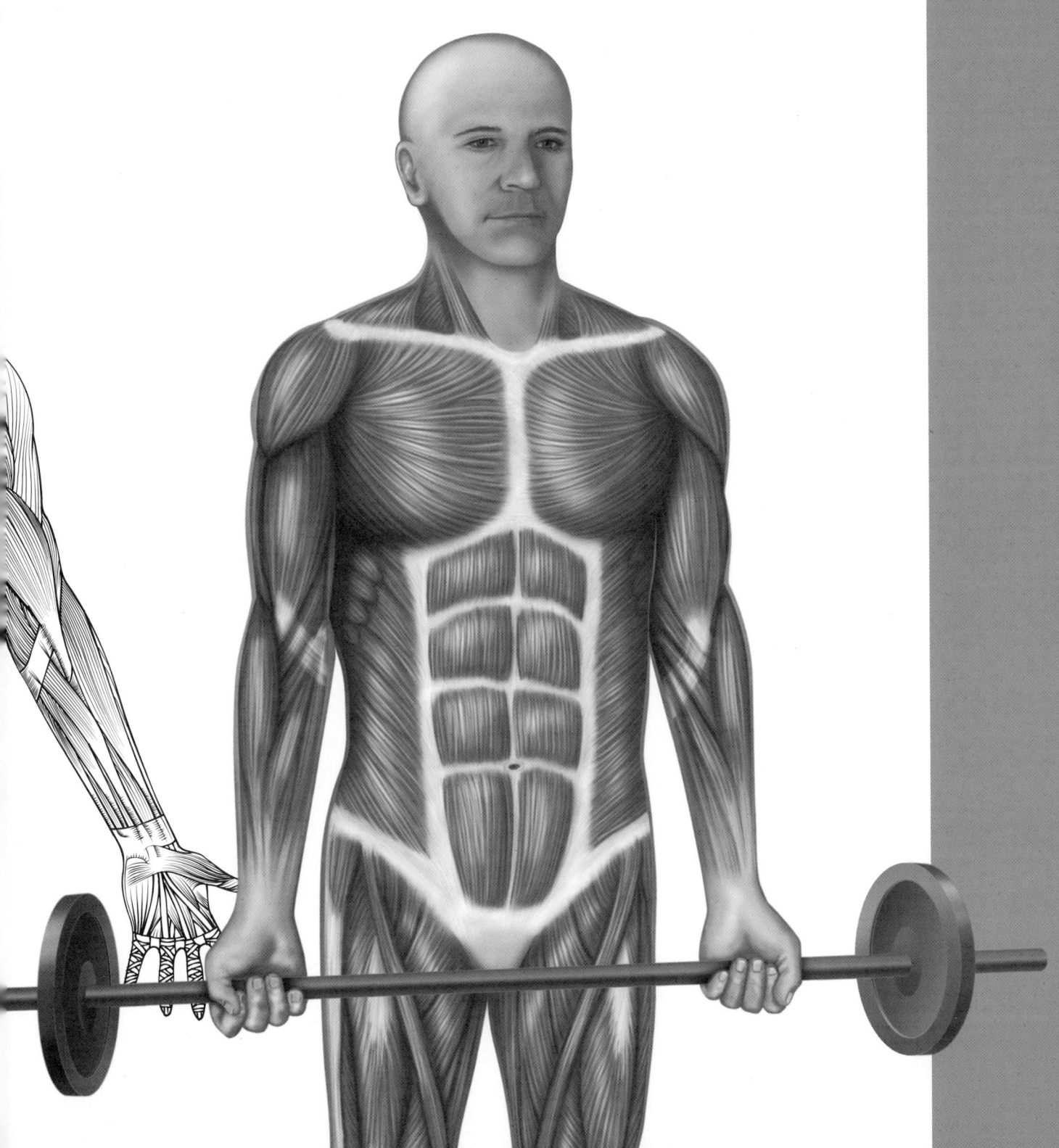

Glossar

Abduktion Bewegung der Gliedmaßen weg von der Körpermitte.

Adduktion Bewegung der Gliedmaßen zur Körpermitte hin.

Aktive Muskeln Muskeln, die für den größten Teil der Bewegung während einer Übung zuständig sind.

Bilaterale Übung Eine Übung, die beide Gliedmaßen zugleich aktiviert.

Brustwirbel Die zwölf Wirbel der Brust, die zwischen Hals- und Lendenwirbelsäule liegen. Jeder Wirbel ist mit einer Rippe verbunden.

Extension Die Streckung eines Gelenks.

Extensoren Eine Muskelgruppe, die eine Extension (Streckung) in einem Gelenk verursacht.

Exzentrische Kontraktion Eine Bewegung, bei der sich der Muskel durch Anspannung verlängert, wie beim kontrollierten Absenken eines Gewichts.

Exzentrische Kontrolle Die flüssige Ausführung einer exzentrischen Bewegung.

Exzentrische Phase Der Teil einer Übung, bei dem ein aktiver Muskel verlängert wird.

Flexion Die Beugung eines Gelenks.

Flexoren Eine Muskelgruppe, die eine Flexion (Beugung) in einem Gelenk verursacht.

Gesäßmuskeln Diese Muskelgruppe besteht aus dem großen Gesäßmuskel (Gluteus maximus), dem mittleren Gesäßmuskel (Gluteus medius) und dem kleinen Gesäßmuskel (Gluteus minimus).

Halswirbel Die sieben Wirbel des Halses, die zusammen eine Biegung nach innen bilden.

Haltung Beim Krafttraining sollte die natürliche Krümmung der Wirbelsäule beibehalten werden.

Hilfsmuskeln Siehe Sekundärmuskeln.

Innenrotation Die Drehbewegung einer Gliedmaße zur Körpermitte hin.

Ischiocrurale Muskulatur Muskelgruppe, die sich auf der Rückseite des Oberschenkels befindet und aus dem Semitendinosus, dem Semimembranosus und dem Biceps femoris besteht.

Isometrisch aktiv Aktivierung eines Muskels, bei der die Länge beibehalten wird

Isometrische Kontraktion Die Länge eines Muskels bleibt gleich, während sich die Muskelspannung ändert.

Kinetische Kette Die direkte oder indirekte Verbindung aller Körperteile miteinander. Die Bewegung eines Körperbereichs kann Position und Schwung eines anderen beeinflussen.

Konzentrische Kontraktion Eine Bewegung, bei der sich der Muskel durch Anspannung verkürzt.

Konzentrische Phase Der Teil einer Übung, bei dem ein Muskel angespannt und zugleich verkürzt wird.

Kreuzgriff Das Fassen einer Langhantel mit einer Hand im Obergriff und der anderen im Untergriff.

Kyphose Eine nach hinten (dorsal) konvexe Krümmung der Wirbelsäule, die natürlicherweise im Brustbereich vorkommt (Brustkyphose).

Lendenwirbel Teil der Wirbelsäule, der aus fünf einzelnen Wirbeln besteht, die sich zwischen der Brustwirbelsäule und dem Kreuzbein befinden.

Lordose Eine konvexe Krümmung der Wirbelsäule nach vorne (ventral). Sie findet sich natürlicherweise im Bereich der Halswirbelsäule (Halslordose) und der Lendenwirbelsäule (Lendenlordose).

Neutrale Wirbelsäule Die Position der Wirbelsäule, in der die Gelenke, Bänder und Bandscheiben am wenigsten belastet werden. Für die Lendenwirbelsäule ist dies die Position einer leichten Lordose.

Primärmuskel Ein oder mehrere Muskeln, die eine Bewegung hauptsächlich ausführen.

Propriozeptive Neuromuskuläre Fazilitation Die Rolle der sensorischen Reaktion der Dehnungsrezeptoren in einem Muskel oder seiner Sehne, um während der Anspannung die Definition des Muskels zu bewahren.

Quadrizeps Die Muskelgruppe des Quadriceps femoris an der Vorderseite der Oberschenkel besteht aus dem Vastus lateralis, dem Vastus intermedius, dem Vastus medialis und dem Rectus femoris.

Retraktion Zurückziehen des Schulterblattes zur Wirbelsäule.

Rotatorenmanschette Eine Gruppe von Muskeln (Supraspinatus, Subscapularis, Infraspinatus, Teres minor), die alle vom Schulterblatt in den Oberarmkopf ziehen, um das Schultergelenk zu stabilisieren.

Rumpf Wird oft in Zusammenhang mit den tiefen Rumpfstabilisatoren verwendet, etwa dem Transversus abdominis, dem Multifidus und den schrägen Bauchmuskeln.

Scapula Hinterer Teil des knöchernen Schultergürtels, allgemein als Schulterblatt bezeichnet.

Sekundärmuskeln Muskeln, die eine Bewegung unterstützen, jedoch nicht primär belastet werden.

Stabilisatoren Muskeln, die nicht an der Bewegung beteiligt sind, aber die Körperhaltung unterstützen. Wichtig in Bezug auf die kinetische Kette.

Superset Eine Kombination aus zwei Übungen, die unmittelbar nacheinander absolviert werden, um das Training zu intensivieren.

Überdehnung Extension eines Gelenks über den normalen Bewegungsradius hinaus.

Unilaterale Übung Eine Übung, die nur eine Gliedmaße beansprucht.

Index